YUNDONG YIXUE

运动医学

廖八根◎主编

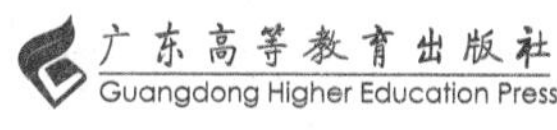

·广州·

图书在版编目（CIP）数据

运动医学/廖八根主编. —广州：广东高等教育出版社，2015. 3
（2019. 1 重印）
ISBN 978 - 7 - 5361 - 5263 - 2

Ⅰ. ①运…　Ⅱ. ①廖…　Ⅲ. ①运动医学 - 高等学校 - 教材
Ⅳ. ① R87

中国版本图书馆 CIP 数据核字（2014）第 286366 号

出版发行	广东高等教育出版社 地址：广州市天河区林和西横路 邮政编码：510500　电话：（020）87554152 http://www. gdgjs. com. cn
印　　刷	广州市穗彩印务有限公司
开　　本	787 毫米 ×1 092 毫米　1/16
印　　张	16
字　　数	380 千
版　　次	2015 年 3 月第 1 版
印　　次	2019 年 1 月第 4 次印刷
定　　价	39. 00 元

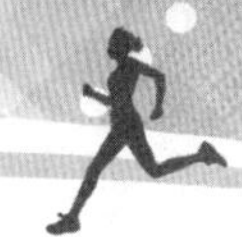

前　言

我国20世纪50年代体育学院成立之初即开设了以运动卫生保健为内容的相关课程。20世纪60年代初，各体育院系开设了运动保健学课程，随即在1961年国内第一部体育院系统编教材《运动保健学》问世。20世纪70年代，运动保健学则被“三合一”运动生理卫生（运动解剖学、运动生理学、运动保健学）课程所取代。“文化大革命”后运动保健学课程更名为运动医学。1978年全国体育院校统编教材《运动医学》出版，并先后于1983年及1990年两次改版。20世纪80年代初，教育部对全国普通高等学校体育教育专业（本科）教学计划进行了全面修订，体育院系原有的运动医学课程更名为体育保健学。师范院校体育系在参考原有《运动医学》教材基础上出版并开始使用适合体育师范生培养要求的《体育保健学》统编教材。虽然大多数体育学院更改了课程名称，但仅有少数体育学院改用《体育保健学》教材。目前体育学已设有体育教育学、运动训练学、运动人体科学、武术与民族传统体育、社会体育指导与管理专业，体育保健学是各专业必修课程。随着全民健身体育开展，体育保健学内容不仅需关注竞技体育卫生保健，而且更需关注全民健身体育卫生保健，再加上学科知识不断更新，体育保健学教材内容无疑须适应这些新要求。本次我们在参考前辈出版的《运动医学》教材基础上，结合我们自身的教学实践，重新对内容进行了编排、增删。全书以运动评估、体育卫生和运动处方、医务监督、运动病症、运动营养、按摩、运动损伤预防和处理、常见运动损伤防治、医疗体育作为主线进行编写。内容上力求满足并符合体育学院不同层次的学生对体育卫生保健知识的需求，兼顾竞技体育及群众体育卫生保健知识。同时教材内容也包含大量自身临床实践的体会，并力求基于循证医学证据反映学科最新成果。其中，体育保健技能内容作为体育专业学生必须掌握的基本技能，本次编写时将保健按摩在内的实验技能具体操作部分从教材中剥离出来，另编成《运动医学实验指导》作为同步配套用书。

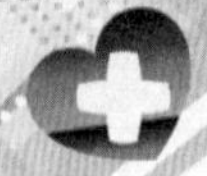

本教材由广州体育学院运动医学室医学博士、博士生导师廖八根教授任主编。参编人员除了主编廖八根，还有刘芳（第一章第二节与第六章）、雷桂成（第二章）、李志敢（第三章第一节）、李军（第四章）、王姝玉（第五章）、张晓辉（第七章第四、第五节）、刘书芳（第八章）、王珅（第九章）等。全书各章节由主编统稿并修改而成。由于编者水平有限，教材中存在缺点和错误在所难免，恳请师生和读者在使用过程中提供反馈信息，指正不足。

2014 年 6 月于广州

目 录

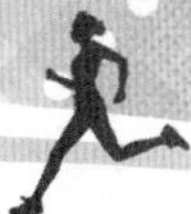

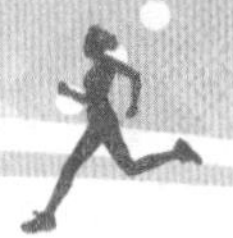

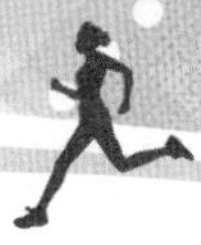

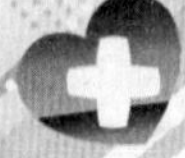

绪　论

运动医学是医学和体育运动相结合的一门实践性很强的综合性交叉应用学科。运动医学既是临床医学的二级学科，又是体育学科的重要组成部分。

一、运动医学的任务和主要内容

我国的体育运动按对象划分主要有竞技体育、群众体育和学校体育三个基本组成成分；按运动目的划分则有竞技体育、保健体育和医疗体育三个基本组成部分。竞技体育对象是运动员，其目的是获得最佳运动成绩。保健体育对象主要是学生和不同性别、年龄、职业的群众，其目的是增强体质和增进健康，预防疾病。医疗体育对象是疾病患者或残疾者，其目的是促进疾病的恢复或增强机体机能，促进康复。上述表明体育运动同医学一样有促进健康的目的。适量运动是健康的四大基石（另外三个是合理营养、心理平衡、戒烟限酒）之一，而运动医学就是运动和医学结合的桥梁，使运动和医学相互配合、相互补充、相互促进，从而达到增强体质和增进健康的共同目的，并为运动员获取最佳运动成绩提供重要的医学保障。

运动医学的任务是研究所有与运动有关的医学问题，运用医学和运动生物学的理论和技术对体育运动进行指导和监督，防治运动伤害，从而提高与运动相关的医疗、预防、康复以及训练水平等，促进竞技体育水平和群众体质健康水平的提高。其内容涵盖从准备参加运动到运动实施过程中各环节涉及的医学和卫生保健问题，一般包括运动评估、体育卫生和运动处方、运动医务监督、运动病症、运动营养、运动损伤和医疗体育等几部分内容。运动医学中的体育保健知识和技能是体育学等非临床医学专业人员学习所关注的内容，其重点是体育卫生和营养以及运动伤害预防、现场救护等。

二、运动医学的发展

运动医学的起源可以追溯到公元前。成书于我国战国时代的中医经典著作《黄帝内经》（公元前400年左右）中就有导引术（肢体运动配合呼吸）和按摩记载。东汉末年中医外科鼻祖华佗模仿五种动物动态编成“五禽戏”，用以锻炼身体，指出“体有不快，起作一禽之戏，怡而汗出，因以著粉，身体轻便而欲食”（《后汉书·方术列传》）。宋代以后武术兴起，八段锦、易筋经和太极拳等在民间广为流传。国外在古希腊时期也有关于运动治病的记录。公元前古罗马有为角斗士治伤的体育医生。

现代运动医学则始于20世纪20年代。1928年国际运动医学联合会（FIMS）正式成

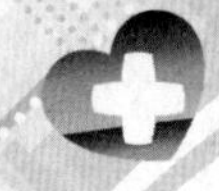

立，标志着运动医学成为一门独立的医学学科。第二次世界大战后，运动医学迅猛发展，不再局限于竞技体育领域，而是扩展至群众体育领域，不仅在运动损伤防治方面，而且在健身运动处方及医疗体育的研究方面都获得空前发展。

我国运动医学起步于20世纪50年代。1956年苏联专家来华举办“医师督导班”“体育卫生班”，为我国培养了第一批运动医学的专业人才，他们成为我国运动医学事业的拓荒者和奠基人，开创了新中国的运动医学事业。1957年各地体育学院与医学院相继成立运动医学室。1958年国家体育总局成立了体育科学研究所（含运动医学研究室），1959年现北京大学医学部成立了运动医学研究所。1965年我国出版了第一部《实用运动医学》专著。1978年中国运动医学会成立，1980年中国运动医学会加入国际运动医学联合会。20世纪80年代绝大多数医学院成立的运动医学科转向康复医学，而大多体育院校由于无附属医院，使我国的运动医学临床研究包括健身运动处方及医疗体育方面的研究减弱。近十余年来随着群众体育蓬勃发展，上述不足方面正在逐步改善，相信我国运动医学将会迎来新的发展高峰。

三、如何学习运动医学

学生学习运动医学时，前期应有一定的运动解剖学、运动生理学、运动生物力学、运动生物化学、运动训练学、运动心理学等相关基础知识。体育院系学生学习运动医学重点是掌握其中的预防保健知识。基本技能方面则应重点掌握运动防护和急救技能。

学生在学习运动医学时仍应强调“三基”，即运动医学基本知识、基本理论及基本技能，同时要注意贯彻理论联系实际的指导思想，树立形态与机能、局部与整体、机体与环境辩证统一的观点。体育院系学生大多有运动实践经验，这为他们学好本课程提供了良好的感性认识，因此学生在学习中应积极联系自己的运动实践，学以致用，增强独立处理问题能力，并在实践中发现问题、解决问题，激发求知欲，进而深化保健知识和技能。同时学生在学习过程中还应善于观察和思考，注重“学而引思，思而生疑”，提高自身的科学思维能力，用辩证唯物主义的思想、观点和思维方法去分析和解决问题。

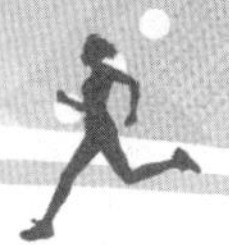

第一章 运动评估

俗话说："生命在于运动。"然而运动与其他任何事物一样必须讲究科学，否则会导致伤害。科学的运动建立在正确的运动评估的基础之上，运动评估是规避或降低运动风险不可或缺的措施之一。运动评估首先包含健康检查，进行激烈的运动时则还应包括运动医学检查和运动功能评估。

第一节 健康检查

一方面，运动可增进体质健康，防治某些疾病或病症；另一方面，身体存在异常疾病或病症的患者参加中等以上强度运动尤其是大强度运动或某些方式运动可能会增大运动风险，这提醒人们需规避或降低这些运动风险。定期进行健康检查是人们了解自身健康状况，尽早发现异常病症及其危险因素的重要途径。竞技运动中，健康检查可分为初诊、一年一次的复诊、赛前的补充检查和参加集训前的检查。不同的检查，检查内容、侧重点有所不同。

一、健康检查

健康检查手段一般包括内科检查、外科检查、五官科检查、化验及各种器械检查（如X线、心电图、B超），对老年人、儿童及妇女则还有相应的特殊检查。检查内容通常包括心血管系统、呼吸系统、运动系统、神经内分泌免疫系统、消化系统、泌尿生殖系统等。长期运动可引发机体各系统的适应性生理性变化，如运动性心脏增大、心动过缓等，不要误以为这些是病理性改变。竞技运动员的适应性生理性变化和适应性不良性变化往往同时存在，体检结果评定时需注意鉴别。

（一）脉搏

正常成年人安静脉率与心率一致，为60～100次/min，静坐脉率通常为60～80次/min，脉律规则。心率低于60次/min称为心动过缓，高于100次/min称为心动过速。运动员安静脉率多为44～80次/min，可低至40次/min以下，搏动有力。通常认为这是由于心率受植物性神经系统（又称自主神经系统，包括交感神经和副交感神经）调控，长期训练后安静时交感神经紧张性降低而迷走神经紧张性增高所致，一般是运动适

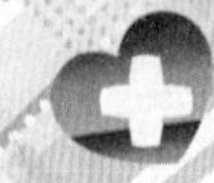

应良好的标志。运动员如果安静时心动过速或脉律不规则则需查找原因。

（二）血压

正常成人静息收缩压为90～130 mmHg，舒张压为60～85 mmHg，两者差值称为脉搏压，简称脉压，即人们在动脉血管上摸到的脉搏。正常脉压一般为30～40 mmHg。成年人静息收缩压≥140 mmHg或/和舒张压为≥90 mmHg称为高血压，静息收缩压为130～139 mmHg或/和舒张压为85～89 mmHg称为正常高值，静息收缩压<90 mmHg或/和舒张压<60 mmHg称为低血压。经常运动者（不论是有氧运动还是力量训练）静息血压常呈现理想血压，即静息收缩压为100～120 mmHg，舒张压为60～80 mmHg，大大降低患心血管疾病或代谢性疾病的风险。运动员一旦检出静息血压为正常高值或高血压即应积极监督并查找原因。

（三）运动员心脏

正常普通成年人心脏似自己拳头大小，重量为250～300 g。不运动的人或规律锻炼不足一年者体检如发现心脏增大，通常是代偿性的病理性心脏肥大。早在1899年瑞典医生汉森（Henschen）检查越野滑雪运动员的心脏，发现多数运动员心界扩大，并提出了运动员心脏的概念。目前把长期运动训练引发心脏适应性的生理性肥大，称为运动员心脏或运动性心脏增大。运动员心脏与心脏病理性肥大在形态、功能上有本质区别。虽然两者心肌纤维皆增粗，但两者的肌球蛋白等微细结构及生化功能改变并不相同。在组织学上运动员心脏表现为冠状动脉扩张，单位体积肌纤维毛细血管数量和密度、线粒体密度和神经纤维数量皆增多或变大，而病理性心脏肥大则相反。运动员心脏一般有以下一些临床特点。

第一，系统训练史。心脏增大程度与训练年限密切相关。通常训练不足一年者，心脏增大极少，但并非训练年限越长心脏增大程度就越大。

第二，心脏增大程度、类型与运动项目、运动负荷相关。运动员心脏增大是中等程度肥大，心脏重量通常不超过500 g，且肥大程度在一定范围内与运动强度、时间呈正相关。不同项目的运动员心脏增大类型不同，一般耐力项目运动员常以左右室心腔容积增大（离心性肥大）为主；力量项目运动员常以左心室壁增厚（向心性肥大）为主。

第三，心脏功能良好。运动员安静及亚极限运动时表现为机能节省化；运动负荷试验反应良好，最大摄氧量增加。

第四，自我感觉良好，无任何不适症状。

第五，一旦中断系统训练，心脏去适应，工作性肥大会逐渐消失。

此外，心电图运动负荷试验、心脏超声及心脏核磁共振（MRI）检查对鉴别运动员心脏与病理性心脏肥大也有一定作用。目前认为运动时血液动力学超负荷及神经内分泌变化是运动员心脏的发生动因，但需注意的是适应性结构变化并不能排除同时存在其他病理状态。运动员心脏常有“异常”心电图、心跳过慢（低于40次/min）等适应性变化，但它们并非意味着全是益处。运动员心脏与运动时心脏停搏、运动猝死之间是否存在关联仍不清楚，因而也有人认为把运动员心脏称为运动员心脏综合征较恰当。

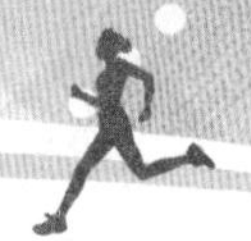

（四）心脏杂音

心脏杂音指心音以外，在心脏收缩期或舒张期过程中出现的异常声音。心脏杂音可分为生理性杂音和病理性杂音。所有舒张期杂音皆是病理性杂音，收缩期杂音则可能是生理性杂音。生理性杂音特点：仅收缩期有杂音；多位于肺动脉瓣和心尖部；杂音柔和，呈吹风样，强度不超过2/6级（医学上杂音强度分6级，1级最弱，6级最响），不传导；杂音多不固定，常随体位而改变，仰卧及呼气后易听到；运动后杂音多增强；无不良感觉；心功能良好。运动员中生理性杂音较常见，尤其是青少年运动员，激烈运动后则更常见。生理性杂音不影响运动训练。

（五）心律失常

心律失常是心脏激动起源、传导、频率异常的总称。正常心脏激动起源于窦房结，并按一定的频率、速度和顺序传到心脏各部位，任何环节异常皆可引发心律失常。运动员心电图检查常有窦性心动过缓、窦性心律不齐、房室传导阻滞、早搏、预激综合征、心室复极异常等情况出现，多属正常现象。

1. 窦性心动过缓及窦性心律不齐

正常窦房结自主心率约为100次/min，由于受神经体液的调节，心率可低至40次/min以下，高至200次/min以上。成人窦性心律的频率低于60次/min称为窦性心动过缓。窦性心动过缓常同时伴窦性心律不齐，约55%的运动员有窦性心律过缓，尤以耐力项目运动员多见。窦性心律不齐一般也属生理现象，以呼吸性窦性心律不齐多见，其特点是：吸气时心率加快，呼气时心率减慢，运动或闭气后心律匀齐。

2. 房室传导阻滞

房室传导阻滞医学上分三度，运动员中常见的为一度和二度Ⅰ型。一度房室传导阻滞发生率国外报道为0.8%～8.7%，一般属功能性，对训练和比赛无影响，少数为过度疲劳或病理因素如急性心肌炎、电解质紊乱所引起。运动员二度房室传导阻滞心电图检出率为2.4%～23%，高出同龄普通人5倍，多见于中长跑、马拉松等耐力项目运动员。二度Ⅰ型房室传导阻滞也多为生理现象，常在夜间、卧位或闭气时出现，运动、心率加快、过度通气时消失，少数可因过度训练或器质性心脏疾病引起。

3. 早搏

早搏是最常见的异位心律。运动员静息心电图早搏检出率约为3.7%，以室性早搏最常见。运动员一旦出现早搏皆应积极寻找原因，排除心脏疾病可能。一般认为，运动员发生的早搏多数为功能性（良性）早搏，其原因多为过度疲劳或中断训练较长时间后突然大负荷训练、情绪波动、感染等所致。功能性早搏特点是：早搏偶发、无规律，每分钟少于5次，运动后减少或消失，无自觉症状，仅有漏搏感，机能反应正常。这类早搏并不会增加运动猝死风险。功能性早搏如无明确原因，也无不适，可照常参加训练比赛，无需治疗。过度疲劳者，应调整训练计划，中断训练后恢复期要避免突然大负荷训练，辅以药物治疗。感染引起早搏者，要暂停训练和比赛，给予药物治疗。早搏原因不明者，应加强医务监督。早搏在运动后如不消失、增多，或伴不良自我感觉则多为病理性早搏。

对于病理性早搏，则应禁止参加训练或比赛。

二、问诊与病史

问诊是以交谈方式采集运动者健康信息和运动史，为运动风险筛查和运动处方制定提供依据。问诊和体格检查是运动风险筛查中两项最重要的内容，通常首先进行病史问诊。运动健康检查时问诊内容除病史外还应询问运动史。

1. 病史

除一般项目（年龄、性别、职业、籍贯、民族、婚姻等）外，通常包括既往史、个人生活史、家族史、月经史（女）。对于既往史，应询问是否存在已知的疾患，如高血压、冠心病、糖尿病、肾炎、肝炎、结核，近期出现过哪些异常症状，如经常头晕、心悸、呼吸困难或有原因不明的晕倒现象，是否有过重大外伤史、手术史；对于个人生活史，应询问烟酒嗜好、作息状况、服药情况等；对于家族史，则应询问家属中有无传染病、遗传性疾病病史，如肺结核、血友病、精神病、冠心病、糖尿病；对于女性月经史，则需了解月经初潮、月经周期、经期反应等。

2. 运动史

应询问平时体育运动情况、运动时身体反应、有无运动伤害等。

三、运动风险评估和健康筛查

（一）运动风险评估

尽管规律运动可产生良好的健康效应，并可预防和治疗心血管及代谢性疾病，降低急性心血管事件的发生率，但心血管异常者参加较大强度的运动会暂时增加急性心血管事件风险。有调查显示中老年人进行较大强度（ >6 Mets）运动时猝死率比休息时高 2~56 倍。就医学角度而言，运动风险是指由于参加运动而导致不良健康效应产生的可能性。运动风险评估则是描述人们参加运动出现不良健康效应的特征。它是通过个人化的信息采集与分析来估计一个人参加某一运动出现某种不良健康效应的量化评估。运动风险评估通常包括四个步骤：①运动伤害鉴定，即明确运动会引发或诱发什么伤害，如何鉴定这些危害；②剂量—反应评估，即明确在多大运动负荷下产生危害；③暴露的危险因素，主要包括运动者本身的身体因素、环境因素、装备因素评估；④风险描述，即指通过对上述结果的综合分析来描述运动对健康的影响，明确可接受的危险度和保护水平，并进行运动风险分级。依据风险评估，人们可进行相应的风险管理，采取规避风险、承担风险、转移风险和降低风险等措施。运动伤害通常包括两大类：第一类是运动诱发或导致的非损伤性病症，包括使原有疾病恶化，如诱发高血压脑病、中风、心肌梗死等心脑血管疾患，甚至引发心脏停搏、猝死；导致感染性疾病、胃肠功能紊乱、运动性哮喘、运动性贫血、运动性闭经等疾患；第二类是运动引发的运动损伤。运动损伤是运动

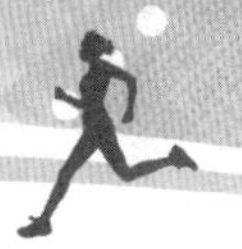

训练中相对较常发生的不良健康效应，但其危害程度通常较轻。运动非损伤疾患尤其是急性心血管事件风险发生率虽然较低，但其危害极大，可诱发猝死。目前统计显示国外年轻人（12～35 岁）年运动猝死率为 0.1/10 万～1/10 万，中老年人（ >35 岁）年运动猝死率为 6/10 万～7/10 万。不论年轻人还是中老年人，运动猝死多发生在较剧烈运动负荷下，其暴露的危险因素几乎都是有已知或未知的心血管疾患，或者心脏结构异常等。因此，通过健康检查发现暴露的危险因素，从而筛查出高危个体，是防范运动猝死风险的重要措施。

（二）健康筛查

健康筛查目的是筛查高危个体，合理防范运动风险。问诊信息和体检结果是筛查运动风险中的高危个体的基本依据，其中问诊筛查是防范运动风险必不可少的步骤。通常将可能引发运动风险的问诊内容制成问卷进行调查，这对减低具有竞技性质的校运会、大型体育赛事等运动风险具有重要作用。如果问卷调查有以下情况之一：①患有心血管疾病、肺疾病、内分泌代谢性疾病或影响体育活动的其他内脏器官疾病；②近 3 个月运动或非运动时有胸痛、胸闷经历；③近 3 个月休息或中等体力活动时呼吸困难；④常有头晕头痛、眩晕或不能站稳现象；⑤曾有不明原因的运动或非运动时晕倒或晕厥史；⑥活动时原有疼痛部位疼痛加重；⑦目前已怀孕；⑧目前已大于 65 岁并很少活动；⑨过去数年内患过重大疾病或动过大手术；⑩其他已知运动会影响身体的情况，如器官缺损。当他准备参加中等尤其是大强度锻炼或目前正在锻炼但想增加运动负荷时，则在此之前必须向医生咨询，接受必要的健康体检。体检发现有疾病或发育异常者，则必须进一步决定能否参加中等以上强度运动，是否需要运动医学检查，运动时是否需要医务监督等。对于无上述情况即表面健康者，如参加中低强度运动，一般无须专门进行健康检查和运动医学检查。

运动风险主要包括运动损伤风险和运动急性心血管事件风险。运动损伤风险尤其是创伤风险，由于危险因素主要是外因，目前尚未有运动损伤风险分级。已知运动者本身有心血管损害或结构异常是运动急性心血管事件风险的主因。根据心血管危险因素现已制定了运动急性心血管事件的风险分级。运动急性心血管事件风险分级主要依据：①是否存在已知的心血管疾病、肺疾病或内分泌代谢性疾病等；②是否存在提示上述疾病的症状、体征，如体力活动时有明显胸部不适，原因不明的晕厥、昏迷或呼吸困难，心悸或心动过速、心脏杂音、间歇性跛行、下肢水肿等；③是否存在心血管疾病或内分泌代谢性疾病的危险因素（见表 1－1）。根据上述依据，将运动风险分级为低危、中危、高危。无①和②，如③中净负面因素小于或等于 1 个（由负面因素个数减正面因素个数）为低危，③中净负面因素大于或等于 2 个为中危；有①或②为高危。低危者运动，急性心血管事件风险极低，不必进行运动医学检查；中危者进行中等强度运动（相当于 4～6 Mets）时心血管事件风险极低，但进行较大强度运动前则宜进行心电图运动应激试验；而高危者进行中等以上强度运动就需进行心电图运动应激试验。

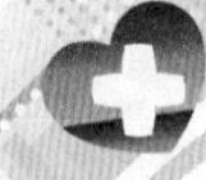

表 1－1　心血管疾病的危险因素

负面因素	年龄	男大于 45 岁，女大于 55 岁
	家庭史	一级亲属中，男 55 岁前、女 65 岁前发生心血管事件
	吸烟	目前正在吸烟或戒烟不足 6 个月
	生活方式	不活动或一周活动量（中低强度）不足 150 min
	肥胖	身体质量指数（BMI）＞28 或腰臀比＞0.9（男）/0.8（女）
	高血压	收缩压大于 140 mmHg 或舒张压大于 90 mmHg 或用了降压药
	血糖	空腹血糖为 6.1～7.0 mmol/L 或餐后 2 h 血糖为 7.8～11.0 mmol/L
	血脂等	低密度脂蛋白大于 3.4 mmol/L，高密度脂蛋白小于 1.0 mmol/L，甘油三酯大于 1.7 mmol/L，总胆固醇大于 5.2 mmol/L，或用了降脂药，（慢性炎症）C－反应蛋白＞3 mg/L
正面因素	高密度脂蛋白	血清高密度脂蛋白大于 1.6 mmol/L
	运动	每天运动累积 30 min 以上中等强度运动

注：①中等强度为 4～6 Mets，相当于快走 100～120 m/min。②引自 ACSM'S Guideline for exercise testing and prescription（9th Edition），2013，有改动。

第二节　运动医学检查

运动医学检查是一项专科检查，是健康体检的进一步深入，是竞技职业运动员和普通健身者进行大负荷运动时降低运动风险的重要手段。同时运动医学检查也是运动者的运动能力、运动效果或康复效果评定的客观依据，还是运动员选材、竞技运动分级的重要依据。运动医学检查一般包括姿势检查、人体形态测量、运动机能检测，其中重点是运动机能检测。对于一般健身者，主要是检测与健康相关的体质即体适能，包括体成分、心肺耐力、肌肉力量和耐力、柔韧性。

一、人体姿势检查

人体姿势是整个身体或某一环节相对于重力的位置，反映了各组织结构间的力学关系。它取决于骨骼形态结构、肌肉韧带等软组织功能的完整性和协调性，以及神经肌肉控制能力。正确的姿势使身体各部分的空间位置处于最佳省力状态，从而减轻肌肉韧带紧张，有利于运动能力的发挥。错误的姿势则可损害关节、肌肉和结缔组织，并可引起不适和疼痛症状。日常生活中一些习惯性的错误姿势常常是引发局部骨骼肌肉问题的重要原因。反之，关节、肌肉和结缔组织损害也可导致错误的姿势。人体姿势包括静态姿

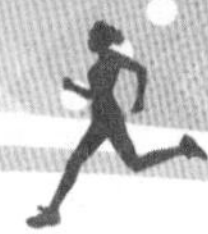

势（如坐、站、躺）和动态姿势（如走、跑、跳）。本部分着重介绍静态直立姿势检查，动态姿势检查见神经肌肉功能评估部分。

（一）直立标准姿势

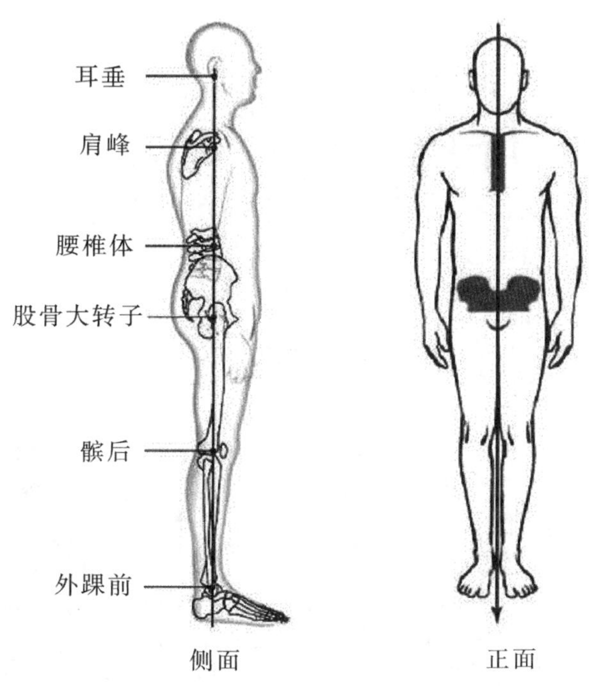

图 1－1　直立标准姿势

人体直立姿势可采用自然站立后观察或用重锤线法检测。正常直立标准姿势见图 1－1。从侧面看，正常重力线经过耳垂、肩峰、腰椎体、股骨大转子，略后于髋关节轴，略前于膝关节轴（略后于髌骨）及踝关节轴。从前后看，头无前屈或后伸，双肩同一水平、两侧肩胛骨与脊柱等距、等高、对称，两侧髂嵴对称，髂前上棘与髂后上棘处于同一水平，双膝无内翻或外翻，双脚尖略朝外，垂线前面经过胸骨中线，后面经脊椎棘突，跟腱无偏斜。若自然放松站立明显偏离上述标准，说明姿势存在缺陷，但经调整符合直立标准姿势则提示为功能性姿势缺陷。

（二）常见异常姿势

1. 异常脊柱姿势

正常人直立时，从背面观察，脊柱呈直线；从侧面观察，脊柱呈现四个生理弯曲，即颈段向前凸，胸段向后弯，腰段向前凸，骶尾段向后弯。X 线拍片是检查脊柱形态的金标准，但较复杂。脊柱电子测量仪也是一种较方便的方法，但比较昂贵。目前常采用的是重锤线法、脊柱测量计检测法。临床上常用的是脊柱前后弯曲度检查法：让患者自然放松站立且足跟、背靠墙，用测径规测量颈弯和腰弯距墙面距离，正常颈弯为 3 ~4 cm，腰弯

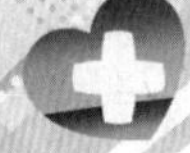

为2～3 cm。另外，脊柱侧弯检查则常用划痕法：患者双膝伸直，腰部前屈90°，双上肢自然下垂，检查者于背后从水平位观察背部是否对称，同时手指甲沿脊椎棘突以适当压力往下划压，划压后出现一条红色充血痕，以此痕为标准，观察脊柱有无侧弯（见图1－2）。

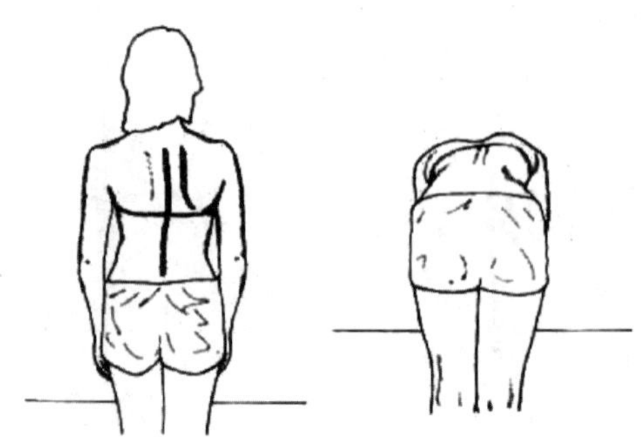

图1－2 脊柱侧弯

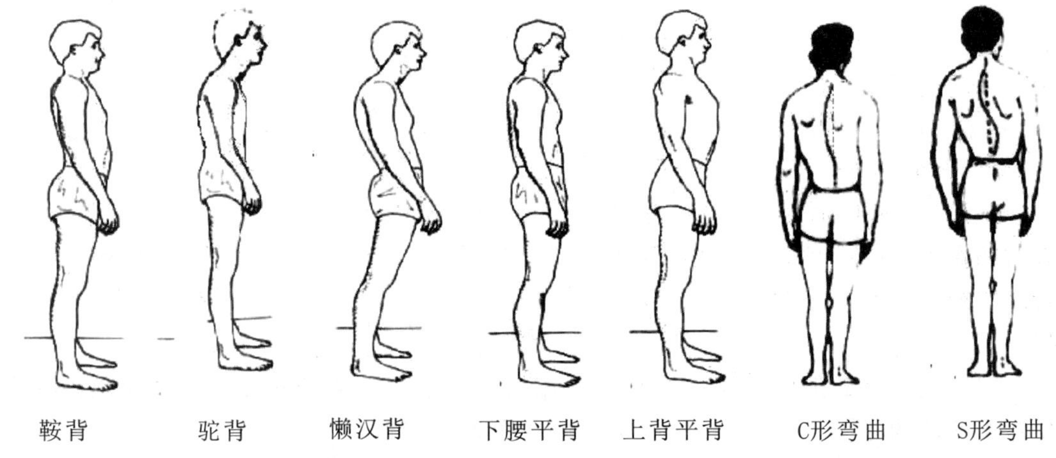

图1－3 异常脊柱姿势

常见的异常脊柱姿势有如下几种类型（见图1－3）。

（1）鞍背。特点为腰椎前凸增加，骶倾斜角（由第一骶椎上终板与水平面所成的夹角）增大，骨盆前倾，髋屈，常伴胸椎后凸，头前移（颈前凸减少）。外观上腹部向前突出，腰过伸，髋微屈，臀部向后突出。鞍背时可由于腰椎前纵韧带张力增加、椎间盘后部受压或椎间孔变小、脊椎上下关节突关节受激惹等引起腰痛症状。功能性鞍背的原因常与长期错误姿势、肥胖、怀孕、腹肌弱等有关。青少年生长突增期，由于胸腰筋膜、腘绳肌紧张亦可致鞍背。

（2）驼背。又称圆背，特点为胸椎后凸增加，肩胛骨突出（圆肩），常伴头前移。驼背时可因上颈部前纵韧带和下颈部后纵韧带张力增加、背部肌肉疲劳、上颈椎椎间孔变窄、上下关节突关节受激惹等引发疼痛。功能性驼背的常见原因包括：使用电脑或工作时错误的放松姿势；坐、站、行、睡姿或某些运动项目（如乒乓球、自行车）中长时

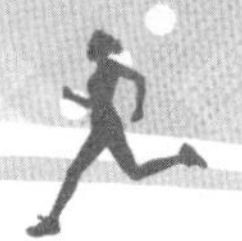

间维持弓背姿势；过分强调胸肌练习，背部伸肌不发达、松弛无力。

（3）懒汉背（Swayback）。特点为骨盆前移后倾，胸椎后凸增加，下腰前凸增加，髋伸，膝过伸，头前移，呈现为圆背与腰椎前凸姿势。外观上臀部下陷，小腹前凸，驼背。长时间站立时患者重心常移至一个脚，骨盆侧倾，非承重腿外展。懒汉背时可因髂股韧带和下腰前纵韧带张力增加、下腰段椎间孔变窄、上下关节突关节受激惹等引起腰痛症状。原因常为懒散的态度（不想用肌肉支撑的松散姿势）、疲劳、肌力不足。另外，仅进行胸部屈曲练习，而未有平衡力量练习时也可引发懒汉背。

（4）下腰平背。特点为腰椎前凸减少，骶倾斜角减小，骨盆后倾，髋关节伸。功能性原因常为坐站时懒散、屈曲状，或过分强调腹部屈肌练习等。

（5）上背平背。特点为胸椎后凸减少，肩胛骨、锁骨下陷，头前倾。较少见，可见于军人。

（6）脊柱侧弯。特点为脊柱一段偏离正中线。脊柱侧弯常发生在胸段和腰段。若单纯向一侧偏移称 C 形弯曲；若上段偏向一侧，下段偏向另一侧，称为 S 形弯曲。偏移小于 1 cm 者可不诊断为侧弯；偏移 1 ~ 2 cm 者为轻度侧弯；偏移 2 ~ 5 cm 者为中度侧弯；偏移大于 5 cm 者为重度侧弯。脊柱侧弯时凸侧肌肉韧带张力增加而劳损，凹侧神经根可能受激惹而引发疼痛症状。一般轻度侧弯多为功能性侧弯，以少年儿童多见，常见原因包括习惯性不对称姿势、双下肢不等长、颈背痛引发肌肉痉挛、椎间盘突出等。另外射击、划船、网球、标枪等一类运动由于不对称动作也可引发侧弯。

2. 胸廓形状检查

正常胸廓呼吸时对称，大致呈椭圆形，双肩在同一水平，锁骨稍突出。惯用右手的人右侧胸大肌较左侧发达，惯用左手者则情况相反。一般成年人横径稍大于前后径，两者之比约为 1.5∶1（见图 1 – 4A）。常见胸廓外形改变主要有以下几种类型（见图 1 – 4）。

（1）扁平胸。前后径较小，胸廓呈扁平状，前后径不及左右径一半。常见于瘦弱体型及慢性消耗性疾病。

（2）桶状胸。横径和前后径相近，胸廓呈圆桶状，肋骨呈水平位，肋间隙增宽，胸骨下角增大呈钝角。见于严重肺气肿患者，也可见于老年或矮胖体型者。

（3）漏斗胸、鸡胸。胸骨下段内陷，使胸廓外形似漏斗状，称为漏斗胸；胸廓前后径略大于左右径，胸骨下端常往前凸，胸廓前侧壁肋骨凹陷，似鸡胸状，称为鸡胸。为佝偻病所致胸廓改变，多见于儿童。

（4）不对称胸。胸廓两侧不对称。见于胸椎疾病、发育畸形、脊柱结核等。

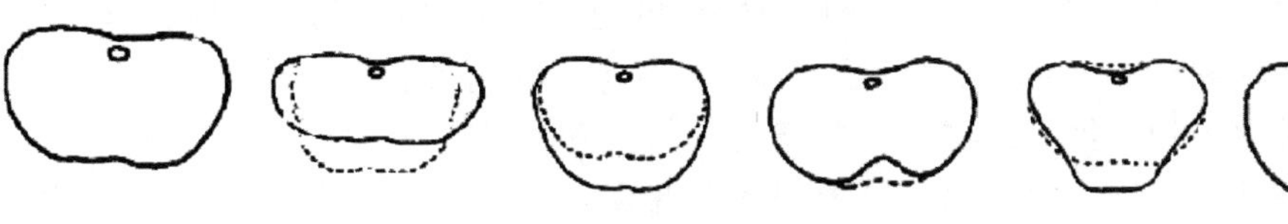

A 正常胸　B 扁平胸　C 桶状胸　D 漏斗胸　E 鸡胸　F 不对称胸

图 1 – 4　常见胸廓外形的横断面

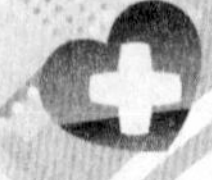

3. **腿形检查**

腿的形状是否正常与婴幼儿时期骨骼的生长发育有密切关系。后天的营养条件差，长期过多不良的姿势和动作也会影响腿的形状。腿的形状异常容易产生损伤。正常人直立时两膝、两足跟的内侧面能并拢，或分开小于1.5 cm。常见异常腿形有如下两种类型（见图1-5）。

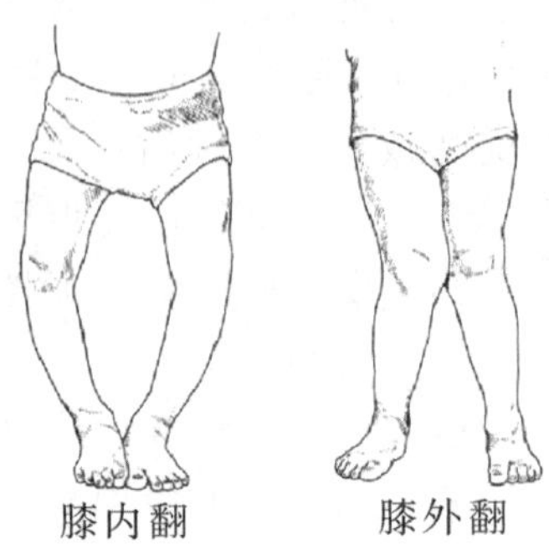

图1-5 常见异常腿形

（1）膝内翻。直立时两足跟能并拢，两侧股骨髁间距增大，小腿向内偏，双下肢呈O形或D形，称O形腿或D形腿。见于佝偻病。过早从事足球、举重、武术等专项训练可影响骨骼发育，从而导致O形腿。

（2）膝外翻。直立时两膝能并拢，但两足跟分开，小腿向外偏，双下肢呈X形或K形，称为X形腿或K形腿。多见于佝偻病。

4. **足弓检查**

人的足弓由内侧足弓、外侧足弓和横弓组成。足弓主要由构成足弓的各块骨的形状和所在位置决定。其中，足舟骨最重要。此外周围肌肉、肌腱及韧带等对维持其形状也有重要贡献。正常足弓保证了足在负重支撑时具有弹性，可缓冲对地面的冲力及减轻行走、跑、跳时对大脑的震荡。

足弓检查方法有足印迹法、足高测量法和X线摄片法，其中X线摄片法最准确，但需专门技术，费用也较贵。普查中常用的方法是足印迹法。常见的异常足弓有如下几种类型（见图1-6）。

（1）扁平足。以足纵弓降低或消失、横弓塌陷为特征，足跟外翻（跟腱外翻），内踝隆起。患足站立、行走时足弓塌陷，鞋跟内侧磨损厉害，且常采用八字步态走路。一般认为扁平足者负重时足跟过度旋前会引发胫骨内旋加大，从而增加小腿、膝关节和髌股关节内侧负荷，身体和脊柱的姿势也会发生改变，易发生下肢过度使用损伤，也不利于从事弹跳运动。扁平足可引起踝关节前内侧疼痛，其病因有先天性的和后天性的。后天因素有：①双足长期负重站立，体重增加，维持足弓的肌肉过度疲劳和韧带关节囊松弛、衰弱；②缺乏锻炼，肌萎缩，张力减弱；③穿鞋不当，如鞋子过小、鞋跟过高等。

（2）弓形足。以足纵弓高起、横弓下陷为特征，患足前后弯曲，第一跖骨前部隆起，且常采用八字步态走路。弓形足会引起足的前内侧部分在受力时着地过早，致足旋后不足，妨碍冲力缓冲，从而使跖肌筋膜、跖骨等负荷增加，易引起足部过度使用损伤。弓

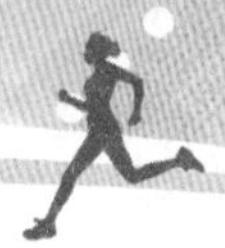

形足多系腓骨长肌与趾长屈肌挛缩或小腿三头肌萎缩引起。

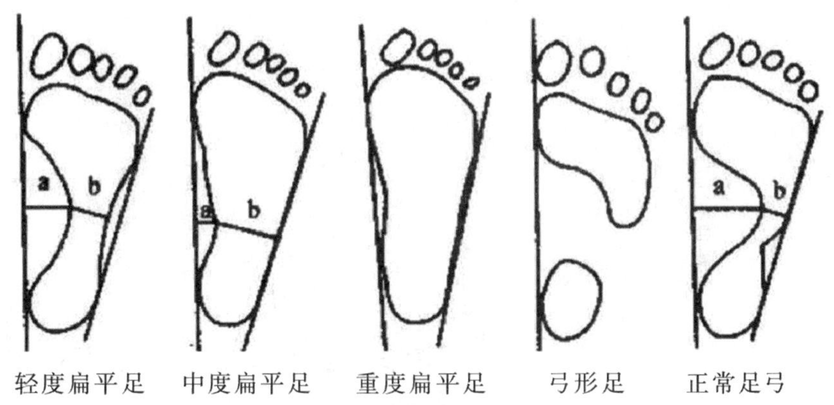

图 1－6　常见足弓形态

二、人体形态测量与评价

人体形态测量是对人体外部形态的测定，是评价人体生长发育、营养及体质水平的重要内容，同时对指导运动员选材及评定运动效果也起到重要作用。人体形态测量一般包括身高、体重、身体围度和宽度、各环节长度、皮褶厚度，其中身高、体重是形态测量的必测指标，其他指标则可根据测试目的、测试对象选测。我国儿童少年进行形态测量时通常包括身高、体重、胸围、坐高、肩宽和骨盆宽。

（一）人体形态测量指标

1. 身高

身高是一项基本的形态发育指标，主要反映骨骼生长发育以及体格发育的远期效应（遗传因素、长期营养状况）。身高受遗传、年龄、性别、种族、地区和营养锻炼等因素影响。一般出生后第 1 年体格迅速生长，随即减速并进入稳定生长期，至青春早期进入第二次突增期。一般身高突增高峰女孩在 11.5～12.5 岁，男孩在 13.5～14.5 岁，随后增长速度皆快速减慢，女孩在 16～19 岁，男孩在 19～22 岁就不再增高（见图1－7）。不过具体一个人的第二次突增高峰时间及稳定生长期则主要受遗传控制，有个体差异性，但营养、疾患等因素也有重要影响。如在儿童期短期营养不良可使生长发育迟缓，但改善后可有追赶生长现象。在成年期，身高较稳定，但在 20 多岁以前仍可轻微增长，躯干在 40 多岁以前甚至仍轻微增加。老年人身高略下降，这主要是由于椎间盘压缩所致。另外老年人骨密度下降，尤其是有骨质疏松的人，可导致一个或多个脊柱塌陷，身高可下降。3 岁以上者通常采用身高计测站立时身高。在身体重力影响下，由于脊柱生理弯曲度加大、椎间盘压缩和足弓变浅等原因，身高在一天内会有 1～3 cm 变化。

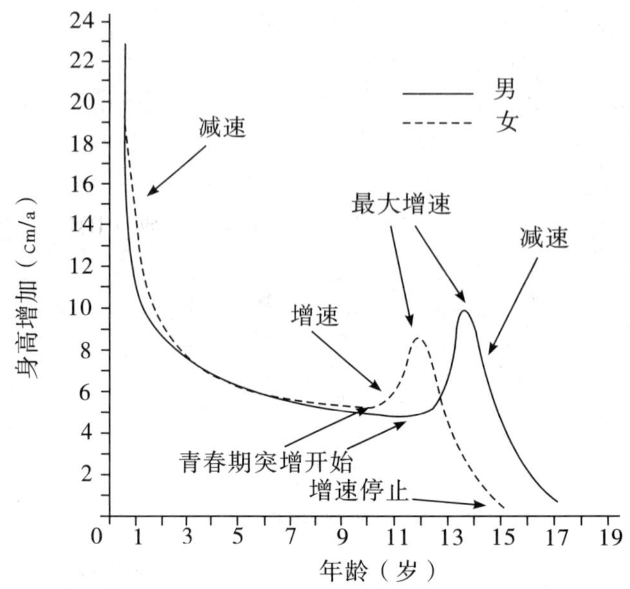

图 1-7 身高增长速度曲线

（引自 Haywood K M，1993）

2. **体重**

体重也是一项基本的形态发育指标。体重主要反映身体各种体成分（肌肉、骨骼、脂肪、水分等）的变化情况，以及体格变化的远期和近期的效应。体重受年龄、性别、生活条件、营养、锻炼、疾病等因素影响。体重发育与身高相似。一般体重突增高峰比身高突增高峰时间晚，男孩晚 2.5 ~5 个月，女孩晚 3.5 ~10.5 个月。有时肢体长度和宽度的突增高峰在身高突增高峰之前或之后，但在体重达到突增高峰之前或同时，它们都已达到了突增高峰期。成年人一般在 20 ~30 岁体重仍有增加，这可能与生活方式变化如没时间锻炼和不注意饮食有关。经常锻炼和合理饮食的成年人则会维持他们的体重，甚至增加瘦体重并减少体脂。老年人体重有所降低，可能是由于不活动和肌肉萎缩，食欲降低可能也是一个因素。当然，积极参加活动的老年人一般瘦体重不减少。体重通常采用体重计测量。由于饮食、排泄等因素，体重在一天内也会有变化。

3. **身体围度**

围度是用来评价身体发育、体脂分布、营养状况的常用指标，一般用皮尺测量。围度的大小受年龄、性别、劳动和生活条件等因素的影响。经常参加体育锻炼的人，肌肉较为发达，身体各部的围度比一般人要大（腰围除外）。

（1）胸围。胸围是指胸廓的围度，反映胸廓和胸背部肌肉的发育程度，还间接地反映肺容量。不过胸围由于受吸气及乳房发育影响，该指标精确性稍差。深吸气末胸围与深呼气末胸围的差值称为呼吸差。呼吸差反映呼吸器官的发育状况和功能，一般成年人为 6 ~8 cm，优秀运动员可达 12 cm。胸围受后天因素影响比较明显，经常从事体育锻炼的人，胸围比一般人大 5% 以上。

（2）腰围和臀围。腰围主要反映腹壁肌和腹部脂肪的情况，当腹壁肌肉紧张度降低

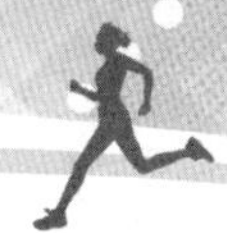

或腹部脂肪堆积过多时腰围会增加。我国男性腰围超过 85 cm，女性腰围超过 80 cm，表明腰围较大。臀围主要反映髋部骨骼和肌肉的发育情况。臀围的大小不仅可以反映人的体型特点，而且保持臀围和腰围的适当比例关系，对人的体质、健康及其寿命有着重要意义。

腰臀比指腰围和臀围之比，正常男子应小于 0.90，女子小于 0.80。如男子超过 0.90，女子超过 0.80 即为向心性肥胖。同样身体质量指数（BMI）时向心性肥胖者患心脑血管疾病及糖尿病等代谢性疾病的风险更大。

（3）其他围度。包括头围、颈围、四肢围度等。成年人四肢围度如上臂围、前臂围、大腿围、小腿围等可反映四肢肌肉的发育情况，其中上臂围、大腿围与身体肌肉总量密切相关。由于皮下脂肪会影响围度，所以对围度进行分析时应当考虑皮褶厚度。

4. 身体宽度

身体宽度是评价体型的重要参数，通常用测径规或游标卡尺测量。测定身体宽度的最常见指标是肩宽和骨盆宽。肩宽与骨盆宽的比例有助于反映青春期生长发育存在的性别差异。肩宽指左右肩峰点之间的距离，反映人体上肢的发育状况，和遗传关系很大。骨盆宽指左右髂嵴最外侧点之间的距离，反映骨盆的发育情况。女孩在整个生长发育期间，肩宽与骨盆宽增速相似，两者比率较稳定；而男孩在青春突增期，肩宽增速明显快于骨盆宽，两者比率增大。在以下肢为主的运动项目中，要求骨盆宽与身高、肩宽的比例较小为好。

5. 各环节长度

各环节长度是运动员选才的参考指标，包括坐高、四肢长度、指距等，除坐高用身高坐高计测量外，其他一般用游标卡尺测量。坐高反映躯干的长度，其与身高的比例可用来评价体型。在很多运动项目中，身高相同情况下，坐高与下肢长之差较小的运动员具有优势，而相对较长的躯干由于重心低有利于站立时的平衡，却不利于速度和弹跳。

6. 皮褶厚度

皮褶厚度是指皮下脂肪的厚度。由于身体脂肪总量约一半存在于皮下，因而皮褶厚度的测量结果可以用来评定身体成分，推算全身脂肪重。皮褶厚度需用专用的皮下脂肪厚度计（又称皮褶卡钳）检测。常检测 7 个部位，分别是肱三头肌部、肩胛下部、腹部、髂嵴部、肱二头肌部、大腿前侧、小腿内侧，其中前 3 个是最常测量部位。此外还可测胸部、腋部及前臂等部位的皮脂厚度。皮下脂肪分布受年龄、性别、种族、职业和遗传等因素影响。在儿童时期，内脂肪（内脏周围的脂肪）比皮下脂肪增长快。实际上从出生后至 6 岁左右皮下脂肪会轻微下降，但此后则稳定地逐渐增加直到 12 岁左右，然后女孩仍继续增加，男孩在青少年中期则减少。在青少年时期，男孩躯干比四肢皮下脂肪增加多一些，而女孩则两个部位皆增加（见图 1－8）。成年后，男性在 30 岁前皮下脂肪厚度仍缓慢增加，然后趋于稳定，老年时有所下降；女性则持续缓慢增加，直至老年时才有所下降。目前常用皮褶厚度来推算体成分或直接用上述 7 个部位的皮褶和来反映体成分，需注意的是较肥胖个体和老年人的皮褶厚度测量准确性较差。用皮褶厚度推算体脂必须根据年龄、性别、种族、职业选用恰当的公式。

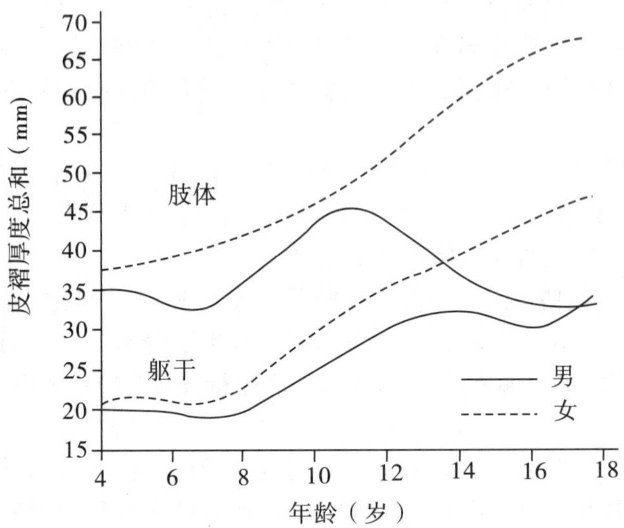

注：躯干部位为肩胛下部、腹部、髂嵴部、胸部及腋部5个部位的皮褶厚度和；肢体为肱三头肌部、肱二头肌部、大腿前侧、小腿内侧及前臂5个部位的皮褶厚度和。

图1－8 生长发育过程中皮下脂肪分布的变化

（引自 Haywood K M，1993）

我国一般选用上臂部（肱三头肌）、肩胛下部两个部位的皮褶厚度，采用日本铃木—长岭公式推算身体密度（D）（见表1－2），并进一步用Brozek公式计算体脂百分比。

$$体脂百分比=\left(\frac{4.57}{D}-4.142\right)\times 100\%$$

表1－2 身体密度推测回归方程（日本铃木—长岭公式）

年龄（岁）	男子	女子
9～11	$D=1.0879-0.00151X_1$	$D=1.0794-0.00142X_1$
12～14	$D=1.0868-0.00133X_1$	$D=1.0888-0.00153X_1$
15～18	$D=1.0977-0.00146X_1$	$D=1.0931-0.00160X_1$
成人	$D=1.0913-0.00116X_1$	$D=1.0897-0.00133X_1$

注：表中D为身体密度；X_1为肩胛下部与上臂部（肱三头肌）皮褶厚度之和（单位mm）。

（二）人体形态测量评价

人体形态测量的指标可客观评价个体或群体的生长发育、体质水平等。常用评价方法是根据正常人群测试数据，利用百分位数法或离差法（均数±标准差）制定常模进行等级评价。评价指标既可用原始测量指标，也可用相对指标，其中指数法是较常用的相对指标。指数法是指用数学公式来表示人体各部分相关指标之间的比例关系，并与其相

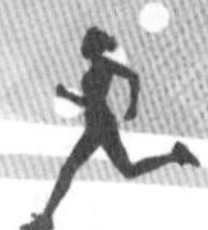

同年龄性别群体所测平均值、中位数或百分位数做比较以判断正常与否或优劣，以此作为人体测量评价的综合方法。

1. 生长发育及营养评价较常用指数

（1）身体质量指数（BMI）。计算公式为：体重（kg）/身高（m）的平方。BMI与身体脂肪和某些疾病（如高血压、糖尿病、血脂异常）有较高的相关性。该指数在约出生后0.5岁开始轻度下降，至5~6岁达最低点，此后随年龄增加而稳定增加，成年后趋于稳定。该指标考虑了体重和身高两个因素，在测量身体因超重而面临心血管及代谢性疾病等风险时，比单纯地以体重来认定更具准确性，可作为肥胖评估初筛的基本方法。2003年中国肥胖问题工作组提出了中国成人BMI及腰围参考值（见表1-3），不过它不适用于孕妇、哺乳期妇女、老人及运动员等。

表1-3 中国成人超重与肥胖BMI、腰围值与相关疾病*的危险关系

分类	BMI（kg/m^2）	腰围（cm）		
		男：<85 女：<80	男：>85~95 女：>80~90	男：≥95 女：≥90
体重过低**	<18.5	…	…	…
体重正常	18.5~23.9	…	增加	高
超重	24.0~27.9	增加	高	极高
肥胖	≥28	高	极高	极高

注：*相关疾病指高血压、糖尿病、血脂异常和危险因素聚集；**体重过低可能预示有其他健康问题。

（2）布洛卡（Broca）指数。国内推荐的计算公式为：标准体重（kg）=身高（cm）-105。它是临床上较实用的一个简易的成年人标准体重估算方法。一般正负10%范围为正常。

（3）克托莱指数，又称身高体重指数。计算公式为：体重（g）/身高（cm）。它表示每厘米身高的体重，显示人体的充实程度，也反映当前的营养状况。该指数随年龄增长而逐渐增大，男性30岁以后趋于稳定，至老年有所降低；女性则持续缓慢增加，进入老年后有所下降。该指数受身高影响较大，同年龄性别的人群中，身高越高，其评价准确性相对越低。参考标准见表1-4。

表1-4 我国青少年三种发育指数均值（依据2010年全国体质测试数据制定）

年龄（岁）	克托莱指数		身高胸围指数(%)		维尔维克指数	
	男	女	男	女	男	女
7	203	192	47.7	46.4	68.0	65.6
8	218	205	47.6	46.2	69.4	66.7
9	234	220	47.6	46.1	71.1	68.1

续上表

年龄（岁）	克托莱指数		身高胸围指数(%)		维尔维克指数	
	男	女	男	女	男	女
10	252	239	47.8	46.4	73.0	70.3
11	271	260	47.9	46.8	75.0	72.8
12	289	278	47.5	47.3	76.4	75.1
13	309	296	47.4	48.1	78.3	77.7
14	325	308	47.6	48.7	80.2	79.5
15	339	316	47.9	49.3	81.8	80.9
16	347	321	48.3	49.8	83.0	81.9
17	356	325	48.8	50.1	84.4	82.5
18	359	325	49.2	50.3	85.1	82.7
19	364	324	49.4	50.2	85.8	82.6
20～24	383	333	51.0	51.6	89.4	84.9

（4）身高胸围指数。计算公式为：胸围（cm）/身高（cm）×100%。它表示胸围占身高比，反映了胸廓发育状况，用以说明人体体型。青春期突增高峰前，该指数随年龄的增长而降低；突增高峰后该指数随年龄增长而增长，成年后趋于稳定。参考标准见表1－4。

（5）维尔维克指数。计算公式为：[体重（kg）+胸围（cm）]×100/身高（cm）。它表示每厘米身高的重量和围度，综合反映了人体长度、宽度、围度、厚度和密度，并与心肺功能有密切关系，既可作为营养指数，又可粗略反映体格状况。该指数随年龄增长而逐渐增大，成年后变化趋势基本同克托莱指数。参考标准见表1－4。

（6）身高坐高指数。计算公式为：坐高（cm）/身高（cm）。反映一个人的体型特点。该指数于青春期前随年龄增长而下降，之后上升，至成年时趋于稳定。正常成年人该指数为0.52～0.54。

选择合理的评价方法，是进行正确评价的关键。迄今没有一种方法能完全满足对个体、群体的发育进行全面评价的要求。因此，应根据评价目的选择适当的方法，力求简单易行，直观而不需要附加推算。运动选才时宜根据运动项目特点选择恰当的测量指标进行综合分析，以得出较全面、准确的评价结果。

2. **身体成分评价**

身体成分可概括地分为脂肪和非脂肪两大部分。体重就是由脂肪重量和非脂肪重量组成。这里的脂肪是指体内所有脂类物质，它包含必需脂肪（维持人体正常生理功能所必需的脂质，主要包括生物膜脂和在骨髓的脂肪）和储存脂肪（主要包括皮下脂肪和内脏脂肪）两大部分。去脂体重则为去除所有脂类物质的重量。瘦体重为去除储存脂肪以外的体重，比去脂体重略高，包含了必需脂肪；但也有将瘦体重等同于去脂体重而不加

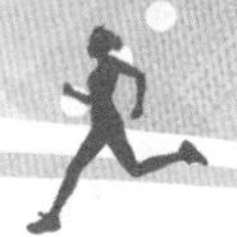

区分。瘦体重主要包括水、结缔组织和内脏、骨骼、肌肉、神经等器官组织的重量。成年后，除肌肉外，其余组织器官的重量变动性很小，故瘦体重的变化可以反映肌肉重量的变化。身体脂肪的变动性则较大，通常用身体脂肪占体重的百分比即体脂百分比来表示身体成分。

【知识扩展】

体脂测定方法目前主要有皮褶厚度法、生物电阻抗法、水下称重法、空气置换体积描述法、双能量X线法（DEXA）、影像技术（CT和MRI）。尸体可通过化学方法直接测定体脂重和去脂体重，而在体只能通过间接测定法推定体脂百分比，其中水下称重法、DEXA、CT和MRI（核磁共振）可视为“金标准”，且CT和MRI不仅可用于脂肪分布的研究，也可用于机体组分构成的研究，是唯一能提供内部脂肪组织库准确信息的方法，不过较昂贵。在临床实践中，生物电阻抗法和皮褶厚度法相对简便易行。

体脂和瘦体重与年龄、性别、身材、种族、遗传、营养和锻炼等因素有关。一般青春期开始后瘦体重迅速增加，尤其是男孩，而女孩体脂增加较明显。目前儿童与成年人体脂百分比正常标准尚未统一。一般正常普通成年男性体脂百分比为10%～20%，女性为20%～30%。不论是男还是女，也不论是青少年儿童还是成年人，经常锻炼者有较高的瘦体重。运动员体脂百分比则还与运动专项有关，过高的体脂显然不利于跑跳等承重项目。运动员体脂一般较普通人少，男子多在5%～15%，女子在10%～20%之间，不过世界级女子长跑运动员则多在6%～12%之间。不同运动项目（包括不同级别重竞技项目）往往有其较理想瘦体重和体脂百分比范围，这些可作为运动员控制体重和体成分的参考标准。

三、人体运动机能检测

人体运动机能是指人的整体或其组成的各系统、器官在运动时的运动表现。人体运动机能发育与机体形态素质发育基本一致。运动机能大多在20～30岁达到高峰，然后下降（具体见第二章第四节）。运动机能检测有助于了解运动机能水平和运动能力，发现功能紊乱和潜在的病理变化等，在运动风险评估、体质健康状况评价、伤病程度判断、运动处方制定及运动康复方案制定和运动效果评价等方面具有广泛的应用价值。运动机能检测内容一般包括心血管和呼吸机能、肌肉力量和耐力、关节活动度和柔韧性检测，对运动员则还应包括神经肌肉功能、运动专项能力等。不同的运动专项机能检测时应选择与该专项较符合的运动方式为宜，确保运动机能检测的客观性、有效性和可靠性。

（一）心血管机能检查

运动医学中心血管机能检查主要采用定量运动负荷试验。其种类按使用器具可分为台阶试验、功率自行车试验和跑台试验；按终止运动试验的运动强度分为极量运动试验、亚极量运动试验、症状限止试验、低水平运动试验；按运动程序分为单级负荷试验、多级负荷试验。此外还有在运动场上进行的1 km走和12 min跑等。现简要介绍几种常用试验。

1. **列杜诺夫联合机能试验**

该试验由 30 s 20 次蹲起、15 s 原地疾跑、3 min 原地慢跑 3 个试验组成，并测试每次负荷后恢复期的脉搏、血压。根据脉搏、血压的测试结果，评定分为以下 5 种反应类型（见图 1－9）。

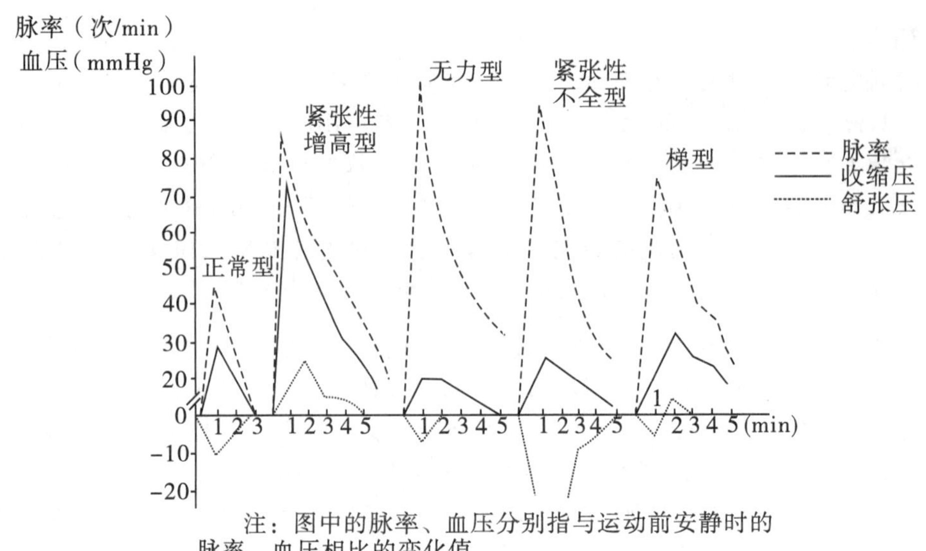

图 1－9 运动负荷试验 5 种反应类型

（1）正常型。运动后脉搏和收缩压适度上升，舒张压适度下降或保持不变；负荷后 3～5 min内脉搏、血压恢复至安静时水平。此反应见于身体健康、心脏机能良好的正常人。

（2）紧张性增高型。负荷后第 1 min 收缩压明显升高，可达 180～200 mmHg 以上，舒张压也升高 10～20 mmHg，脉搏显著增加，恢复时间延长。该反应类型为运动性高血压。此反应常表示周围血管调节障碍，多见于训练水平不高或初次参加训练的运动新手。青春发育期的少年心血管系统兴奋性较高，亦可见此反应。另外，高血压患者、早期过度训练的运动员也会出现此反应类型。

（3）无力型。负荷后第 1 min 收缩压上升不多（一般不超过 10～15 mmHg），甚至下降；舒张压变化无规律，可稍降或升高；脉压差增加较少或减少；脉搏显著增加，恢复时间延长。这种反应表明心脏收缩机能下降，每搏输出量减少，导致心率代偿性加快。多见于运动员患病或过度训练。

（4）紧张性不全型。负荷后第 1 min 舒张压显著下降，甚至降至 0 mmHg 仍可听到音响，出现所谓的“无休止音”现象。此型分两种类型：一是“无休止音”现象持续 2 min以上，且负荷后收缩压上升不明显，脉搏明显增加，恢复期延长。这说明心脏机能不良，是血管调节中枢功能障碍，血管紧张度下降所致。运动员早期过度训练时可见此现象。二是“无休止音”现象持续不超过 1 min，且负荷后收缩压上升明显，脉搏明显增加，恢复较快。这说明心脏收缩力量强，是由于心率在负荷后加快，致舒张期缩短之故。训练良好的运动员在激烈运动后常见此反应。

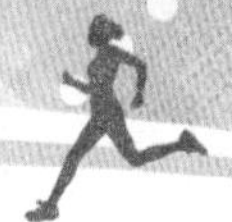

（5）梯型。负荷后收缩压不是在第 1 min 升至最高，而是在第 2 min 或第 3 min 升至最高，之后才逐渐下降；舒张压变化无规律；脉搏明显增加，恢复时间延长。此反应常见于身体患病尚未恢复者或过度训练患者，表明心脏机能不良。此外，个别人对速度负荷适应不良，也可见此反应，随着速度素质的提高，可恢复正常反应。

（6）混合型。正常型和紧张性增高型的混合型，常见于心脏机能良好的青少年；无力型和梯型反应的混合型，常见于心脏机能不良的患者。

联合机能试验中的蹲起可视为准备活动，原地疾跑代表速度负荷，原地慢跑代表耐力负荷。以上异常反应常需多次重复检查才能确诊。

2. 哈佛台阶试验

哈佛台阶试验是一种用于评定心功能的简便易行的定量运动负荷试验，最早由美国哈佛大学疲劳实验室设计。该试验让男性受试者蹬高度为 50.8 cm 的台阶，蹬台频率为匀速上下 30 次/min，持续 5 min。测试恢复期第 2、第 3、第 4 min 前 30 s 的脉搏，然后计算台阶指数。后来该试验又扩展至女性，台阶高度则为 40.6 cm 或 43.2 cm，其他不变。

$$台阶指数 = \frac{上下台阶运动时间（s）}{2 \times 3\ 次测定的脉搏之和} \times 100$$

评定标准：台阶指数≥90 为优，80 ~ 89 为良，65 ~ 79 为中，55 ~ 64 为下，<55 为差。

不过台阶试验只适用于心功能水平的一般性评价，不适合于精确评定。此外，台阶指数也不能有效反映心功能的增龄性变化规律及性别差异，台阶试验指数变化与最大耗氧量、耐力跑成绩、最大心输出量变化之间并无高度相关关系。

我国在引用哈佛台阶试验时将台阶高度进行了改良，一般男子采用 50 cm 台阶，女子采用 42 cm 台阶，测试恢复期第 2、第 3、第 5 min 前 30 s 脉搏，其他不变。由于台阶高度较高，该试验并不适用于儿童、青少年及老年人。长期以来，国内外针对不同年龄、性别人群进行了大量台阶改良试验。目前我国成年人体质测试中，台阶试验采用男子 30 cm台阶，女子 25 cm 台阶，持续时间 3 min，测试负荷后第 2、第 3、第 4 min 前 30 s 脉搏，其他不变。

3. PWC_{170} 试验

PWC 是 Physical Work Capacity 的英文缩写，是指身体工作能力。PWC_{170} 是指受试者在定量运动负荷时心率处于 170 次/min 时的稳定状态条件下，单位时间身体所做的功，即功率（千克 · 米/分，kg · m/min）。PWC_{170} 机能试验根据功率大小评定身体机能，是目前运动机能评定中常用的一种亚极限运动负荷试验。PWC_{170} 常采用功率车或台阶进行二次负荷间接测定。研究表明，心脏容积愈大，PWC_{170} 值愈高；PWC_{170} 值越高，身体工作能力越强，耐力素质越好。PWC_{170} 相对值在儿童青少年时较稳定，男孩为每千克体重 12 ~ 13 kg · m/min，女孩为每千克体重 8 ~ 10 kg · m/min。成年时男子 PWC_{170} 相对值约为每千克体重 15 kg · m/min，女子约为每千克体重 12 kg · m/min。我国优秀男运动员 PWC_{170} 相对值可达 20 ~ 25 kg · m/min，女运动员 PWC_{170} 相对值可达每千克体重 17 ~ 20 kg · m/min。

4. 递增负荷试验

递增负荷试验是评定心肺功能和筛选隐性冠心病等常用的运动负荷试验。目前常用的有改良 Bruce 跑台方案及 Åstrand 功率车方案。Bruce 方案是利用跑台进行递增负荷试验；Åstrand 方案是利用功率自行车进行递增负荷试验。整个运动期间可根据条件连续记录心率、血压、心电图、耗氧量等变化。此类试验方法掌握不同的终止试验指征，可进行不同强度的运动试验，以适应不同对象和目的要求。

（1）极限运动试验。此法适用于运动员及健康的青年人。运动强度逐级递增直至受试者精疲力竭或心率、摄氧量不再上升为止，达到力竭时间宜控制在 12 min 左右为宜，可直接测定最大做功功率、最大心率（HR_{max}）、最大摄氧量（$\dot{V}O_{2max}$）和最大梅脱值。$\dot{V}O_{2max}$是指人体在进行大肌肉体系参加的运动时，当心肺功能和肌肉利用氧的能力达到本人极限水平时，单位时间内所能摄取的氧量。它反映了人体极限运动时的心肺功能及代谢水平，包括心肺功能的转运能力（包括心输出量、血红蛋白、毛细管密度）和肌肉对氧的吸收、利用能力（包括线粒体多少、有氧代谢酶活性）。它是评价心肺机能和体力的最好指标，但直接测试较复杂，需气体代谢分析仪。对普通人常用间接法推测其$\dot{V}O_{2max}$，测试方法有 Åstrand-Ryhming 列线图法、PWC_{170}和 12 min 跑等。$\dot{V}O_{2max}$评定参考表 1－5。

表 1－5 $\dot{V}O_{2max}$评定标准

单位：$mL \cdot kg^{-1} \cdot min^{-1}$

评定	男（18～22 岁）	男（40～50 岁）	女（18～22 岁）	女（40～50 岁）
中下	43	36	38	27
中等	50	46	43	39
中上	57	52	53	44
优秀	70	>60	63	>50
极优秀	>80		>70	

（引自 www. exrx. net）

（2）亚极限运动试验。适用于健康筛查诊断或提示有心血管疾病风险需进一步进行运动应激试验的各年龄人群。运动心率达到最大预计心率（220－年龄）的 85% 或心率达 150～170 次/min 作为终止试验的标准，或出现终止试验的症状或体征时立即终止试验。试验中根据心电图变化有助于发现隐性冠心病，根据气体代谢分析或血乳酸法可测定无氧阈，根据心率、摄氧量可推算$\dot{V}O_{2max}$等。

5. **12 min 跑**

12 min 跑又称库珀（Cooper）试验，是运动场评定心肺耐力的良好方法。以在 12 min内尽最大能力跑所能达到的最大距离为评定指标（见表 1－6）。

表 1－6 12 min 跑评定标准

单位：m

年龄（岁）	优		良		中		中下		差	
	男	女	男	女	男	女	男	女	男	女
20～29	>2 800	>2 700	>2 400	>2 200	>2 200	>1 800	>1 600	>1 500	<1 600	<1 500
30～39	>2 700	>2 500	>2 300	>2 000	>1 900	>1 700	>1 500	>1 400	<1 500	<1 400

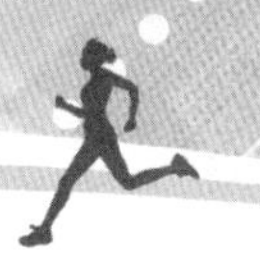

续上表

单位：m

年龄（岁）	优		良		中		中下		差	
	男	女	男	女	男	女	男	女	男	女
40～49	>2 500	>2 300	>2 100	>1 900	>1 700	>1 500	>1 400	>1 200	<1 400	<1 200
50～59	>2 400	>2 200	>2 000	>1 700	>1 600	>1 400	>1 300	>1 100	<1 300	<1 100

（引自 Cooper K H，1968）

（二）呼吸机能检查

呼吸机能检查常用5次肺活量试验和屏息试验。

1. 5次肺活量试验

肺活量为一次呼吸时的最大通气量，在一定程度上反映肺的通气功能水平，一般游泳运动员肺活量较大。肺活量的大小，主要取决于呼吸肌的力量、肺和胸廓的弹性等因素。5次肺活量试验主要用以测定呼吸肌的耐力。正常情况下，各次肺活量数值基本相同或逐次增加。如肺活量数值逐次下降，特别是最后两次明显下降则为呼吸机能不良。

2. 屏息试验

屏息试验可以反映机体耐受缺氧能力。正常人吸气后屏息时间为40～60 s。运动员屏息时间较长，尤其是游泳和划船运动员可达60～90 s。屏气时间过短，则提示呼吸功能不全。

（三）肌肉力量和耐力检测

肌肉力量和耐力为关节提供了动态稳定性，足够的力量是进行体育活动的基本要求。肌肉力量是肌肉紧张或收缩时所表现的一种机能能力，通常以肌肉收缩时所做的功或功率来表示。肌肉耐力是指肌肉重复收缩时的耐疲劳能力。肌肉没有耐力容易疲劳，不能持续某一姿势或活动。肌肉力量和耐力分为静力性力量、耐力和动力性力量、耐力。静力性力量即等长肌力，动力性力量又分为恒定外负荷动力练习（传统上称为等张肌力）以及等速肌力。

1. 等长肌力检测

常用的等长肌力检测方法：采用各肌群抗阻试验检查（徒手肌力检查）或等长收缩时用测力计（如握力计、背力计、便携式肌力测试仪）进行定量检查。肌肉等长收缩时最大力量即该角度最大等长肌力，其长时间维持亚极限负荷能力即为肌肉耐力。肌肉抗阻试验也是肌肉、肌腱损伤时临床上常用的定性检查方法。等长肌肉耐力可在等速测试仪上设定角速度为0°/s，测定肌群以最大等长收缩起始至收缩力衰减50%的维持时间。

等长肌力检测的优点是方便、省时，缺点是检测结果易受关节角度的影响、检测方法难以标准化。

2. 等张肌力检测

等张肌力检测方法有卧推、蹬腿、屈臂和负重蹲起等，而肌力大小通常以能够1次

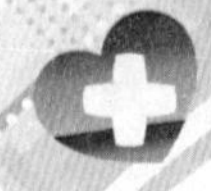

成功完成的最大重量，即1次重复重量（One Repetition Maximum，1 RM）来表示。等张肌耐力检测一般以一定百分比（通常为70%）的1 RM为负荷重量，然后让受试者以一定速度重复完成规定的练习，记录练习次数，用以表示等张肌肉耐力水平。也可以采用常用的俯卧撑、仰卧起坐和单杠引体向上等方式，了解不同部位肌群动力性肌耐力水平。

等张肌力检测同样有方便、省时的优点，缺点是仅反映关节运动过程中最弱的肌力。

3. **等速肌力检测**

等速运动又称可调节抗阻运动或恒定角速度运动，即在预定角速度的前提下，利用专门的仪器，根据关节活动范围中的肌力大小变化相应地调节所施加的阻力，使肌肉在整个关节活动范围内或处于各种不同角度时均能承受相应的最大阻力，产生相应的最大张力和力矩输出。与传统的等长肌力、等张肌力以及常见的力量素质现场评价相比，等速肌力检测克服了等长肌力评价存在的“关节角度效应”和肌肉力量现场测试存在的“运动技术水平”等影响肌力评价效度的因素。等速肌力检测的优点是能提供肌力、肌肉做功功率，肌肉爆发力和肌肉耐力等多种数据，还可分别测试向心收缩、离心收缩及等长收缩等数据，且较完整、精确、合理，并可同时完成一组拮抗肌的测试；肌力因疲劳而减弱时，阻力也随之下降，主动收缩停止时阻力随即消失，不至于过度负荷，也无反弹牵拉，故较安全。因此，等速肌力检测已成为目前体育科学、康复医学和临床医学等学科肌肉力量检测与评价的最佳方法。此外，等速肌力检测还有重复性好、自动化程度高等优点。

等速肌力检测的缺点是测试设备价格昂贵，耗时且需专业操作人员进行操作，不能进行手足等小关节的测定，肌力太弱时不能进行测定。

（四）关节活动度和柔韧性检测

1. **关节活动度检测**

关节活动度是指关节运动时所经过的最大运动弧度，分为主动和被动关节活动度。主动关节活动度是作用于关节的肌肉主动收缩使关节运动时所经过的最大运动弧度，被动关节活动度是由外力使关节运动时所经过的最大运动弧度。影响关节活动度的因素主要有：①关节面的解剖结构特点；②关节周围组织的体积大小；③关节囊和关节周围韧带的松紧度；④肌肉肌腱韧带等软组织挛缩。正常情况下被动关节活动度略大于主动关节活动度，但明显大则提示肌力弱。

关节活动度检测是运动损伤后功能障碍及康复训练的一个重要评定内容，主要采用量角器检测，不同关节有其自身的活动幅度范围。如肩前屈180°、后伸50°、内外旋各90°。临床上以关节活动度受限较多见，可见于局部制动、不运动、姿势异常、骨关节或软组织损伤。活动度超出正常范围可见于关节支持韧带过于松弛等，它既可是某些运动项目所需，也可是一种异常表现，会影响关节稳定性。

2. **柔韧性检测**

柔韧性是指人体单个关节或多个关节协同移动时所经过的最大运动弧度，它主要取决于关节囊、韧带、肌肉和肌腱的伸展能力。同关节活动度一样，柔韧性分主动活动和被动活动。影响柔韧性的因素除了影响关节活动度的因素外，还有跨过关节的关节囊、

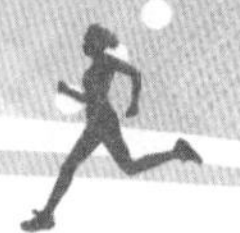

韧带、筋膜、肌腱、肌肉和皮肤的伸展性等因素。其中肌肉肌腱的伸展性对于提高局部柔韧性的影响最大。柔韧素质的提高对增强身体的适应能力，更好地发挥力量、速度、灵敏性等素质，提高技能和技术，以及防止运动创伤、延迟性肌肉酸痛有积极的作用。

目前常用的整体柔韧性检测方法主要有坐位体前屈、肩部柔韧性测试等。一般来说，女子柔韧性优于男子，年龄愈小，柔韧性愈好。不过柔韧性具有局部性的特点，不同部位的柔韧性不相同。

（五）神经肌肉功能评估

健身的中老年人以及竞技运动员，尤其是伤后功能康复训练者也宜检测神经肌肉功能。神经肌肉功能总体上可分为两类：一类为机体中枢整体平衡的控制，如机体的位移、起伏、旋转、加速及空间位置、全身肌肉的协调等，其功能主要由小脑、前庭分析器、视觉来调节；另一类为躯干和肢体局部的本体感觉平衡，主要由神经系统通过肌梭和腱梭、韧带、关节囊、皮肤感觉之间的协调作用，自动完成对局部关节、肌肉张力的调节来实现。无论是中枢的运动感受系统，还是外周（躯干和肢体）本体感觉均受神经中枢的控制。绝大多数运动项目的训练和比赛，既需要整体平衡的控制，又需要肢体的精确控制。常用的神经肌肉功能评估的方法有单足站立试验、核心稳定性试验、功能性动作评估等，可进行动作模式的定性或定量观测，尤其可配合表面肌电、三维动作捕捉分析系统进行检测。

【知识扩展】

1. 单足站立试验

测试身体处于相对静止状态下，控制身体重心的能力。平衡能力无论在日常生活中，还是在体育活动中，对于完成简单或复杂的动作都是不可缺少的重要机能能力。

2. 核心稳定性试验

核心稳定性（Core Stability）又可称为躯干稳定性，即维持脊柱和骨盆稳定性的能力。其稳定性取决于被动结构（骨关节构造、筋膜和韧带/关节囊）、主动结构（核心肌群）和神经控制。其中核心肌群既是稳定脊柱和骨盆的主动结构，也是传递上下肢力量的动力中枢。核心肌群包括内核心肌群和外核心肌群。腰部的内核心肌群则包括腹横肌、横突棘肌（如多裂肌）、腰方肌深部、盆底肌等深部肌群，这些肌群激活独立于运动方向，主要是局部维持脊柱腰段和骨盆稳定的作用。腰部的外核心肌群则包括腹直肌、腹外斜肌、腹内斜肌、竖脊肌、腰方肌（外侧部）、髂腰肌、臀肌等相对浅表肌群，这些肌群激活取决于运动方向，是重要的动力中枢，主要在不同方向上整体维持脊柱腰部和骨盆稳定时起作用。核心稳定性在完成四肢对称和非对称动作时起到非常重要的作用。常用的核心稳定性试验有俯卧平板支撑核心稳定性试验等。

3. 功能性动作评估

功能性动作评估是运用本体感觉神经肌肉促进技术、肌肉协同作用和动作学习原理，通过观察机体执行某一特定动作过程中的动作模式、动作完成的质量，用以判定运动链中存在的薄弱环节。功能性动作评估通过与健侧对比，对伤后重返训练前的功能康复练

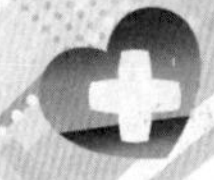

习以及预防再伤具有重要意义。功能性动作评估方法众多，其动作多为多关节、多维度、整体性的动作以及身体在加速、减速以及不稳定状态下的动作，以检测身体重心控制能力及动作模式。如肩上举/放下、髋外展/后伸、单腿蹲起/跳跃、三级跳、上下台阶、卷腹、俯卧撑、步态测试等。目前格雷·库克（Gray Cook）等（2001）制定了一套功能性动作筛查（FMS）系统，用以检测身体的动作控制稳定性、身体平衡能力、柔韧性以及本体感觉等能力。FMS 筛查方法简便易行，由深蹲、抬腿过杆、直线箭步蹲、躯干稳定俯卧撑、肩部灵活性、主动直腿抬高、躯干动态旋转稳定性 7 个测试动作及 3 个补充检查构成，既可定性又可定量。不过该筛查系统在信度和效度方面仍存在争议，但用于功能康复训练时初筛运动链中存在的薄弱环节目前仍不失是一较好的方法。

（六）运动专项能力评估

运动专项能力是特定运动项目所应具备的运动能力，通常有有氧耐力、无氧耐力、爆发力、速度、灵敏性等。运动员伤后重返赛场前必须有意识强化专项所需的这些能力，并进行评估，以快速提高竞技能力和重返赛场后减少再伤。不同专项所需专项能力不同，因而评估项目不同，且评估方法应尽可能接近运动专项性质。目前通用的专项能力测试主要有：无氧能力测试，如 Wingate 无氧功测试；爆发力测试，如纵跳试验；速度测试，如 10 ~ 40 m 短距离冲刺跑；灵敏性测试，如“T”形往返跑、“Z”字跑、“8”字跑等。

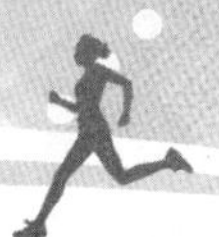

第二章　体育卫生和运动处方

体育运动的目的是增强体质和增进健康，但是如果运动不讲究科学，则不但达不到锻炼目的，反而会损害健康。根据运动评估结果合理制定运动处方及遵循体育卫生基本原则是获取最佳运动效益的重要保证。

第一节　运动对机体的影响

一、体育运动的益处

（一）增强体质，延缓衰老

1. 改善形态素质

长期的体育活动促使运动系统等各组织器官的结构或成分呈现良好的适应性变化。体育活动能促进儿童生长发育，有助于青少年儿童发展健康的体型，使青少年儿童瘦体重增加，骨密度和骨量增加。一般成年人肌肉占体重的35%～45%，而坚持锻炼的人可占45%～55%。中老年人经常参加体育活动则可延缓肌肉的萎缩和骨关节、软组织退行性变，维持健康体重，减少骨质丢失，等等。

2. 促进新陈代谢，增进生理机能

体育活动能促进机体的物质和能量代谢，如改善低密度脂蛋白结构及降低其浓度、改善血压、增加胰岛素敏感性，从而降低冠心病、糖尿病等现代生活方式疾病的危险因素，并增强心肺机能和神经内分泌免疫功能。此外，长期体育活动还能增强消化系统、泌尿系统的功能，提高胃肠消化、吸收营养物质和排泄代谢废物以及泌尿系统排泄代谢废物、调节水电解质平衡的能力，从而有利于机体的内环境平衡。

3. 提高身体素质和环境适应能力

经常体育锻炼可全面提高机体的体能，如心肺耐力、肌肉力量和耐力、灵活性、柔韧性、平衡能力等身体素质。经常参加体育锻炼的人到了老年，这些身体素质甚至还能维持较高水平，从而减少跌倒及骨折风险。此外，经常有意识地在一定环境条件下锻炼，只要不过于极端，即可特别地增强机体对该环境条件的适应能力，如长期冬泳可提高机体对寒冷的适应能力。

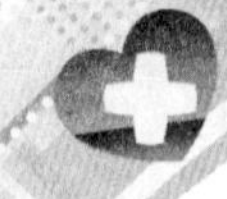

4. **增强心理健康和社会适应能力**

体育活动能缓解应激和紧张状态，调节个体抑郁、焦虑等情绪，克服孤僻、内向、怯懦、胆小、自卑等不良性格特征；提高人的自尊心和自信心，提升社会适应能力。

（二）防治疾病，提高生存质量

1. **体育活动能预防和控制生活方式疾病，促进疾病的康复**

体育活动可以防治一些疾病，如肥胖、心血管疾病、糖尿病、骨质疏松等。目前已有大量流行病学研究显示体育活动水平与这些疾病的发生呈负相关。除竞技运动员骨关节炎的发病率比普通人高2~3倍外，经常参加体育活动的人患上其他疾病尤其是心血管疾病等生活方式疾病的机率会显著降低。

2. **体育活动能减少癌症等疾病的发生**

积极参加体育活动能减少与肥胖相关的直肠癌、乳腺癌、前列腺癌、睾丸或卵巢癌的发生；经常参加体育活动的人各类癌症的发生率仅为2.3‰，而不运动者为7.9‰。此外，现在还有证据显示体育活动能减少胆结石、腰背痛、骨关节疾病的发生。

3. **减少心理疾病的发生**

目前有一些纵向研究证实不活动的人比活动的人更易患上抑郁症。

（三）延年益寿

体育活动不仅可提高体质，防治疾病，而且可以显著降低全因（所有原因）死亡率及全因住院率，从而延年益寿。科学研究资料表明健康长寿者多为体力劳动者，开始体质差的人当体质改善到中等体质水平时，死亡率可降低。

二、不运动的危害

“用进废退”是一条客观存在的规律。各组织器官系统的形态与机能总是与其所处的内外环境、日常活动水平相适应。长期运动可相应地提升组织器官的形态和机能的适应能力。不过，不同的组织及身体机能素质适应运动负荷的速度不同。如开始锻炼后肌纤维往往比肌腱适应快；柔韧性训练经数天即可适应性提高，力量素质需数周练习可适应性提高，速度素质需数月训练才可适应性提高，耐力素质则需数周乃至数月的专项耐力练习方可适应性提高。同样，长时间固定或卧床不动等则可引起机体各组织器官和系统形态变化及其机能下降。表现为运动系统出现关节软骨萎缩、骨脱钙、骨质疏松；肌纤维、肌腱、关节囊、韧带萎缩，如8周固定韧带强度丧失40%，柔韧性丧失30%。又表现为心血管和代谢系统出现心肺功能下降、有氧代谢能力降低、糖脂代谢障碍，长期可引发各种运动不足病，如冠心病、高血压、高脂血症、糖尿病等。还表现为神经内分泌免疫系统等出现植物神经功能失调、直立性不耐受、平衡能力下降、温度调节能力下降、免疫功能降低等。

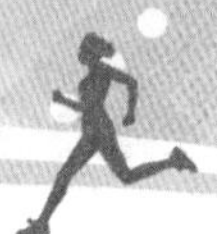

三、运动的副作用和禁忌证

一般认为体育锻炼并不会产生明显的副作用，但偶尔也可能有一些不良影响。主要表现为：一是骨骼肌肉损伤。一般来说低或中等强度的体育活动引发的损伤率是较低的，但跑步及竞技性质的运动引发的运动损伤率会增加。另外，不科学的运动如准备活动不充分，运动负荷增加过快，运动量过大等也可使损伤发生率增加。二是运动病症。运动可引发运动性胃肠功能紊乱、运动性过敏、运动性哮喘、运动性视网膜剥离症。运动量过大还可引发内分泌紊乱，使女子出现月经失调、闭经等症状。另外，运动也可引发中暑、肌肉痉挛、自发性气胸、呼吸道感染，严重者可导致急性心血管事件，如急性心肌梗死、心脏停搏、猝死。

运动的禁忌证包括：①各种疾病的急性阶段；②各种原因致使体温高于 38 ℃；③病情严重或病后处于未控制阶段，如高血压、糖尿病未控制；④可引发严重后果的心血管疾病，如未控制的心律失常、主动脉狭窄、夹层动脉瘤。

第二节　体育锻炼的基本原则

虽然运动目的不同，锻炼计划不同，但任何锻炼计划皆应既有效又安全，而要达到此目的，则必须遵循运动的基本规律，符合体育锻炼的基本原则。体育锻炼的基本原则包括下面几点。

一、运动效果的特异性原则

运动效果的特异性（SAID）原则认为承受负荷刺激（或应激）的组织、器官或生理系统会重塑其形态结构和功能以适应特定的功能需求。不同的锻炼方式取得的锻炼效益不完全一样，锻炼后机体组织器官的形态、生物力学特性和代谢适应具有指向性，通常只集中在得到锻炼的部位或运动时动用的系统机能。一般耐力运动可以增强有氧代谢能力，但并不增加肌肉力量和爆发力一类的无氧代谢能力（甚至有氧运动反可干扰无氧运动效应）；反之一样。即使同样是有氧锻炼项目或无氧锻炼项目，因其运动方式、运动速度等不同，效果也不完全一样。如同是有氧锻炼项目的慢跑和游泳皆可改善心肺耐力，但慢跑锻炼可改善下肢力量，增加下肢和脊椎骨密度，但对上肢力量、柔韧性改善不明显；而游泳则对提高下肢和脊椎骨密度影响较小，但对提高上肢柔韧性的效果则较好；且游泳也不会显著改善跑步时 $\dot{V}O_{2max}$ 及跑步能力；反之一样。又如同是等速力量训练，快速训练主要提高速度力量，慢速训练主要提高慢速力量，而静力性力量训练则有关节角度特异性等。该原则意味着制订锻炼计划必须选用恰当的训练方案，以满足特定的功能需求和运动目的。

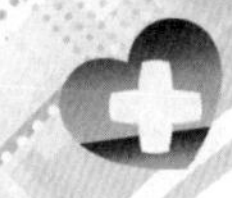

二、超负荷原则

超负荷是指运动负荷应超过日常习惯和适应的负荷水平，而不是超过个人所能承受的最大负荷。可耐受的超负荷刺激会引发应激，打破机体相应的细胞、组织、器官和系统自稳态，造成生理疲劳，随后超量恢复，然后经重复应激—恢复后可刺激机体在更高水平重建自稳态，最终承受相同负荷后应激反应降低，呈现适应性改变，从而达到锻炼效果。

超负荷一般通过增加运动强度、时间或频度而获得。超负荷原则意味锻炼项目宜选择适当的运动强度、时间或频度以便达到运动效果。一般开始较高的体质水平，需较高的运动强度才会产生良好效果；开始较低的体质水平，则较低的运动强度即会产生良好效果。比如以前从不参加锻炼者，只要每天每次 10 min 累积 40～60 min 的步行即可获得效果。

三、循序渐进原则

当适应给定的负荷后，要获得更高的效应则需在给定的负荷基础上继续增加负荷，以便形成新的超负荷。不过为确保安全，超负荷必须注意量力而行、循序渐进。若负荷增加过快或过大，超出自身的细胞、组织、器官和系统的承受能力，非但不能增强体质，反而可能损害身体。另外，循序渐进不仅指运动负荷应该逐步递增以获得更大效果，而且指每一次练习课的安排，要由准备活动逐步过渡到基本内容的练习，同时也指在运动技能学习过程中，要由简到繁，由易到难，逐步地理解和掌握某些动作技术，以逐步形成心理性和生理性适应。

四、运动效果的可逆性原则

运动效果的可逆性指身体对锻炼的适应性变化在停止锻炼后效果会逐步消退到运动前水平的现象。通常一次锻炼效应可维持 2～4 天，随即消退。力量锻炼适应后停练数周，肌肉力量和耐力即会降低，尤其是肌肉耐力下降幅度更大。不过停训后重返运动，运动效应又可恢复，如停训后肌肉肌腱萎缩，一般停训 1 周，恢复需 3 周。运动效果的可逆性原则意味运动锻炼要持之以恒，否则效果无法保持。

五、运动效果的个体差异和“封顶”原则

运动效果的个体差异是指同样的锻炼方案，不同个体对相同刺激反应敏感性不同，也即有人会较易获得效益，有人获得的效益可能不大。敏感性不同的原因与锻炼者的体质状况、锻炼基础、年龄、性别、易感基因等不同有关。个体差异原则意味锻炼时要根据个人特点，区别对待，并根据个人运动时的身体反应做出相应的调整，避免强求一律。

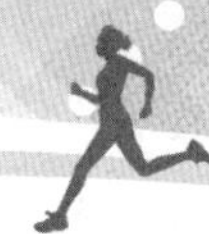

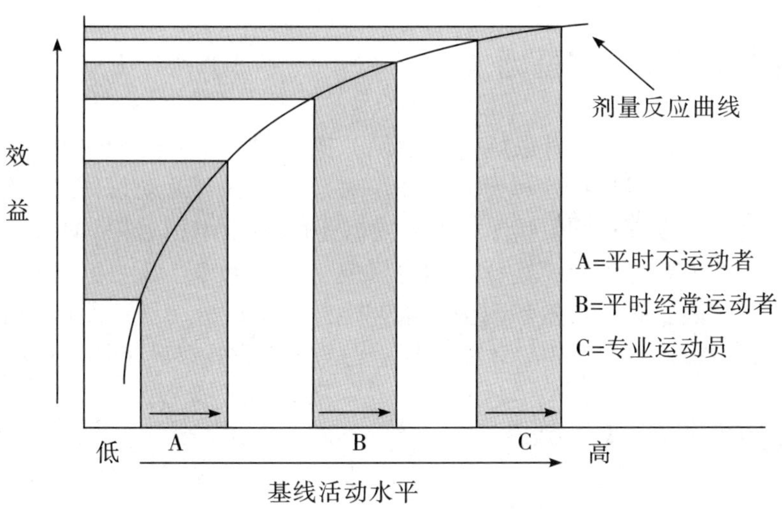

图 2－1　体育活动与健康效益剂量反应曲线

（引自 Pate R R 等，1995）

运动效果的"封顶"是指运动效应不会无限提高，而是到一定程度就难以提高（见图 2－1）。开始水平低的人锻炼，获得的效益大；反之水平越高，进一步提高就越困难。如世界顶级水平运动员要提高运动能力就十分困难，而且高水平运动员持续大负荷训练也可能引发应激衰竭并造成过度训练综合征。因而运动员常根据训练周期理论，按每年参加的重大赛程有计划地进行周期性波浪式负荷安排及赛前减量训练。减量训练是一些竞技项目在赛前一段时间采取的非线性递增性的缩减运动负荷（通常用于维持运动强度和频度）训练方式。它有助于增加肌肉爆发力，获取最佳运动成绩，降低过度训练危险性。显然高水平运动员的训练计划不同于普通健身锻炼计划。运动效果的"封顶"原则意味一般健身者不宜过分追求"更高、更快、更强"，高水平运动员则需进行周期性训练，否则运动风险显著增加，反而损害健康。

第三节　运动处方

运动处方是由医生、康复治疗师、社会体育指导员或体育工作者，根据患者、健身锻炼者或运动员的体质、健康状况以及心肺功能或运动器官的机能水平，结合年龄、性别、锻炼经历、生活环境等特点，以处方的形式定量规定锻炼方案以达到锻炼目的。运动处方的意义在于指导人们有计划、有目的地进行科学锻炼，以便获得安全有效的运动效果，避免因盲目锻炼带来的可能伤害。

一、运动处方制定的基础

运动处方制定必须基于体育锻炼基本原则，但它同医生开药物处方一样首先需明确诊断才能对症下药，也即制定运动处方首先需对锻炼者进行运动评估以了解运动前基本的个人信息及健康、发育和体质状况，然后依据评估结果明确锻炼目的。

通常锻炼目的主要有竞技、健身与预防保健、康复治疗，其中健身与预防保健一般是通过改善心肺功能、肌肉力量和耐力、柔韧性、身体成分、神经肌肉功能、骨健康等来达到目的。只有锻炼目的明确后才能选择恰当的运动方式以满足特定的功能需求。

二、运动处方的基本内容

运动处方的基本内容包括运动方式、运动强度、运动持续时间、运动频率和注意事项等。

1. 运动方式

运动处方应写明运动方式。健身保健运动种类多种多样，一般主要有以下几类：心肺耐力运动（如健步走、慢跑、骑自行车、登山、游泳）、肌肉力量和耐力练习（如抗阻练习）、柔韧性练习（如静力牵伸）、神经肌肉训练（如太极拳、本体感觉练习）。

2. 运动强度

运动强度是运动处方的关键要素。处方应写明靶强度或靶强度范围。所谓靶强度是指为了达到运动目的时有效且安全的运动强度。耐力运动时强度常用靶心率（THR）表示，即为了提高心肺机能时有效且安全的运动心率。

3. 运动持续时间

运动持续时间是决定运动量大小的另一个重要因素。一般运动强度与运动时间相互作用，运动强度较高时，运动时间可短一些。

4. 运动频度

运动频度指每周锻炼的次数。由于一次超负荷运动会引发疲劳、超量恢复、恢复至正常三个过程，如下一次运动能在上一次超量恢复阶段时进行无疑效果最好。运动频度主要取决于运动方式以及选定的运动强度与时间。

5. 注意事项

为了保证安全，根据锻炼者的具体情况提出锻炼时应注意的事项，如指出禁止参加的运动项目、锻炼时自我观测指标、异常时应停止运动的标准。

三、不同锻炼目的的运动处方

（一）心肺耐力运动处方

心肺耐力与人体健康关系密切。心肺耐力差者，发生心脑血管疾病和代谢性疾病等

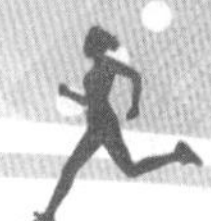

的危险性显著增加；相反，增强心肺耐力可降低这些疾病的危险因素，从而减低发病率。心肺耐力运动是普通健身保健的一项基本内容。心肺耐力运动，传统上称为有氧运动，通常是全身至少有一半以上的大肌群参与、亚极限运动强度、可持续较长时间的运动方式。根据其动作的节律性，心肺耐力运动可分为：周期性有氧运动项目，如步行、慢跑、游泳、骑车等；非周期性有氧运动项目，如球类等。根据运动时对骨关节的作用力，心肺耐力运动项目可分为三类：第一类为低冲力性项目，如步行、游泳、骑车等；第二类为高冲力性项目，如跑步、篮球、跳绳等，此类项目有双脚同时离地动作；第三类则为中等冲力项目，此类项目虽无双脚同时离地动作，但手的动作幅度很大，如网球、乒乓球等。根据运动时骨骼是否承受身体重量，心肺耐力运动可分为两类：第一类为负重运动，如步行、慢跑等；第二类为非负重运动，如游泳、骑车、划船等。

1. **运动强度**

运动强度可用绝对物理负荷表示，如运动功率（kg · m/min）、运动速度（m/min）、消耗能量（kcal/min）、绝对摄氧量（L/min）、代谢当量（Mets）等。绝对强度表示简单明了，但它忽视了个人的体力，同样的物理负荷，对不同的人，如对体力差的人可能是巨大刺激，超过了安全界限；对同一个人刚开始可能在靶强度范围，但体质增强后则可能低于靶强度有效界限；另外，有许多运动项目如球类、保健体操、跳舞等很难用绝对物理负荷强度表示。因此在运动处方中常用相对生理负荷，而不用绝对强度来表示运动强度。心肺耐力锻炼强度常用以下几种相对强度方法表示。

（1）摄氧量（$\dot{V}O_2$）。常以运动时动用的储备摄氧量（$\dot{V}O_2R$，即最大摄氧量减静息摄氧量）占$\dot{V}O_2R$的百分比或以运动时的$\dot{V}O_2$与$\dot{V}O_{2max}$的百分比来表示，这是比较准确的方法。通常健身保健耐力锻炼规定的靶强度为动用40%/50% ~85% $\dot{V}O_2R$。体质差的人在较低生理强度即可有效改善体质，而体质较好的人则需较高的生理强度才能进一步改善体质。一般体质好的年轻人应至少以动用50% $\dot{V}O_2R$作为靶强度低限，动用85% $\dot{V}O_2R$作为高限即安全界限；而从不锻炼的人或体质差的人初期可以动用40% $\dot{V}O_2R$作为靶强度低限，60% $\dot{V}O_2R$作为安全界限。优秀运动员则往往需动用90% ~100% $\dot{V}O_2R$的很大强度间歇训练以进一步提高有氧耐力。不过由于$\dot{V}O_2$的测定需复杂的设备和条件，在锻炼实施过程中监测不现实，故该指标一般只在科研时采用，在运动处方的实际操作中很少采用。

（2）心率（HR）。常以运动时动用的储备心率（HRR，即最大心率减静息心率）占HRR的百分比或以运动时的HR与最大心率（HR_{max}）的百分比来表示。由于% HR_{max}与% $\dot{V}O_{2max}$密切相关，因此只要监测HR便可大致估计出% $\dot{V}O_{2max}$。不过越低强度时同等% HR_{max}要明显低于同等% $\dot{V}O_{2max}$，而% HRR与% $\dot{V}O_2R$则几乎等同（见图2－2），因而利用心率储备来控制运动强度是耐力运动中较准确和较实用的方法。HR_{max}虽可通过极量运动负荷试验时的最高心率来精确测定，但由于测试本身存在的风险，实践中通常采用公式220－年龄（岁）或208－0.7×年龄（岁）推定近似值。不过该推定值有正负10%的误差，老年人误差则更大。

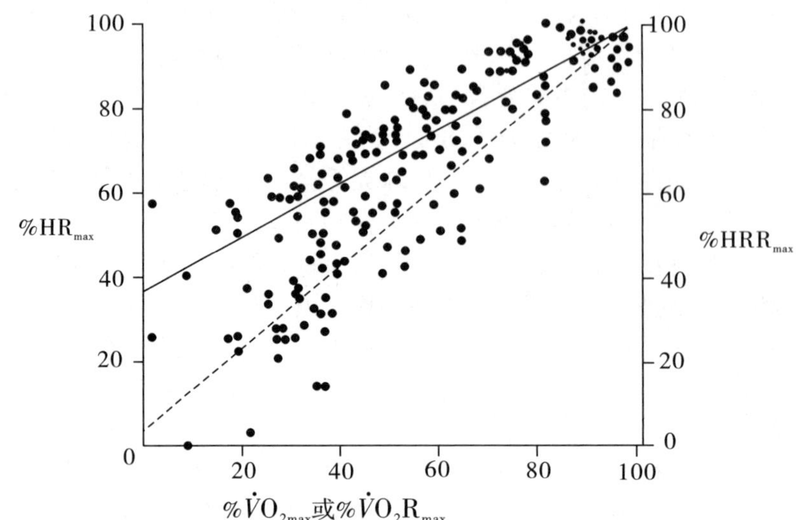

注：上实线为健康者%HR_{max}与%$\dot{V}O_{2max}$关系；
下虚线为健康者%HRR_{max}与%$\dot{V}O_2R_{max}$关系。

图 2－2　健康者心率与摄氧量间的关系

一般成年人健身保健耐力锻炼推荐的靶心率（THR）为 60%/70% ~90% HR_{max}或动用 40%/50% ~85% HRR。体质好的年轻人应以 70% HR_{max}或动用 50% HRR 作为靶心率低限，而不锻炼的人或体质差的人可以 60% HR_{max}或动用 40% HRR 作为靶心率低限。例如，一健康男性，30 岁，很少锻炼，安静心率 70 次/min，计算其运动初期靶强度范围。

采用 HR_{max}百分比法：拟动用 60% ~70% HR_{max}。

HR_{max} =220 -30 =190（次/min）

THR 下限：190 ×60% =114（次/min）

THR 上限：190 ×70% =133（次/min）

THR 范围：114 ~133 次/min

采用储备心率法：拟动用 40% ~50% HRR。其计算可用卡沃宁（Karvonen）公式，即（HR_{max} -安静心率）×动用储备心率百分比 +安静心率。

THR 下限：（190 -70）×40% +70 =118（次/min）

THR 上限：（190 -70）×50% +70 =130（次/min）

THR 范围：118 ~130 次/min

（3）代谢当量。表示活动时的代谢率对静息代谢率的倍数。代谢当量又称梅脱（Met）。1Met 大约相当于健康成年男性的安静代谢水平，即 1 Met 约相当于每千克体重每分钟 3.5 mL 耗氧量。最大代谢当量（$Mets_{max}$）是机体尽力活动时所能达到的最大 Mets 值，实际上相当于最大摄氧量相对应的 Mets 值，% $Mets_{max}$与最大摄氧量百分比完全等同。虽然 Mets 值与摄氧量一样测定困难，但由于许多运动项目或活动方式的能量消耗都有一定范围（见表 2 -1），按照规定的能量消耗来选择运动项目较方便，反过来也就是说可用已知能量消耗的活动方式来掌握运动强度，这对健康人健身锻炼较为有用。对于步行、

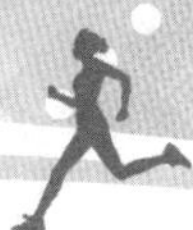

跑步、骑功率车等匀速周期性运动，可根据速度推算代谢当量。如平地步行速度在 50～100 m/min 之间时，能耗（Mets）≈［速度（m/min）×0.1＋3.5］÷3.5；平地跑步时，能耗（Mets）≈［速度（m/min）×0.2＋3.5］÷3.5；骑功率自行车时，能耗（Mets）≈［功率（W）×11÷体重（kg）＋7］÷3.5。通常机体消耗 1 L O_2产生约 5 kcal 热能，因而 1 Met≈每千克体重 1.05 kcal/h，这样用梅脱值表示运动强度就很容易计算出人体支出的能量。

表 2－1　不同运动方式能耗表

活动内容		Mets	活动内容		Mets
步行	67 m/min	2.8	游泳	10 m/min	3.0
	92 m/min	3.6		20 m/min	4.2
	117 m/min	6		50 m/min	10.2
跑步	8 km/h	8.7	自行车	9 km/h	3.5
	9.6 km/h	10.2		16 km/h	6.5
	12 km/h	12.5		21 km/h	9.4
健美操		6～9	登山		5～10
广播体操		3～4	羽毛球/网球		4～9
交际舞		3～7	足球		5～12
划船		3～8	乒乓球		3～6
高尔夫		2～3	太极拳		3～5
上楼梯		4～8	瑜伽		2.5～4
跳绳		8～12	少林拳		7～11

例如，某人步行的活动强度是 5 Mets，每周运动 6 天，每天共活动 1 h，那么其每周活动消耗的能量计算方式为：5×6×1.05＝31.5（kcal/kg）。如再乘以其体重，其每周活动支出的能量就可估算出来。这对减肥运动处方强调总能量支出时无疑具有较大的好处。

（4）自觉劳力分级（RPE）。1970 年由瑞典生理学家柏格（Borg）首先提出，并制定了 RPE 分级标准（见表 2－2），结合谈话测试及出汗情况可有效评价运动强度。此方法对心率有异常的人（如心率过快、过慢或心律不规则的人）、服药影响心率的人以及老年人和进行非周期性的有氧运动等特别适用。在健身过程中最好是把心率和自我感觉法结合起来应用。一般来说，健身保健推荐 RPE 在 12～17 之间，且中等强度有氧运动时 RPE 是一个很好的补充指标。

心肺耐力锻炼时，一般大强度对提高 $\dot{V}O_{2max}$ 效果更好，但伤害风险增大，因此普通人健身保健锻炼建议采用中等或较大强度，具体见表 2－3。

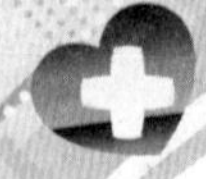

表2－2　RPE分级与心率关系

RPE指数	自觉分级	其他指标	对应心率强度
6 7 8	非常非常轻松		
9 10	很轻松	无气喘无出汗，可边运动边轻松交谈	<40% HRR （<60% HR_{max}）
11 12	较轻松	略气喘无出汗，可边运动边自然交谈	50% HRR （70% HR_{max}）
13 14	稍费力	气喘，微汗，运动时对话基本不受限	60% HRR （76% HR_{max}）
15 16	费力	气喘，出汗，运动时对话略受限	70% HRR （80% HR_{max}）
17 18	很费力	气喘，多汗，运动时对话困难	80% HRR （90% HR_{max}）
19 20	非常非常费力		>90% HRR （>94% HR_{max}）

表2－3　%HRR、% HR_{max}、RPE与Mets各指标对应关系

强度	相对强度		RPE	绝对强度		
	% $\dot{V}O_2R$ % HRR	% HR_{max}	6～20级	最大能力 20 Mets	最大能力 10 Mets	最大能力 6 Mets
低	≤39	≤64	≤11	≤8.4	≤4.5	≤3.0
中	40～59	65～76	12～13	8.5～12.2	4.6～6.3	3.1～4.0
较大	60～89	77～95	14～17	12.3～17.9	6.4～8.9	4.1～5.4
很大	≥90	≥96	≥18	≥18.0	≥9.0	≥5.5

2. 运动持续时间

运动时间与运动强度呈反比，一般要求总能耗达200～400 kcal。中等强度每次运动30～60 min，较大强度每次运动20～30 min。对于低水平者，也可每次持续10 min以上，每天累积30～60 min。

3. 运动频率

耐力运动每周总量宜≥10～15 Met－h（梅脱－小时），分散在3～6天。一般中等强度每周5～6天，较大强度每周≥3天，或中等强度和较大强度相结合，每周3～5天。

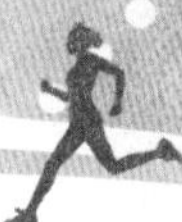

4. **运动手段和方式**

通常选用周期性有氧运动，但具体项目可根据身体条件和运动目的进一步筛选，如有下肢关节问题则宜选用低冲力有氧运动项目；预防骨质疏松者则应选用负重运动。周期性耐力运动方式一般有持续训练法、法特莱克练习法、间歇训练法等。健身保健最好采用持续训练法（维持靶强度 10 min 以上）。

5. **注意事项**

锻炼者存在心血管风险时宜进行运动医学检查（参见第一章第一节）。每次锻炼顺序都应首先是准备活动，然后是基本练习部分，最后是整理活动。运动时穿合适的运动服装。运动中宜保持良好的饮食生活习惯，出现运动副作用时应及时调整负荷。

（二）肌肉力量和耐力运动处方

肌肉力量和耐力是人体活动的基础。增强肌肉力量和耐力不仅能改善肌力，增加瘦体重，降低体脂，而且也能改善糖脂代谢，增加基础代谢率和增加骨密度，等等。肌肉力量和耐力练习也是普通健身保健和肌肉骨骼康复的一项基本内容。肌肉力量和耐力练习一般采用抗阻练习方法。抗阻练习按克服的阻力分为克服自身阻力练习，如俯卧撑、引体向上，以及器械抗阻练习，如卧推、负重深蹲；按肌肉收缩方式可分为向心收缩运动、离心收缩运动和等长收缩运动，其中前两者又称动力运动。

1. **运动强度**

肌肉力量和耐力练习的负荷强度通常以最大负荷重量的百分比或最大重复次数（RM）表示。RM 即指肌肉疲劳前可连续重复练习几次的最大重量。1 RM 即为只能完成 1 次练习的最大重量。通常 <50% 1 RM 为低强度，50% ~69% 1 RM 为中等强度，70% ~84% 1 RM 为较大强度，≥85% 1 RM 为很大强度。对于未有力量锻炼的健康成年人，一般 60% 1 RM 的负荷相当于 15 RM 的负荷，70% 1 RM 的负荷相当于 11 ~12 RM 的负荷，80% 1 RM 的负荷相当于7 ~8 RM 的负荷，90% 1 RM 相当于 3 ~4 RM 的负荷。

向心收缩运动、离心收缩运动和等长收缩运动时肌肉力量和耐力练习的负荷见表 2 -4 。对于改善肌力，从未锻炼的个体开始可用 40% ~50% 1 RM 即有效。

表 2 -4　不同目的肌肉力量和耐力运动处方

目的	水平	频度	强度	时间
增加肌肉力量	新手	2 ~3 天/周	60% ~70% 1RM	每组 8 ~12 次，1 ~3 组，组间休息 2 ~3 min，动作速度慢或中
	中等水平	3 ~4 天/周*	70% ~80% 1 RM	每组 6 ~12 次，1 ~3 组，组间休息 2 ~3 min，如单关节肌则 1 ~2 min，动作速度中
	高水平	4 ~6 天/周*	80% ~100% 1 RM	每组 1 ~6 次，2 ~4 组，组间休息 3 ~5 min，如单关节肌则 2 ~3 min，动作速度中或快

续上表

目的	水平	频度	强度	时间
增大肌肉体积	新手	2～3 天/周	70%～85% 1RM	每组 8～12 次，1～3 组，组间休息 1～2 min，动作速度慢或中
	中等水平	3～4 天/周*	70%～85% 1 RM	每组 8～12 次，1～3 组，组间休息 1～2 min，动作速度慢或中
	高水平	4～6 天/周*	70%～100% 1 RM	每组 1～12 次，3～6 组，其中以 6～12 RM 为主，组间休息 2～3 min，动作速度依强度
提高肌肉耐力	新手	2～3 天/周	40%～60% 1RM	每组 10～15 次，1～2 组，组间休息 30～60 s，动作速度偏慢
	中等水平	3～4 天/周*	40%～60% 1 RM	每组 10～15 次，1～2 组，组间休息 30～60 s，动作速度偏慢
	高水平	4～6 天/周*	30%～70% 1 RM	每组 10～25 次，2～4 组。如为 15～25 次，组间休息 1～2 min，动作速度中或快

注：新手指未有力量锻炼经历者；中等水平指约有半年的力量锻炼；高水平指有数年以上力量锻炼者。* 每周 4 天以上时，将练习的肌肉群分成两组不同日完成，如上半身肌肉群 2～3 天/周，下半身肌肉群 2～3 天/周。

2. 运动时间

力量训练的时间由每个动作重复的组数、每组的次数以及组间休息时间决定（见表 2－4）。对于等长运动时，一般可等长收缩 5～10 s，休息 5～10 s 为一次，然后重复相应次数为一组。

3. 运动频度

同一肌群练习的时间应间隔 48 h，通常每周 2～3 天。但也可将练习肌群分成两组不同日完成，一组每周 2～3 天，每周共 4～6 天。

4. 运动手段和方式

健身训练手段主要有恒定外负荷动力练习（即传统上的等张运动）、等速练习、等长练习。等张运动和等速运动既可做向心收缩运动，也可做离心收缩运动。健身训练时一般选取 8～10 个动作（如负重深蹲、卧推、拱桥练习、弓箭步、平板支撑、侧身弓箭步、引体向上、双杠手臂支撑屈伸）训练全身大肌群（如胸部、肩部、上背部、腰部、腹部、臀部、下肢）。对于提高肌肉耐力，多先采用较大强度小运动量，然后逐渐减小强度增加运动量，这样效果较好；对于提高肌力，既可采用传统方式即开始采用低强度大运动量，然后随水平提高，逐渐增加强度而减少运动量，也可采用大、中、小强度随机编排方式训练。

5. 注意事项

同心肺耐力练习一样，每次锻炼都应包括准备活动、基本练习、整理活动三部分。

抗阻练习时一般要先大肌群后小肌群，先多关节肌后单关节肌，先高强度后低强度。力量训练有速度特异性，根据动作速度可分为慢速、中速或快速。等张运动时，向心收缩≥3 s，离心收缩≥3 s 为慢速；向心收缩 1～2 s，离心收缩 1～2 s 为中速；向心收缩 <1 s，离心收缩 <1 s 为快速。等速运动时，一般≤60°/s 为慢速，≥180°/s 为快速，两者之间为中速。对于等张运动，推荐动作速度见表 2－4；对于等速运动，如目的是增加肌力则中速较好，如目的是肥大肌肉则快速的离心动作较好，如目的是提高肌肉耐力则快速动作较好。另外，抗阻练习时姿势要正确，肌肉一端要稳定；应掌握正确的呼吸方法，向心收缩时呼气，离心收缩时吸气，避免憋气；避免引发疼痛；注意心血管反应；关节不稳、剧痛、急性炎症、严重心肺疾病时应避免力量训练。

（三）柔韧性运动处方

维持正常的关节柔韧性是健康的基础。人体关节柔韧性下降，可导致关节功能受限或障碍，如脊柱柔韧性下降可引起弯腰困难，肩周炎可导致上肢外展障碍。柔韧性练习可以提高关节活动范围和身体功能，尤其是对抗年龄增长所导致的关节活动范围降低有良好作用。柔韧性运动方式主要有静力牵伸、本体感觉神经肌肉促进技术（PNF）牵伸和动力性牵伸、冲击性（Ballistic）牵伸。静力牵伸是慢速将软组织被动或主动拉伸至能承受的最大位置，然后维持并持续牵伸一段时间。PNF 牵伸是利用本体感觉神经易化技术通过肌肉主动收缩与放松相结合，使相关肌肉激活或抑制，从而使肌肉能得到进一步牵伸的一种技能。PNF 牵伸方法较多，常用有三种：一是保持—放松法，二是保持—放松法结合主动收缩法，三是收缩—放松法，其中前两种健身人群最常用。动力性牵伸是一种主动关节活动度练习，如广播体操、站立弯腰双手交替触对侧脚趾、弓箭步行走或箭步蹲行走。冲击性牵伸是利用快速的弹震性动作产生的冲量（惯性）在关节活动度终端进一步拉伸软组织结构，它是一种快速的较大强度的牵伸方法，易引发损伤，不适用普通人群。动力性牵伸与冲击性牵伸动作有相似性，但动力性牵伸是一种速度相对较慢、有控制的主动活动，关节活动度终点无冲击力；也不同于静力牵伸，动力性牵伸每个动作的牵伸力作用时间短（多小于 5～10 s），拉伸终点也不保持。

1. 运动强度

柔韧性练习强度以感觉到牵伸结构紧绷或轻微不适为宜，但避免出现疼痛。PNF 等长抗阻收缩时用需牵伸肌群的 20%～70% 最大肌力即可。

2. 运动时间

静力牵伸维持 10～30 s，重复 2～6 次，两次之间休息 5～10 s，牵伸总时间 60 s（不含休息时间）。冲击性牵伸和动力性牵伸最佳重复次数尚不明确，但一般可重复 10～20 次。PNF 牵伸法：一是保持—放松法。将需牵伸的目标肌群被动拉伸至能耐受的最大角度，维持 10 s，然后在此位置做目标肌群的等长抗阻收缩，保持 5～10 s，随即自主放松 3～10 s，最后再将目标肌群被动拉伸至一新的更大角度，维持 10～30 s；重复 2～4 次，两次之间休息 10～30 s。二是保持—放松法结合主动收缩法。将需牵伸的目标肌群被动置于受限的最大角度，维持 10 s，然后做目标肌群的等长抗阻收缩，保持 5～10 s，随即自主放松 3～10 s，最后做对侧肌（与目标肌群相拮抗）的向心收缩，将目标肌群牵至最大角度，并维持5 s；重复2～4次，两次之间休息10～30 s。三是收缩—放松法。将需牵伸的目标肌群被动置于受限的最大角度，维持10 s，然后目标肌群进行等张抗阻收缩（用20%～70%最大肌力）3～5 s，随即自主放松3～10 s，最后再将目标肌群被动拉伸至一新的更大角度，维持10～30 s；重复2～4次，两次之间休息10～30 s。

3. 运动频度

每周至少2～3天。

4. 运动方式

多选用既安全又效果好的静力牵伸或PNF牵伸法对大肌群肌腱（如颈部、肩部、胸、上背部、腰部、髋部、臀部和下肢）进行10 min左右的拉伸以进一步提高柔韧性。

5. 注意事项

柔韧性练习宜在中低强度有氧准备活动后或在整理活动时体温轻度升高的状态下进行。在准备活动时，一般选用大幅度动力牵伸法，运动员也可采用冲击性牵伸法。运动后整理活动时则多选用静力牵伸或PNF牵伸法。静力拉伸可能会对肌肉的力量和爆发力产生不利的影响，当肌肉力量、爆发力在运动中起重要作用时，静力拉伸不宜放在准备活动时而应在运动后进行。另外，牵伸时姿势要正确，牵伸组织的一端要固定。

（四）神经肌肉功能练习运动处方

神经肌肉功能练习包含了平衡、协调性、步态、灵敏性和本体感觉等多种运动技能，对防止摔倒有重要作用，是老年人健身的内容之一。神经肌肉功能练习方式主要有各种平衡练习、太极、瑜伽、八段锦等。目前对该类运动的强度并无规定，运动时间每次≥20～30 min，每周总运动时间宜≥60 min，即每周至少2～3天。

四、健身保健运动处方及实施

（一）成年人健身保健运动处方

通常应包括心肺耐力练习、肌肉力量和耐力练习以及柔韧性练习几部分，对于老年人则还应包括神经肌肉功能练习。目前对所有18～65岁的健康成年人，建议运动处方为：

第一，每周至少5天，每天30 min中等强度的有氧耐力活动，或每周3次，每次20 min较大强度的有氧耐力活动。

第二，建议结合中等强度和大强度的运动。

第三，30 min中等强度有氧活动可分次进行，但每次至少持续10 min或更长时间。

第四，每周至少2天进行维持或增加肌肉力量和耐力的运动。

第五，每周至少2～3天对人体重要活动关节进行至少4次共10 min的拉伸。

（二）处方实施

一般每次练习应包含准备活动、正式活动和整理活动三部分。准备活动开始应为大

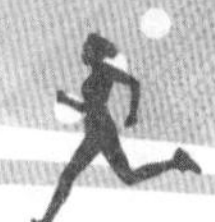

肌群参与的中低强度有氧活动，如快走、慢跑；然后是动力性肌肉牵伸及力量练习；最后是专项练习。柔韧性练习通常放在整理活动中进行。心肺耐力练习与肌肉力量练习最好不同日或不同时段进行，如同一时段完成则可按准备活动、抗阻练习/心肺耐力练习（可交替进行）、整理活动顺序进行。成年人健身保健运动处方通常可分为初期、进展期和维持期三个阶段。

1. 初期

对于刚开始步入健身运动者，适应期是必要的。如果一开始就用规定的运动量进行健身，则很容易产生肌肉酸痛，甚至引发运动损伤，从而使锻炼者失去信心而退出，因此初期选择的运动强度、运动时间、运动频度应相对较低。如以前未锻炼者开始心肺耐力运动，可动用40% ~50% HRR 强度，每次 10 ~ 20 min，每周 3 ~ 4 天。整个初期时间一般持续 4 ~ 6 周。初期具体适应时间的长短则取决于个人初始的体质健康水平，初始水平较差，则适应期长一些。

2. 进展期

运动处方实施时进展速率取决于个体的健康状况、运动耐受力和运动目标。此期一般持续 4 ~ 8 个月。在这一阶段，每次锻炼的负荷适应后即应渐进递增负荷，直到适应后达到拟定的合理目标。心肺耐力锻炼时，当目前负荷锻炼后连续 3 次皆低于靶强度时即可增加强度，如增加运动量则每周总运动量不宜超过前面适应负荷的30%。抗阻锻炼时，当目前负荷锻炼后每组能多做 2 次且连续 2 次即可增加负荷。

3. 维持期

达到预期目标时则无必要再增加运动负荷，只需维持已有锻炼效果，即进入维持期。健身者预期目标宜适可而止，切勿盲目追求“更高、更快、更强”，以免骨关节等疾患伤害风险显著增加。维持期最好是选择自己感兴趣并能融入生活的运动项目，以便维持终生。对于有氧健身运动频度可减至每周 2 ~ 3 天，对于肌肉力量和耐力运动每周 1 ~ 2 天，其他不变。

另外，运动处方实施过程中可能会出现运动副作用，应注意加强医务监督（见第三章）以便及时调整处方，获取最佳效益，防止意外伤害。

第四节　特殊人群体育卫生

上一节中，运动处方主要针对“正常”成年人。实际上许多正常情况下，儿童、老年人、月经期女性等往往还有自身的生理特点，机体对运动的反应不同于普通成年人。尽管体育锻炼原则适用所有人，但不顾这些人群的生理特点开出运动处方很可能会引发伤害。本节主要针对儿童少年、老年人、经期女性简介他们的体育卫生要求。

一、儿童少年体育卫生

儿童少年生长发育不是单纯量的增大，而是量变与质变结合的复杂过程。如何根据儿童少年的身体发育特点，合理组织体育教学与训练，这对促进儿童少年的健康成长具有深远的意义。

（一）儿童少年生长发育规律

儿童少年生长发育始终处于动态的变化过程中。各年龄段生长发育有一定特点，不同年龄段生长速度不同，既有连续性，也有阶段性。以体格（身高/体重）为例，出生后有两个突增期：第一个突增期在1岁以前，第二个突增期在青春发育期早期（见图1－7）。人体各系统的发育也是快慢、先后不一。神经系统发育较早，5～6岁时神经系统发育程度（见图2－3）已接近成年人水平；生殖系统发育较晚，10岁以前几乎不发育；淋巴系统的发育则是先快后慢，于青春期前达到高峰，以后逐渐下降。心血管系统、肌肉发育基本与体格生长相平行。儿童生长总是按一定规律发展，出生后在身体各部位的增长方面，下肢最大，其次为上肢、躯干，头最小；而动作发育方面则相反，头最早，然后发展到躯干、下肢，即呈现“头尾发育规律”。现代儿童与过去儿童相比，特点是生长速度较快，发育成熟提前，生长期较长，但也存在相当大的个体差异。体育活动必须根据儿童少年身体发育的特点进行合理安排。否则，不顾及发育特点，拔苗助长，反会损害儿童少年身心健康。

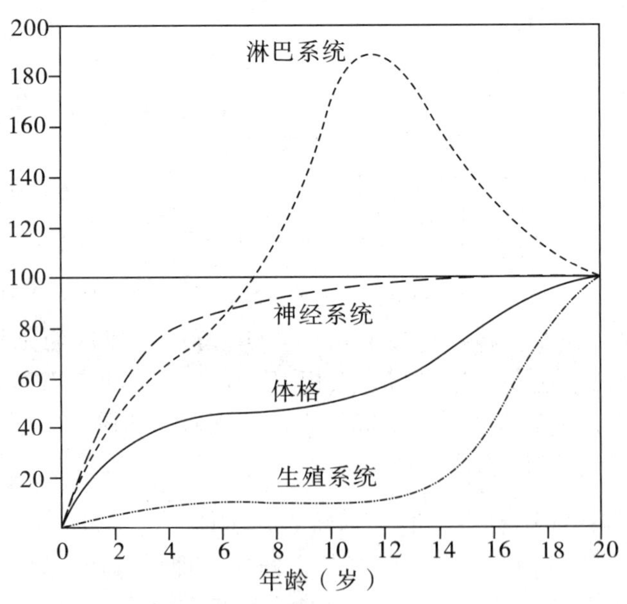

图2－3 身体各部分发育与年龄关系（以20岁时为基准线100）

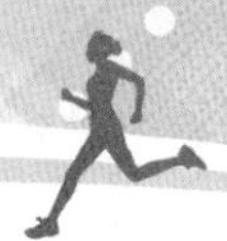

（二）儿童少年解剖生理特点及体育卫生要求

1. 神经系统

儿童少年期的大脑在机能上以神经兴奋过程占优势并易扩散，表现为活泼好动，注意力不集中，动作准确性差，条件反射不易巩固建立。因此，儿童少年的体育训练应多采用直观方式，多做示范和以生动、活泼、有趣的游戏为主，要求多样化。每种活动持续的时间不宜太长，否则容易引起神经系统疲劳。

2. 运动系统

儿童少年长骨两端未完全骨化，存在薄弱的骨骺结构，其负载能力明显低于周围的肌肉、肌腱和韧带，且儿童少年关节活动范围大、牢固性差，关节扭挫伤时易伤及骨骺，有时肌肉猛烈牵拉可致牵拉骨骺撕脱而造成撕脱性骨折；儿童少年骨骼含有机物多，无机盐少，长时间负荷后骨骼不易折断却易弯曲变形；相对成年人，儿童少年肌肉质量占体重百分比小，肌纤维细弱，含水分多，收缩力差，易疲劳，但代谢活跃，恢复快；儿童少年尤其在青春突增期，肌肉、筋膜、韧带发展多落后于骨骼增长，尤其是深层小肌群及下肢伸肌，偶可引发生长痛；儿童少年各骨完成骨化的时间先后不一，其中脊椎骨及盆骨完成骨化的时间较迟，不正确的姿势或过多跳跃练习易影响脊椎姿势和骨盆的正常发育。针对这些特点，儿童少年体育运动要注意培养正确的站、走、跑和跳的姿势，防止长时间的站立和负重，以防不正确的动作或负荷给身体发育、姿势造成不良影响。一般6～7岁前禁止正式的抗阻训练，之后儿童进行抗阻练习也宜在监督下进行，强调低负荷动力练习方式，且应避免高强度练习、静力练习。

3. 心血管和呼吸系统

儿童少年心血管发育尚不完善。相对成年人，安静心率、亚极限心率、极限心率较高，心率储备较低；每搏输出量较低，运动时主要靠增加心率来提高心输出量；儿童少年肺容量较低、呼吸肌较弱，运动时主要依靠增加呼吸频率来增加通气量。儿童少年的$\dot{V}O_{2max}$较低，6岁时多数只有成年人的三分之一。另外，6～7岁前儿童血管发育快于心脏，血压较低；随年龄的增长升高，到青春期心脏发育迅速并超过血管发育，外周血管阻力相对增加，加上血管神经体液调节不稳，有的可出现“青春性高血压”。其特点为单纯收缩压升高，一般不超150 mmHg，舒张压正常，多无症状，不影响一般的体育活动，青春期过后恢复正常。如果有头晕等不良自觉症状，则应避免激烈运动，并定期观察。儿童少年运动时血压变化趋势与成人相似，但同一运动，儿童少年收缩压上升幅度小于成年人，舒张压下降幅度则大于成年人，出现舒张压降至“0”的现象也较成年人多，这反映儿童少年心脏机能及血管神经体液调节不完善。另外儿童少年糖无氧酵解能力和运动单位募集能力较低，因而无氧能力也较低。根据上述特点，儿童少年体育运动应以发展有氧能力为主，但运动强度要适当，时间不宜长。另外，不宜进行用力过大的憋气或长时间静止用力的活动。

（三）儿童少年身体素质发育

儿童少年时期是发展身体素质基础能力的关键阶段，但必须注意到他们的变化特点。

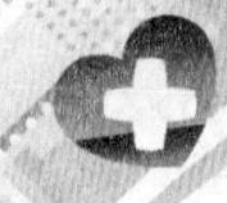

通常男孩的运动能力在7~9岁和12~16岁两个阶段改善较快，而女孩的运动能力在6~8岁和11~14岁两个阶段改善较快。

1. 耐力素质

青春期前儿童耐力素质（最大摄氧量绝对值）总的趋势是随年龄增长呈线性提高。男孩进入青春期后继续呈线性增加，其中12~15岁增速较快，20岁达到高峰，以后随年龄增长而下降；女孩在青春期11~13岁增速较快，13岁后最大摄氧量略下降，16~17岁又回升并继续缓慢增加，20岁达到高峰。不过每分钟每千克体重的最大摄氧量从儿童至青春后期基本不变。一般认为，青春期前运动不会显著增加最大摄氧量（不过一些研究认为最大摄氧量可能并不是青春期前儿童有氧耐力的最佳指标，无氧阈可能能更好地反映儿童心血管耐力），但在青春期运动可以显著增加最大摄氧量，青春期后对运动反应则与成年人运动效应基本相似。

2. 力量素质

青春期发育前，男孩和女孩力量皆随年龄增长而增加，且增速相似。进入青春期后，男孩力量增速明显增加（突增期），青春期结束后肌力继续增加，但增速缓慢，20~30岁达到高峰，以后趋于稳定；进入青春期后，女孩力量并无突增现象，肌力在13~16岁左右即基本达到成年人水平。通常青春期前男孩和女孩进行力量训练是安全的，皆可提高肌肉力量，但通常不伴肌肉肥大；青春期后力量训练则可使肌肉肥大，但效果呈现性别差异，尤其是上半身肌力，男孩增加的绝对幅度更大。

3. 柔韧素质

一般男孩10岁、女孩12岁后主动活动柔韧性开始下降，并随年龄增长逐渐下降。任何年龄柔韧性练习皆有助于增加关节活动度。

4. 速度素质

男孩在16~17岁以前，女孩在11~12岁以前，速度随年龄增长呈线性提高，女孩在12岁后略增并趋于稳定。青春期前及青春期后进行速度练习有助于提高速度素质。

5. 灵敏素质

灵敏素质随着年龄的增长而逐渐地增长，10岁以后开始提高，青春期尤为明显，15~16岁后逐渐缓慢并趋于稳定。青春期前及青少年进行灵敏性练习皆有助于提高灵敏素质。

（四）儿童少年体育锻炼运动处方

通常儿童少年即中小学生每天至少要有1 h的活动量。小学生（青春期以前）应以各类游戏活动为主。中学生则应包含有心肺耐力锻炼和力量练习。心肺耐力锻炼：中等或较大强度运动，其中每周至少有3天是较大强度（60%~70% $\dot{V}O_2R$）的有氧运动，如跑步、跳绳、游泳、骑车等，每次10~20 min。力量练习：每周2天力量锻炼，主要为以多关节肌为主的神经肌肉力量练习，如俯卧撑、引体向上、仰卧起坐或用器械锻炼，强度50%~70% 1RM，每组8~15次，每天1~2组，组间休息至少3 min。另外，有氧锻炼方式中，每周至少3天包含了强骨的负重耐力运动，如跑步、跳绳。儿童少年尤其是青春突增期进行力量练习时应适当增加小肌群练习及肌肉牵伸练习。由于青少年正处

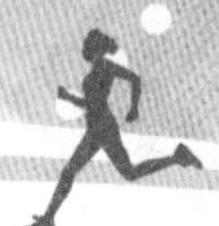

于生长发育阶段，宜避免过多单侧身体运动，以防发育不均衡。如长期仅仅打羽毛球可致握拍侧肌肉、骨头增大，肩下垂等。此外，由于儿童少年体温调节能力相对较弱，因而宜避免在过冷或过热环境中进行锻炼。

（五）儿童少年早期专项训练的医学问题

所谓早期专项训练就是把专项训练的开始年龄合理提前，使其较好地取得优秀成绩。当今儿童少年的发育成熟期提前，运动训练手段日趋科学化。实践证明，如果能按照儿童少年的身体发育和解剖生理特点进行科学训练，不仅有利于提高运动能力，而且有利于身体生长发育。

从医学角度分析，儿童少年早期专项训练的目的不在于要求在儿童少年时期出现优良的成绩，而着重在于身体素质的全面训练和某些专项素质的训练，一般需要 2 ~ 3 年来提高各系统的机能，为专项训练打下扎实的基础，以期望到一定年龄时创造优良成绩。如果过早进行专项训练，过早要求出好成绩，过多地参加比赛，会严重影响儿童少年的生长发育和健康成长。从创造高水平运动成绩方面分析，过早地进行专项训练没有显示出实际的优越性，且往往出现“早衰”现象。

1. 早衰

早衰是儿童少年在早期专项训练中由于片面追求单项训练，强调早出成绩，忽略身体发育特点，训练方式错误，训练强度过大，比赛过多，以致身体不能适应而产生各种伤病，使运动寿命缩短，过早地终止运动训练的现象。早衰的主要原因是未根据儿童少年的解剖生理特点和动作技能发育特点安排训练。如只注重力量和速度训练，而忽视身体的一般耐力训练和内脏器官的功能训练，其结果是严重影响儿童少年各系统器官的正常发育。早衰的另一个原因是选材不当，如只看形态而忽略机能和素质，只顾专项成绩而忽视对身体素质的全面考察。

2. 伤病问题

由于儿童少年时期骨骼尚未完全骨化，因此，在早期专项训练中易引起骨骺损伤，如骨骺骨折、骺板分离、骨软骨炎、骺板过早闭合等。此外，早期专项训练中运动性贫血、血压偏高、早搏等也较常见。

3. 开始早期专项训练的年龄问题

开始运动专项训练的年龄指的是专项系统化训练的年龄，包括体能训练与专项技战术全面训练。如果开始年龄太迟，会错过运动素质训练的敏感期，但如果开始年龄太早，儿童少年的身体生长发育则尚未达到可承受系统化训练要求的程度。一般来说，可开始进行以速度和灵敏为主的项目（体操、跳水、游泳、花样滑冰、技巧运动等）的年龄为 10 ~ 11 岁；主要的球类项目（篮球、足球、排球等）为 12 ~ 13 岁；体力和力量为主的项目（长跑、举重等）为 14 ~ 16 岁。目前一些运动项目专项训练的时间提得较早，如体操、游泳、跳水，甚至足球等。一些较早从事这些专项训练的运动员甚至不满 18 岁即达到世界级最高水平。一般 10 岁前是运动技能掌握的关键年龄。因此，在青春期前就需掌握某些技能对一些运动项目可能是必要的，但是许多具体问题尚未得出确切结论，有待运动医学工作者进一步探讨。对于没有达到可以开始专项训练年龄的儿童少年，应以培养发展其对某一运动专项兴趣或技能为主。在此期间，不必过于强调专项训练的系统化，对训练的强度与持续时间不宜要求过高，尽量等到青春期再进行专项训练。

4. **儿童少年早期专项训练的医务监督**

为了不影响儿童少年的身体正常发育和防止发生伤害，对儿童少年早期专项训练进行医务监督是非常必要的。医务监督应注意以下几点。

（1）定期体格检查。对儿童少年运动员应定期做全面身体检查。间隔时间要比成年运动员短些，一般3个月做一次全面体检。若间隔时间过长则应及时掌握训练后身体的变化情况和因训练不当造成的不良影响。尤其要注意的是，热量在体内积蓄是体重增长的基础条件。儿童少年处于身高体重不断增长的时期，运动训练是一个消耗能量的过程，若膳食摄入热量不足以抵消大运动量训练所消耗的热量，即使身高增长了，但体重并没有同步增加，此时应调整降低运动量，避免长时间机体热量处于负热量平衡状态，从而影响身体的正常生长发育。所以，不主张年龄太小时就开展长时间大运动量的耐力训练。

（2）加强训练及比赛中的观察和检查。儿童少年运动员年龄小，性格好动贪玩，不知疲倦。一旦自觉疲劳时，实际上疲劳情况已经达到相当严重的程度了。因此，对儿童少年运动员加强训练及比赛中的观察和检查比成年运动员更为重要。同时还应注意负荷后的检查，如心血管系统、呼吸系统等的机能反应，以便做出正确的判断。

二、老年人体育卫生

老年人可简单分为表面健康者和有慢性疾病者两类人群。衰老是自然规律，任何一个人都不可避免会经历衰老过程。对于老年慢性疾病者，由于疾病的病理特点及其可能出现的并发症，其锻炼方案应咨询医生，在医生评估病情及正在服用药物的影响后再开运动处方。下面主要简述表面健康老年人解剖生理特点及体育卫生要求。

（一）老年人解剖生理特点

1. **神经系统**

老年人大脑萎缩，神经元减少，兴奋和抑制过程较慢，新条件反射形成困难，反应潜伏期延长，睡眠欠佳，记忆力变差。

2. **运动系统**

老年人骨骼成分改变，骨密度降低，骨质疏松，骨质变脆易折。体脂增加，但皮下脂肪减少，肌肉萎缩（尤其是快肌纤维），肌肉力量、弹性下降。65岁时肌肉质量可比青壮年时低20%～30%。关节滑液减少，关节软骨、关节囊、韧带、肌腱退化致组织脆性增加、关节活动受限。

3. **心血管和呼吸系统**

心脏瓣膜增厚和硬化，系统外周血管阻力增加，收缩压升高，心血管压力反射减弱，心搏量和心输出量下降。65岁时心输出量比青壮年时下降20%～30%，70岁时肺活量可下降40%～50%，最大心率10年平均下降10次，$\dot{V}O_{2max}$一般在25～30岁后每10年下降10%。

（二）老年人身体素质变化

上述解剖生理特点使老年人心肺耐力、肌肉力量/耐力、柔韧性、神经肌肉功能皆下降。

1. 心肺耐力

人体最大摄氧量在20岁时达高峰后就开始下降，到60～69岁时可下降接近50%，而经常运动可提高老年人最大摄氧量，明显减慢下降速度。

2. 肌肉力量/耐力

肌力一般在20～30岁达高峰，并可维持到35～40岁，之后缓慢下降，50岁之后力量开始较明显下降，尤其是大腿肌力。在50～60岁期间力量一般比最高峰时降低18%～20%，但到65岁时下降可高达45%。老年人力量训练可有效减缓肌肉萎缩，改善肌力。

3. 柔韧性

一般在50岁之后柔韧性下降速度明显增快。经常柔韧性练习同样可改善老年人柔韧性。

4. 神经肌肉功能

一般在50岁之后神经肌肉功能开始缓慢下降，到70岁之后神经肌肉功能则明显下降。神经肌肉功能练习可明显改善老年人的神经肌肉功能。

（三）老年人体育卫生要求

第一，中等以上强度锻炼前必须经过严格的健康体检，了解健康状况，以便合理选择运动项目和确定运动处方。进行慢跑等较大强度运动时宜进行运动医学检查，特别是心电图运动应激试验。

第二，活动内容宜选择全身性、平稳缓和、有节奏的动力性运动，避免负荷过大、速度过快、平衡要求过高的活动。

第三，必须根据自身能力，遵循循序渐进的原则。

第四，锻炼期间要遵循正常的生活规律，保证充足的睡眠，注意合理饮食和营养，应禁烟、限酒。

第五，加强医务监督工作（包括自我监督），防止过劳或意外损伤。运动过程中出现胸闷、胸痛、头晕、恶心等征象即应停止运动。老年人锻炼最好结伴进行。

（四）老年人体育锻炼运动处方

虽然老年人的生理变化使其对运动等环境变化的调节和适应能力减弱，但规律性运动仍可显著改善老年人的生理功能和身体素质。表面健康的老年人锻炼应包括心肺耐力运动、力量练习、柔韧性练习和神经肌肉练习。

1. 心肺耐力运动

运动强度：RPE 12～15。运动持续时间：中等强度，每天累计30～60 min（60 min更好），且保证每次至少10 min。频率：每周至少5天，共150～300 min。运动类型：不能对骨骼施加过大压力，宜低或中等冲力耐力运动，如步行。

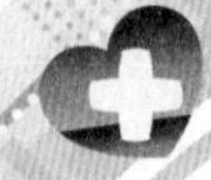

2. 力量练习

强度和运动量：采用50% ~80% 1 RM，每组重复10 ~15 次，1 ~3 组，组间休息1 ~3 min，慢或中速，每周2 ~3 天。类型：抗阻练习或承受体重的保健体操（应含8 ~10 个大肌群练习动作），爬楼梯练习或其他大肌肉参与的力量练习。

3. 柔韧性练习

强度：以感觉到紧绷为宜。时间：静力牵伸时维持30 ~60 s，1 ~2 组。频率：每周至少2 天。运动方式以静力性牵伸为好，避免冲击性牵伸。

4. 神经肌肉练习

容易摔倒的人群应加入平衡性练习。运动时间每次20 ~30 min，每周总运动时间宜≥60 min，即每周至少2 ~3 天。练习方式主要有各种平衡练习、太极拳等。

三、女子体育卫生

（一）女子身体生长发育

1. 身体生长发育特点

（1）交叉生长。一般地，在10 岁前形态指标多数为男略大于女，至12 岁左右多数为女略大于男，约13 岁以后主要形态指标（身高、体重等）则一般为男大于女。

（2）快速增长期较早。女孩身高突增期始于青春期早期，多在身高突增高峰约1 年后来月经。一般女孩青春期发育约早于男孩2 年，女子在16 ~19 岁、男子在19 ~22 岁后不再长高。由于女性比男性进入青春期发育高潮早2 年，缺少2 年的稳定生长期（见图1 -7），而生长期每年身高增长约6 cm，故女性成年身高平均低于男性10 ~13 cm。

2. 身体各系统的生理解剖特点

（1）体型。女子骨盆较宽、皮下脂肪较厚（女子皮下脂肪平均厚度相当于男子的2.7 倍）、臀部较大，加之女子的躯干相对较长，使其身体重心较低（约在第一骶椎水平）。女子下肢相对较短，肩部较窄，臂力较弱。据调查（1980 年），我国18 ~25 岁男青年肩宽平均为38.6 cm，骨盆宽平均为27.5 cm，而同年龄女青年的肩宽平均为35.0 cm，骨盆宽平均为27.3 cm。由于女子骨盆相对宽度（骨盆宽/身高）较大，下肢相对较短，所以女子重心低，稳定角大，这有利于进行艺术体操、高低杠、平衡木及自由体操等项目，但不利于跳跃项目。另外，同样由于女子骨盆相对较宽，加上股骨前倾角和膝外翻角度较大，股内侧肌力较弱，因而易发生髌骨劳损。女子皮下脂肪较男子厚，有较好的保温作用，有利于进行游泳、滑冰和滑雪等运动。

（2）运动器官。女子骨骼比男子短且细，骨密质较薄，坚固度低，重量亦轻（约比男子轻25%），抗压和抗弯的力量较差。女性由于雌激素、孕激素等作用关节囊、韧带相对松弛，椎间盘相对较男子较厚，四肢关节、脊柱活动范围大，弯腰动作如“弓腰”“下桥”动作较男子易完成，从事体操、舞蹈等运动项目有一定的优越性，但关节活动度过大也可引发问题。

成年男子肌肉重量占体重的平均百分比为40% ~45%，而女子平均仅为35% ~

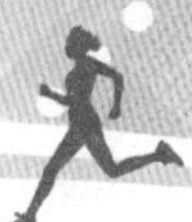

38%，成年男女瘦体重平均值比（约1.4）较身高平均值比（约1.08）和体重平均值比（约1.25）高。女子的动力及静力性力量均低于男子，女子易疲劳，且消除疲劳的时间长。由于肌力弱等解剖生理因素，据调查女运动员膝伤明显多于男运动员，尤其是前交叉韧带损伤和髌骨劳损。

（3）心血管系统。青春期前男女心血管系统机能的差别不太明显，青春期后差异则逐渐明显。女子的心脏体积、每分输出量及每搏输出量均小于男子，故常以增加心率来弥补，安静心率女子稍快于男子，运动时心率和呼吸增速比男子更快。又由于女子心肌收缩力较男子弱，所以血压一般稍低于男子。运动时血压的增高也不如男子明显，恢复期延长。

（4）血液。女性血液总量占体重的百分比较男子低，红细胞数量与血红蛋白含量均低于男子，加之女子心脏的每分输出量和每搏输出量少于男子，造成女子最大吸氧量低于男子，这也是限制女子心肺耐力的原因之一。

（5）呼吸系统。女子由于胸廓、胸围及呼吸差均较男性小，又以胸式呼吸为主而呼吸肌较弱，因而女子肺活量、最大通气量、最大吸氧量均较男子低，特别是肺活量/体重指数差异较为显著，女子约比男子低20%，这与心肺功能密切相关，因而也影响了女子运动能力的提高。

3. 女子的运动能力

（1）心肺耐力。训练有素的女运动员对耐力性运动的应激反应与男运动员很相似，且心肺耐力远超缺乏训练的男子。女子可以参加长距离游泳、自行车和马拉松、铁人三项运动。有追踪性研究表明，男女少年均可采用与成年大致相同形式的耐力训练，通过训练都可以获得相同的有氧适应能力。

（2）肌肉力量和耐力。女子的肌力，特别是上肢肌力比男子差，但低负荷（20%～30% 1 RM）肌肉耐力常优于男性。女性通过系统的负荷训练，其肌力增长情况与男子相似。女子适当地进行负重训练，不仅能提高运动成绩，而且有利于预防运动损伤。近来研究表明，许多女运动员通过负重训练使肌力增长，但并不一定伴有明显的肌肉肥大，这可能与神经肌肉调节机能改善有关。

随着女子运动项目增设数目的增多，参与竞技运动的女性训练水平越来越高，男女运动员的水平差距逐渐缩小，女子运动员成绩提高的速率也比男子快，女子的运动竞赛越来越激烈，这些都表明妇女体育的飞跃发展。总之，男女差异是客观存在的，但也要充分估计其可训练的潜力。无论采用什么训练方法和手段，重要的原则是因人而异，区别对待。

（二）女运动员月经周期的医学问题

生理性月经是指有规律的、周期性的子宫内膜脱落及出血，是生殖功能成熟的标志之一。月经周期是下丘脑—垂体—卵巢轴相互协调与生殖器官对性激素反应的结果。大脑皮层是调节月经周期的始发点，下丘脑是性中枢，具有支配调节垂体、卵巢和子宫的功能。垂体、卵巢分泌的激素也反馈地调节中枢神经系统和下丘脑。因此整个功能轴任何一个环节发生障碍，都有可能引起月经失调。

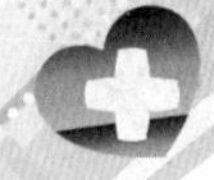

1. **运动员月经初潮年龄**

第一次月经来潮称为月经初潮。目前我国健康少女初潮年龄大多在12～14岁，可早至10～11岁，迟至15～16岁，但代际间初潮年龄有提早的趋势。月经初潮年龄主要受遗传种族因素控制，但营养、体重、环境和健康状况等也有重要影响。据调查，体操运动员、花样滑冰、芭蕾舞演员等平均初潮年龄较非运动员平均初潮年龄约晚2年。弗里希（Frisch）推测青春期前体操专项训练年限每增加1年，初潮年龄推迟5个月。目前调查显示多数优秀女运动员初潮年龄稍晚，但仍在正常范围内，这与青春期前大负荷运动训练有一定的关系。迄今尚未有证据表明专项训练就会推迟月经初潮。

2. **运动员经血量**

一次月经的总失血量为经量，正常妇女经量为30～50 mL，超过80 mL为月经过多。月经一般第2～3天出血量较多。据测算，运动员经血量平均为42 mL。经血量与运动项目有一定的关系，体脂百分比较低的体操、长跑运动员、芭蕾舞演员经血量较少。另外，重竞技项目（举重、柔道、摔跤、投掷等）和速度型运动员经血量往往也偏少。

3. **运动员月经期的症状**

一般女性月经期无特殊症状。由于此时盆腔充血、子宫血流量增多，因此有些运动员感觉下腹、腰骶部有下坠感。个别可有膀胱刺激症状（如尿频）、乳房与手足发胀、轻度神经系统不稳定症状（如头痛、失眠、精神抑郁、易于激动）、胃肠功能紊乱（恶心、呕吐、便秘或腹泻）等。运动员经期根据症状可分以下四种类型。

（1）正常型。经期自我感觉良好，运动能力不变，心血管机能试验正常，此类型约占64%。

（2）抑制型。经期感觉疲乏无力、情绪低落、嗜睡，体力与一般工作能力下降，厌烦训练，心血管机能试验恢复时间延长，心率慢，血压偏低，此类型约占23%。

（3）兴奋型。经期情绪易激动，各种生理指标有增高的趋势，肌肉发紧、动作僵硬，下腹有痉挛性疼痛，头晕，睡眠差，心率较快，呼吸频率增加，血压升高，此类型约占10%。

（4）病理型。这是一种类似中毒现象的病理反应。感觉腰酸背痛、头晕、头痛、睡眠不佳、恶心、口渴、全身不适、不愿训练，运动成绩下降，此类型占3%～5%。

参与系统训练的女运动员，经期应加强自我监督，填写月经登记卡片，记录行经日期、经期的身体反应、参加运动的情况和运动后反应。根据运动员月经期不同的反应类型及时发现问题，以便科学地安排训练与比赛。

4. **运动员的月经失调**

月经来潮的第1天为月经周期的开始，直到下次月经前一天的间隔时间为一个月经周期。正常的月经周期一般为21～35天，平均为28天。周期长短因人而异，但每个女性有其自身规律。每次月经期持续时间称为经期，一般为2～7天，多数为3～5天，经血量中等。若月经周期、月经持续时间或经血量超过正常范围的变化，即为月经失调。闭经表现为无月经或月经停止，其中16岁以上第二性征已发育、尚无月经初潮者或14岁以上第二性征未发育者为原发性闭经；正常月经建立后月经停止6个月或按自身月经周期停止3个周期以上者为继发性闭经。

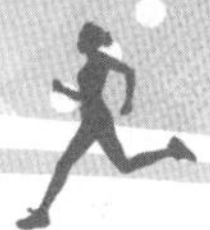

运动性月经失调是女运动员特殊和常见的现象，主要表现为：月经初潮推迟，月经周期过长或过短，月经量过少甚至闭经，或功能失调性子宫出血、痛经及经前期综合征等，影响全身机能和运动能力。据研究报道，非运动员的月经失调发生率为2% ~5%，不同项目运动员月经失调率从1% ~66%不等，如长跑、体操、芭蕾舞运动员月经失调的发生率较高，而游泳、自行车及一些集体项目（曲棍球、冰球、橄榄球等）的运动员月经失调发生率相对较低，赛艇中重量级发生率较低，而轻量级发生率较高。

（1）运动性月经失调与运动的关系。大量追踪性研究表明，女运动员月经失调与低体重/体脂、营养不足、体重的急剧变化以及运动项目、运动负荷等密切相关，但机理目前并不完全清楚。目前认为可能主要与长时间能量负平衡、生理和心理应激引发中枢神经系统功能紊乱、下丘脑—垂体—靶腺轴功能紊乱有关。

（2）运动性月经失调与骨密度的关系。研究普遍认为，适量运动对骨骼健康有利，过量运动会引起骨密度偏低甚至骨质疏松。月经初潮延迟的运动员相比月经初潮正常的运动员更易发生脊柱侧凸、骨密度偏低、骨质疏松性骨折。月经失调的运动员发生应力性骨折的机率比月经正常者约高4倍。雌性激素的缺乏所造成的骨丢失主要发生在松质骨，如长跑运动员大部分应力性骨折发生在跖骨和小腿。

月经周期正常的运动员也可能存在骨骼健康问题，表现为月经周期虽正常但无排卵、黄体期不足或黄体生成素脉冲频率减少等现象。这些紊乱现象和月经失调的运动员相似，但程度较轻。

【知识扩展】

女运动员三联征

20世纪70年代，人们已注意到女运动员月经失调和骨质疏松的发生率明显高于同年龄段的普通人群，直到1997年美国运动医学会认为女运动员饮食失调、闭经和应力性骨折之间相互关联，并将此定义为“女运动员三联征”。所谓的“女运动员三联征”是指饮食失调、闭经和骨质疏松。目前，在体操、花样滑冰、舞蹈等一类需要审美的运动项目中，由于女运动员三联征发生率的增加，女运动员三联征越来越成为运动医学关注的问题。三联征的原因目前认为主要与饮食紊乱、能量摄入不足（大多低于每千克瘦体重30千卡/天）有关。饮食失调和运动负荷过大可通过改变代谢和降低性激素水平导致月经周期紊乱，而骨密度的下降则受到低雌性激素水平和饮食失调的双重影响。女运动员三联征临床主要征象为饮食紊乱、疲乏、四肢末端不温、皮肤干燥、胎毛、低体重、损伤增加、停经、抑郁等。检查多有心动过缓、体位性低血压、贫血、高β－胡萝卜素血症、雌激素低下、骨密度降低。维持健康的体重是预防三联征的重要途径。已患三联征者可采用饮食、心理干预等综合治疗，必要时可给予钙、维生素D、雌激素治疗。

（三）女子月经期的体育锻炼

【知识扩展】

月经期的运动能力

月经周期雌激素、孕激素含量呈周期性波动。一般卵泡期雌激素、孕激素含量皆较低，排卵期雌激素含量高而孕激素含量仍低，黄体期则雌激素、孕激素含量皆高（见图2－4）。雌激素可扩张冠状动脉，增加糖原储存，增加脂肪酯解，抑制体温，增加血浆容量和组织间液。孕激素则常在雌激素作用基础上发挥协同，如孕激素可协同雌激素增加肝糖原储存；同时孕激素又有拮抗雌激素作用，如促进脂肪合成，升高静息体温，抑制血浆向组织间液转移。不同月经时期（卵泡期、排卵期、黄体期）雌激素、孕激素与雌激素/孕激素比例变化很可能对运动能力产生影响。

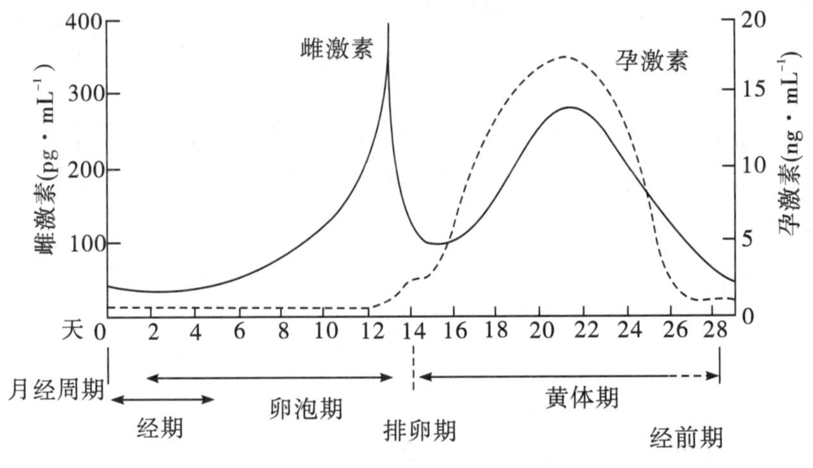

图2－4　月经周期雌激素、孕激素变化

一般认为经前期或/和经期可呈现体重增加、眼内压增加的现象，加上经前期/经期的情绪的不稳定性等，很可能会损害某些运动能力。但近期一些研究显示月经周期性变化并不会影响高水平运动员的有氧能力、无氧能力与肌肉力量。

1. 月经期的体育锻炼

月经是女子的正常生理现象，体育活动可提高人体的机能水平，改善血液循环系统功能，改善腹肌和盆底肌的收缩和放松，有利于子宫经血的排出。因此，无须对女子经期运动提出种种不适当的限制，但也不能忽视月经期的特殊性，需要采取一些特殊措施。由于经期子宫内膜脱落出血，盆腔充血，生殖器官抗感染力下降，全身神经体液方面也有较大的变化，此时训练或比赛应注意下列问题。

第一，经期应避免过冷、过热的刺激，特别是下腹部不宜受凉，以免引起痛经或月经失调。

第二，经期的第1、第2天应减小运动量与强度，运动时间也不宜过长，特别是月经初潮不久、周期尚不稳定的女少年运动员更应注意，否则易造成月经失调。

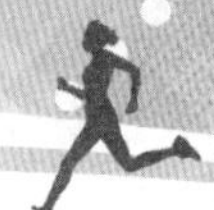

第三，经期不宜从事剧烈运动，尤其是震动强烈、增加腹压的动作，如疾跑、高抬腿跑、跳跃、跳起扣球、跳起投篮、负荷过大的力量性训练等，以免造成经血量过多或影响子宫的正常位置。

第四，经期一般不宜下水游泳，以免在生殖器官自洁作用降低时病菌侵入造成感染。如需下水训练时，必须在严格消毒下使用阴道栓（体内卫生带）。关于经期下水问题要因人而异。

第五，有痛经、月经过多或月经失调者，经期应减少运动量、强度及训练时间，甚至停止体育活动。

2. 月经期的训练与比赛

一般正常状态下经期不应停止训练，但应注意运动年限、训练水平、个人特点与习惯。

第一，运动年限长、训练水平高和经期反应少者，可参加训练和比赛，一般80%的运动员无不良影响，但应注意远期效果。

第二，运动年限短、训练水平低、月经初潮者，经期不要参加大运动量训练或比赛，因为可造成痛经或月经失调。适应经期训练和比赛的习惯应在月经初潮后尽早建立。

第三，要注意定期观察女运动员运动前后的机能变化。

第四，经期能否参加训练和比赛，应根据运动员月经期的情况而定。正常型者如训练适应好，可以参加；抑制型和兴奋型者在做好准备活动后也可参加；有些兴奋型者经期运动成绩比平时还好；病理型者则应禁止参加训练和比赛。

3. 人工月经周期

对于不习惯经期参加比赛的运动员，可用内分泌制剂提前或错后月经期，人为地形成卵巢—子宫内膜的周期性变化，即为“人工月经周期”。应用人工月经周期可使运动员避开月经期身体不适的影响而参加比赛。人工月经周期可分为提前和推迟行经日期两种方法，具体应按医生处方执行。

运动员运用人工月经周期应在医生指导下进行，要根据运动员平时月经周期的身体反应和运动能力，选择使月经提前或延后的方法，要有充分准备，避免仓促进行。使用前应对运动员的健康状况、月经情况以及比赛日期的要求等做详细的了解。

人工月经周期是人为地打乱正常月经规律，不宜经常采用，更不可盲目滥用。对青春期运动员要特别慎重。要加强医务监督，并观察其远期影响。

【知识扩展】

运动与妊娠、分娩

为适应胎儿生长发育需要，在胎盘产生的激素参与与神经内分泌激素影响下，孕妇体内会产生一系列适应性的解剖和生理变化，并可引发相关生理问题，如妊娠期腹压及体重增加、血容量增加加重了母体心血管系统负担；妊娠期软组织水肿、液体积聚易引发腱鞘炎和周围神经卡压；而妊娠时由于松弛素、孕激素、雌激素增加使关节韧带松弛，加上体重增加、腰椎过度前凸、骨盆耻骨联合增宽等则易引发孕期及产后妇女骨盆、骶

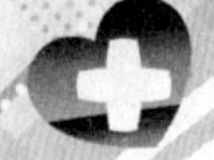

髋关节和腰背部疼痛。对于胎儿，母体不适当地剧烈运动可减少胎盘的血液供应，从而对胎儿造成影响，而且运动时体温明显升高（>38 ℃），尤其是妊娠前3个月，也可能会影响胎儿发育。因此，需根据妊娠期及产后变化，做好妊娠期及产后体育卫生保健，以确保胎儿正常发育和孕妇健康。

1. 妊娠期的体育锻炼

一般认为妊娠后应进行步行、游泳、保健体操等中低强度的低冲力运动（RPE 12～14，靶心率一般不超过140次/min），每次15～20 mim，每天累积30～60 min，每周至少3天。但不宜进行大负荷训练，尤其在湿热环境下，因为怀孕前3个月体温明显升高易造成流产或胎儿畸形。另外，剧烈震荡可造成胎盘与子宫内膜分离，甚至危及孕妇和胎儿的生命。

妊娠5～6个月时，可加强核心稳定性练习与正确的呼吸、盆底肌放松练习。妊娠8～9个月时，应加强下肢活动以促进下肢及盆腔的血液和淋巴循环。

注意事项：妊娠期一般不进行专门的肌肉力量练习和肌肉韧带拉伸性练习，妊娠3个月后宜避免仰卧位运动，以免影响母体和胎儿血液循环。妊娠期避免跳跃、速度、力量与灵敏性的运动项目，妊娠后期由于重心改变要注意避免可能引发摔倒的运动。对妊娠期出现病理现象者，应禁止一切体育活动并进行适当的治疗。

2. 分娩后的体育锻炼

产后6～8周，应特别注意生殖器官的复旧和乳腺的分泌等。产后6周内，因盆底肌尚未完全恢复，应避免重体力劳动或下蹲动作时间过长，以防止发生子宫脱垂。产后早期可进行医疗体育，主要是促进血液循环，防止血栓性静脉炎的发生，增强腹肌和盆腔肌的力量，有利于子宫的恢复和恶露（产后阴道排出的液体）的排出。

产后医疗体育以保健体操为主，可结合腹部局部的、轻柔的按摩手法，增强因妊娠而弱化的盆底及腹肌肌力。一般自然分娩后的第二天可在室内随意走动，进行卧位胸式呼吸、足踝运动、腹式呼吸，第三天可做些转体和“半桥”运动，第四天可以做仰卧起坐（小幅度）、盆底肌和背肌运动，第五天可做直腿抬高、仰卧起坐、坐位的腹背运动、下蹲和站立转体扩胸运动等。一般每天2次，每次10～15 min。但如产后体温超过38 ℃或产后感染，有心脏血管、呼吸或泌尿系统严重并发症或分娩过程中进行过某些手术（如剖宫产、会阴缝合等），宜推迟锻炼的时间。

女运动员产后3～4个月起可逐步恢复一般训练，哺乳期和产后6～7个月内不宜进行大运动量的训练和比赛。一般要在停止哺乳后再进行训练，因为过早训练会影响乳汁的分泌，且产后如过早运动也易造成坐骨神经痛、乳腺疾病或其他疾病。一般妊娠、分娩对运动成绩影响不大，运动一般也不影响生育能力。据调查，产后奥运会女选手达到产前成绩者为85.2%，高于产前成绩者为77.8%。

（四）更年期的体育锻炼

绝经是所有中年妇女都要发生的一种正常生理现象，多发生在45～55岁之间。一般在完全绝经前数月或1～2年即会有月经不规律现象，然后才完全停经，通常把停经前月

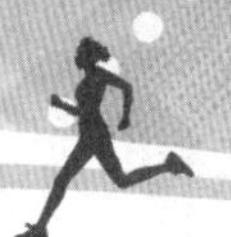

经不规则期以及停经后一段时间（多为 1 年）称更年期，更准确地说应称为围绝经期。部分更年期妇女可出现阵发性面颊潮红、大量出汗、心慌、晚上睡觉出冷汗等症状，而且还常伴有抑郁、紧张、头痛、失眠、乏力、浮肿、背痛、注意力不集中、发作性头晕等症状（以上这些症状称为更年期综合征）。这些症状多为生理现象，会自然消失，并无生命危险，但明显会令人不愉快，有时甚至会影响家庭和睦，导致丧失劳动力等。更年期由于雌激素等下降，往往易使体态变胖，患心血管病、骨质疏松风险显著增加，因此控制体重，改善心理健康，降低骨质疏松/心血管疾病等发病机会，成为更年期妇女锻炼的主要目标。更年期妇女宜选择负重有氧健身运动项目，如步行、慢跑、爬山、有氧舞蹈、保健体操等户外运动，同时也宜摄入足量蛋白质与含钙丰富食物。

第三章 医务监督

医务监督是指利用医学知识和方法对体育运动参加者的健康和身体机能进行监护和评定，预防运动中各种有害因素可能对身体造成的危害；监督和协助科学地锻炼和训练，使之符合人体生理机能的发展规律。

第一节 体育教学的医务监督

学校体育进行医务监督的内容主要包括体育教学课学生的健康分组、体育课的医学观察与安全检查等。

一、健康分组

为了贯彻体育卫生的区别对待原则，使体育锻炼能有效地增强体质和健康，体育教学内容应根据学生不同的身体条件来确定。在学校，除非患有体育活动禁忌证，否则所有学生都应上体育课，并通过体育锻炼培养意志，增强体魄，促进身心健康。对健康状况较差或有某些生理缺陷的学生采取免修体育课的做法是不妥的。学校体育课是一种集体锻炼形式，虽然学生年龄相仿，但由于体质健康差异，所有学生采用同一教学模式显然不可取，而完全个性化锻炼方式也不可行。健康分组教学则是一种易操作可行的措施。

（一）健康分组的依据

依据身体健康、发育状况，结合机能水平和运动史进行全面的分析、衡量，划分健康组别。

1. 健康状况

通过既往病史和体格检查了解学生的健康状况与各系统或器官有无病变及病变程度。

2. 发育状况

通过人体姿势检查和人体测量等了解身体发育有无缺陷，综合评定其发育程度，如发育良好、中等或差，以及有无残疾。

3. 机能水平

采用各种生理机能检查确定各系统的功能水平与承受负荷的能力，重点是心血管系统、呼吸系统、运动系统和神经系统的功能状况。

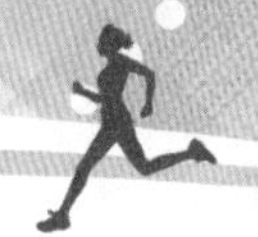

4. **运动史**

通过询问运动史了解其过去的运动习惯、参加运动的年限、成绩水平、运动伤病等情况。

（二）健康分组的原则

根据健康分组依据，一般分为三组：准备组、基本组和特别组。分组原则及各组体育教学内容的安排原则如下。

1. **准备组**

健康状况和发育基本正常或存在轻微缺陷，机能水平差，平时不参加体育锻炼者，编入准备组。

2. **基本组**

健康状况和发育状况基本正常或只存在轻微缺陷（慢性鼻炎、龋齿等），但机能水平尚好，并经常参加体育锻炼者，编入基本组。

3. **特别组**

健康状况不正常，身体有较严重的缺陷，不宜参加一般体育活动者，编入特别组。

基本组和准备组的学生，可按照国家规定的体育教学大纲进行锻炼，但准备组的学生要特别注意渐进性。特别组的学生应按照专门制定的特殊体育教学大纲锻炼，或进行医疗体育活动。

（三）分组注意事项

为了切实做好健康分组工作，需要校医和体育教师通力合作，共同协商。对那些分组有困难，一时无法确定组别者，可暂不分组或分在较低组别。分组需以本人的基本状况为依据，因此学校要建立学生健康档案，体育教师要及时了解体弱多病学生的身体情况。由于精神紧张、疲劳、发热、感冒等出现暂时机能异常者不宜进行分组，产生疑问时要进一步检查。一旦分组后宜保持暂时稳定，经过一段时期锻炼后，通过体检复查，根据健康水平、机能水平的变化情况和主观反应，再进行组别调整，以使锻炼内容和身体健康状况与机能水平保持适应。

二、体育教学组织的医务监督

1. **青春期后男女学生应分班教学**

初中低年级男女可合班，但高年级和高中学生以分班教学为宜。

2. **遵循循序渐进原则，进行全面素质练习**

体育课所安排的运动量的大小、动作难易程度、身体活动部位等都应当符合渐进性、全面性原则。提高身体素质的体育课，负荷宜按运动处方形式安排；学习运动技能的体育课则动作宜先易后难，交叉训练，避免局部负荷过重。

3. **应用主观感觉、生理指标评定体育课运动负荷**

体育课期间教师要注意询问和观察学生的身体反应，包括课前与课后询问学生的自

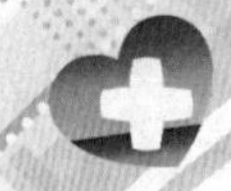

我感觉，课堂期间随时注意观察学生的反应和上课期间的某些外部表现（如面色、神情、动作和出汗量等）。如果发现不少学生出汗多，面色苍白，动作反应迟钝或不协调等现象，同时又有心悸、头痛、眩晕、恶心等感觉，说明课的运动量或强度太大，需及时进行调整。另外，测定体育课前后的脉搏、血压、肺活量和呼吸频率等生理指标与课后10～15 min脉搏恢复情况等也可协助评定体育课负荷。

4．加强“两操一活动”的医务监督

学校体育教育的质量由体育课、早操、课间操、下午课外体育活动四方面的教学效果综合体现，因此两操（早操、课间操）、活动（课外体育活动）需纳入医务监督。

早操是在每天清晨起床后至上午第一节课前进行的体育活动。锻炼的项目和内容应根据不同的年龄、性别、健康状况和季节而定，一般应以学生比较熟悉的、简单易行的活动内容为主，如广播操、慢跑、柔韧性练习、武术基本功和简单套路等。时间以20～30 min为宜，运动负荷以心率130～160次/min为宜，早操后至早餐前应有一定的时间间隔。

课间操一般安排在上午第二、第三节课之间进行。时间一般是10～15 min，内容以广播操为主，也可安排视力保健操、徒手操和轻器械练习。根据季节变化或实际需要，也可安排一些简单易行的活动内容，如武术、跑步、健美操和游戏等。最高心率不宜大于150次/min。

课外活动是体育课的补充和加强。内容和形式应多种多样。每周至少两次，每次以1 h左右为宜，耐力运动心率应小于180次/min，并与体育课错开安排。运动前要做好充分的准备活动，教育学生遵守纪律，预防运动伤病的发生。

三、体育教学设备场地的医务监督

经常对场地器材和服装进行安全检查，加强对学生的体育卫生宣传教育。

第一，对场地、器材、服装的安全检查。每次上课前应检查运动场地和跑道是否平整，跳远沙坑里的沙质是否符合标准，有无杂物。沙坑在使用之前需将沙子翻松耙平，翻沙子的铁锹用后要放在安全的地方。投掷场地应有明显标志。检查爬绳、爬杆、跳箱、单双杠等固定器械有无年久失修的潜在危险，地面是否有厚度足够、大小适宜的海绵垫；海绵垫之间相互衔接得是否严密。检查有无必要的防护用具，如护腕、护踝、护膝。

教育学生不要穿易滑的塑料底鞋上体育课，运动服装一般要求宽松合适，不要过于肥大或过紧。禁止将胸花、别针、小刀、铅笔等尖锐锋利的物品放在衣服口袋里，以免刺伤。

第二，经常对学生进行体育卫生宣传教育，制定相应的规章制度来保证体育运动卫生的贯彻实行。

四、校运会医务监督

一般要做好下列几方面的工作。

第一，运动会前对参赛者进行体格检查，重点检查心血管系统。除一般医学检查外，

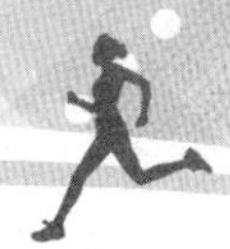

必要时可做肝功、肾功、心电图等特殊检查。严格把关，不允许机能不良者参加力所不及的竞赛，更不能让患有感冒发烧或慢性内脏病者参赛。

第二，协助做好比赛程序的组织和编排工作，避免运动员连续参加比赛，防止不考虑性别、年龄的编组现象。协助做好赛期伙食管理，保证运动员能补充充足营养。

第三，做好比赛场地、设备的卫生检查，组织运动会期间的医疗和临场急救工作。

第四，开展体育卫生宣传工作，如充分做好准备活动，遵守比赛规则，保证饮食饮水卫生，遵守生活制度，讲究个人卫生等。

第二节　运动医务监督手段

运动负荷并非在任何情况下对人体都是一种良性刺激。同样的负荷，由于人体处于不同的生理状态与环境，会引起不同的生理反应，因此运动处方中规定的运动强度在实施过程中如何把握，运动量对机体是否适宜，如何区分生理性疲劳和病理性疲劳等，皆需进行监控，以获取良好的运动效益，减少运动可能引发的伤害。

一、自我监督

自我监督是指运动员在训练或比赛的过程中，对训练和比赛成绩以及身体状况进行自我检查，并将检查结果定期记录于训练日记中的方法。它是运动员在训练和比赛过程中自身反应最直接的资料，对调整训练计划、合理安排运动负荷、预防运动伤害具有一定意义。

自我监督一般以监督表（见表3－1）的形式融入每晚的训练日记中。自我监督的内容一般包括主观感觉和客观检查两部分。

表3－1　自我监督表

主观感觉	运动心情	渴望训练　一般　厌烦训练
	自我感觉	良好　一般　疲劳
	睡眠	良好　入睡困难　失眠　嗜睡
	食欲	食欲旺盛　一般　不佳　无食欲
	排汗量	一般　增多　夜间出冷汗
客观检查	晨脉	次/分（节律齐　节律不齐）
	体重	千克
	肌力（如握力/背力/负重深蹲/卧推等）	
	运动成绩	
备注：女性月经情况、其他客观指标及伤病自我检查，具体不良感觉等		

注：直接选择或直接填入数据。

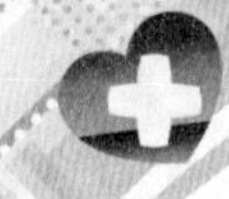

1. 主观感觉

（1）运动心情。正常状态时运动前的状态应该是精神饱满，体力充沛，渴望训练。如果运动员对参加训练冷淡，甚至对进训练馆（场）和持球等感到厌倦，如游泳运动员“怕水”、田径运动员“怵”跑道、球类运动员厌球、柔道运动员“怵”垫等，应详查原因。

（2）自我感觉。正常每日训练后自我感觉良好，或一次训练后有疲劳和肌肉酸痛感，但休息后很快恢复。如持续感到精神不振、无力、困倦、头晕，情绪易激动，局部关节肌肉酸软、麻木、疼痛，胸闷、气短、腹泻、腹痛等都是应注意的现象。

（3）睡眠。正常按时就寝后能快速入睡，不做梦或少做梦，早晨醒来感觉神清气爽，全身有力，这是睡眠良好表现。如想睡睡不着，入睡后睡不熟、多梦、早醒，睡后到时不醒或睡醒后感到头昏、乏力，这些都可能是疲劳未消除或是过度训练、身体有病的表现。

（4）食欲。正常训练期间食欲旺盛，或是在一次大负荷训练后，食欲暂时下降，但很快恢复。如果不想吃或想吃吃不下等，且在一定时间内仍不见恢复，需要考虑运动负荷安排不当或健康不良。

（5）排汗量。出汗多少与运动负荷大小、训练程度、饮水量、气温、衣着厚薄以及神经系统状况有密切关系。在外界条件相同的情况下，随着训练水平的提高，出汗量可减少。如果外界条件相同而出汗明显增多，比如刚做完准备活动就大汗，或入睡后出冷汗等，可能是身体极度疲劳或是内脏器官患病的征兆，应加以注意。

2. 客观指标

包括脉搏、体重，其他还包括肌力、运动成绩等。正常时，握力和背力等肌肉力量稳定或逐渐增强，如肌力下降表示机能不良。运动成绩长时间无增长，甚或下降，常表示机能不良或早期过度训练。

此外，运动员还应根据项目进行相关伤病预防性检查，如需半蹲扭转的项目可训练后进行单足半蹲试验，以尽早发现髌骨劳损。女子运动员则应填写月经情况。

二、医务监督常用指标

医务监督不仅有自我监督形式，而且还有实验室或运动现场生理生化检测与运动负荷试验等，用以反映运动员承受的运动负荷或身体机能状态。这对科学训练、预防过度训练综合征和运动损伤具有重要价值。

（一）脉搏

1. 脉搏种类

包括晨脉、安静脉搏、运动前脉搏、即刻脉搏和恢复期脉搏。

晨脉是安静脉搏的一种类型，指早晨醒后，起床之前的脉搏，其中基础代谢状态下的晨脉又称基础脉搏。安静脉搏是指静息状态下的脉搏。不同时段、体位对静息脉搏有影响，一般凌晨3～5点时脉搏最低最稳定，下午2～5点时脉搏最高；卧位脉搏低并相

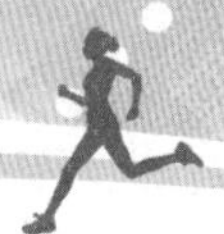

对稳定，比坐位低 2 ~ 12 次/min，而站位比坐位则高 2 ~ 12 次/min。运动前脉搏则是指到达运动场地但尚未开始运动时的脉搏，一般比安静脉搏高。即刻脉搏指运动当时瞬间脉搏，一般计数 10 s（15 s）的脉搏数乘以 6（4）作为即刻脉搏。恢复期脉搏则按要求计数运动后不同恢复时间或时刻的脉搏。

运动实践中脉搏测定可触手腕桡动脉、耳屏前颞动脉，也可直接触或用听诊器听左胸心跳处的搏动。触诊时要注意脉搏的强弱和节律。为了便于各种脉搏之间比较，除晨脉外，人们可以根据项目特点统一计数相应体位时的脉搏。

2. 脉搏在运动实践中的应用

（1）利用晨脉监测机能状态。通常情况下，训练时期晨脉基本稳定，或者随训练水平提高略有减少的趋势。如果晨脉较平时升高超过 10% 且持续 2 ~ 3 天以上，常提示机能不良。如果发现脉搏节律明显不齐，则需做心电图方面的进一步检查。

（2）测定运动前后脉搏可评定运动量。运动后即刻脉搏主要反映了耐力运动强度，而正常情况下恢复期脉搏则主要反映了运动强度和运动时间（疲劳程度）。运动中或后测量即刻脉搏，可控制负荷的强度。根据表 3 – 2 有助于评定耐力运动负荷大小，具体耐力运动强度评定参照第二章表 2 – 3。

表 3 – 2 运动后即刻脉搏、恢复期脉搏与运动负荷关系

运动后即刻脉搏	运动后 5 ~ 10 min 恢复期脉搏	运动负荷
小于 144 次/min	能恢复到运动前水平	小
144 ~ 180 次/min	比运动前快 2 ~ 5 次/10 s	中
大于 180 次/min	比运动前快 6 ~ 9 次/10 s	大

注：此表中运动后即刻脉搏范围仅适用于运动员与体质好的年轻人。

（3）定期测定完成某专项耐力练习后的即刻脉搏和恢复期脉搏，结合运动成绩进行前后比较，可以评定机能水平和训练水平。一般经训练后相同运动负荷后脉搏会降低，脉搏（尤其是运动恢复期前 1 ~ 2 min 脉搏）恢复快，如脉搏反而升高，恢复减慢，提示机能水平不良。

（4）测定运动后恢复期脉搏，可控制间歇训练时的负荷密度。

（二）体重

体重在成年时期一般比较稳定。体重在运动实践中的应用如下。

1. 长期监控体重

一般初参加系统训练的成年人开始第 1 ~ 4 周体重可下降，第 5 ~ 6 周稳定，第 6 周后稳中有升；经常训练的运动员或普通成年人体重则保持相对稳定。监测时通常每周称重 1 次。如体重持续下降，需排除有无过度训练、营养紊乱、营养不良或消耗性疾病。对于女性，长时间较低体重还需注意排除女运动员三联征。

2. 每次训练课前后监控体重

一般一次大运动负荷训练之后体重下降可达 1 ~ 4 kg，但经 1 ~ 2 天之后多能恢复正

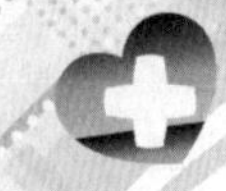

常。每次训练课前后丢失的体重可作为运动后补水的依据。另外，如训练中未饮水，排除气候因素，训练前后丢失的体重也有助于了解运动量或强度大小。一般体重减轻小于1.5 kg，次晨恢复为小运动量；超过2.5 kg以上，次晨尚不能恢复为大运动量。

（三）血压

血压是反映心血管机能的重要指标。同脉搏一样，不同时段对血压有影响，清晨起床后血压升高，一般上午6～8时及下午4～6时各有一高峰，晚上8时以后血压缓慢下降。运动实践中根据机体状态血压有清晨血压、运动前血压、运动中血压和运动后恢复期血压之分。血压在运动实践中的应用如下。

1. 利用清晨血压监测机能状况

正常清晨醒后，起床之前的血压较稳定，如较平时升高20%，且持续2～3天以上即提示心血管机能不良。

2. 利用运动中血压评定运动负荷

正常动力性运动时脉搏和收缩压随运动强度增加而升高，舒张压适度下降，但当负荷达到或接近机体最大摄氧量时，工作肌血管也可能收缩，从而舒张压升高。一般负荷每增加1 Met，脉搏增加8～12次/min，收缩压增加5～12 mmHg，因此根据血压升幅可评定运动强度。正常低强度运动时收缩压升高<30 mmHg，中等强度升高30～40 mmHg，大强度升高40～60 mmHg，最大负荷时收缩压一般可达180～200 mmHg，甚至高达250 mmHg。

3. 根据定量负荷后血压变化评定机能状况

动力性定量负荷后血压出现异常变化，如紧张性不全反应、梯型反应、无力反应，则提示有机能不良。另外，有些人也可出现紧张性增高反应，即运动性高血压。所谓运动性高血压是指在运动过程中或刚刚结束时，血压值超出正常人反应性增高的生理范围。由于运动中血压的变化与其检测的运动方式（功率自行车、跑台、台阶等）、年龄、性别、体能、测量血压的时间等诸多因素有关，所以到目前为止还没有统一的诊断标准，其中一种标准是运动时收缩压>200 mmHg或舒张压>95 mmHg；另一种判断标准是用功率自行车试验，运动3 min内收缩压>220 mmHg或舒张压较运动前升高了15 mmHg以上。一般认为，中等强度耐力运动时呈现运动性高血压是日后发生静息高血压的高危因素。另外，需注意的是在进行静力工作时，呼吸和循环机能变化没有运动后明显，这种生理反应称为林加尔德现象。

（四）实验室检测指标

常用实验室监测指标包括一般生化指标和神经内分泌免疫指标。

1. 一般生化指标

包括血常规、尿常规、血清肌酸激酶（CK）、血尿素（BU）等。

（1）血常规检查。血常规检查中血红蛋白（Hb）是评定运动员身体机能常用指标。身体机能良好时，血红蛋白含量常增加，反之则下降。大运动量训练初期机体疲劳，血红蛋白浓度常暂时下降，适应后机能提高，血红蛋白浓度也回升。在训练中，如果血红蛋白浓度下降10%以上，同时成绩下降，表示身体机能不良，应注意调整运动量。

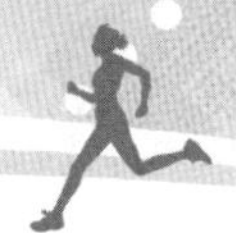

（2）尿常规检查。包括尿一般性状检查（如尿颜色、尿比重、气味）、尿化学检（如尿蛋白、尿糖、尿酮体）和尿显微镜检查（如红细胞），其中尿蛋白是一项较常用的生化监测指标。

正常人尿中每日排出蛋白质总量在 150 mg 以下，一般为 40～80 mg，定性试验阴性。如每日超过 150 mg 或定性试验阳性即为蛋白尿。运动后，排除病理原因，出现尿蛋白增多的现象称为运动性尿蛋白，如此时定性阳性则为运动性蛋白尿。运动后运动性尿蛋白排泄量从每分钟 86～5 100 μg 不等，且多运动后头 20～30 min 达高峰，一般约 4 h 即恢复正常。尿蛋白在运动实践中的应用如下。

第一，评定机体是否适应承受的运动负荷。大负荷训练尤其是大强度训练，开始时不适应，尿蛋白增加，继续训练数天后，尿蛋白会减少，提示机体能适应承受的负荷强度；反之，如尿蛋白不减少甚至增加提示承受的负荷强度过大，通常减低运动强度即可改善，如仍无改善提示机体有疾病。

第二，评定训练水平和机能状态。同一个体在完成相同形式负荷时，尿蛋白数量一般较稳定。如尿蛋白排出量减少，提示训练水平提高；反之，如尿蛋白排出量明显增加，恢复时间延长，则提示机能不良，此时要及时查明原因。

另外，运动性尿蛋白出现率、持续时间除与运动强度有关外，往往还与运动项目（速度耐力项目如短跑、足球、羽毛球、自行车、划船、游泳多见，而体操、举重、跳高、乒乓球等较少见）、精神因素（精神紧张多见）、年龄（年轻者比中老年多见）、环境因素（低温、高原环境多见）以及个体因素有关。通常运动性尿蛋白在运动后数小时消失，多不超过 24 h，且无不良感觉。特别需注意的是运动性尿蛋白存在较大个体间差异，而个体内则较恒定，因此尿蛋白只能自身前后比较。

（3）血清肌酸激酶、血尿素。血清肌酸激酶正常小于 200 U/L，主要反映了运动时肌肉承受的负荷。运动后明显升高提示运动强度大，适应后升幅减少，如训练数天后清晨血清肌酸激酶值仍大于 200 U/L，则提示机体尚未恢复。不过需注意的是血清肌酸激酶值的个体差异较大，且升高也可能与肌肉损伤有关。血尿素正常值为 1.8～7.1 mmol/L，反映了机体能量代谢系统所承受的负荷，如训练中晨血尿素持续升高，提示运动负荷过大，机体不适应。另外，也需注意的是血尿素受饮食改变的影响。一般认为机能良好时血尿素不超过 8.3 mmol/L，否则，则提示存在疲劳。

2. 神经内分泌免疫指标

包括血浆睾酮/皮质醇、血浆谷氨酰胺、免疫球蛋白（IgG、IgA、IgM）等。超负荷训练作为应激原，机体必然“抵抗”产生应激反应，造成神经内分泌免疫网络失衡，使神经内分泌激素、免疫指标改变。大负荷训练后睾酮下降，皮质醇上升，免疫参数下降，这些通常是疲劳的表现。一般认为睾酮/皮质醇比例低于原始值的30%、血浆谷氨酰胺下降50%可能为过度训练。

（五）心电图与运动负荷试验

心电图既是临床上检查心脏疾病的一种重要方法，又是观察运动员机能状况的重要指标。如果心电图出现频发性早搏、显著窦性心律不齐，或运动时出现异常心电图，常

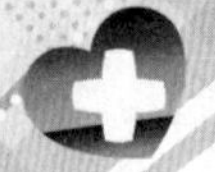

提示有过度训练、过度疲劳或疾患等引起的心肌损害、心功能下降。此时运动员往往会有不良感觉。应做进一步临床检查，调整训练计划，或暂停训练。

定期进行运动负荷试验，如心电图运动应激试验、PWC_{170}、联合机能试验、最大摄氧量、Wingate 无氧功、肌力测试等有助于评定运动效果，及时发现机能不良。PWC_{170}降低、联合机能试验异常等也有助于发现存在的机能不良。

（六）其他

包括利用心理参数、中医手段等。运动训练会影响人的心境，通常适量锻炼会改善心境，而大负荷训练往往出现焦虑、抑郁、易激惹等不良心境。利用心境状态量表（POMS）测评有助于过度疲劳的诊断。另外，我国的中医辩证地对运动疲劳的监控也有一定价值。如过度疲劳可表现为肾阴虚、气阴双虚或脾气虚。

医务监控手段众多，不同的指标作用不同。有些可反映负荷量，有些可反映机能状态，有些可评定疲劳状况等，但目前在区分生理性疲劳和病理性疲劳方面仍无良好手段。整个训练监控指标应根据不同运动项目的特点、训练周期、训练目标、检测条件等进行选择。

第三节　比赛医务监督

运动员比赛时各器官系统多处于较高的负荷状态，为保障比赛顺利进行，获取优异成绩，防止伤害，赛期医务监督十分重要。

一、赛前医务监督

第一，做好赛前的体格检查和身体机能检查。体检的重点是心血管系统和运动系统，必要时可做肝功能、心电图等检查。如有感冒发烧、过度疲劳、心电图异常、心脏病理性杂音、心动过速或有严重外伤未愈等，一般不要参加比赛。对运动系统的一些轻的慢性伤，可在使用有效的治疗手段（如局部封闭等）和防护后参加比赛。

第二，做好防范误服兴奋剂的工作。赛前队员喝的饮料、营养补剂和因病服药、打针，均须经医生确认不含违禁成分才能使用。

第三，做好赛前的场地、器械、运动服装的卫生检查，以及合理安排和调配赛前膳食。

第四，处理好一些特殊问题。比如人工减体重、人工月经周期（需要在医生指导下进行）、调整时差等。

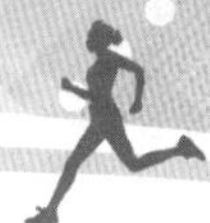

二、赛中医务监督

第一，注意比赛组织安排的合理性（项目间的时间间隔、比赛期间的天气情况、比赛场地的是否符合卫生要求等）。

第二，根据项目特点做好赛中意外伤害的急救。

第三，注意赛中的饮食饮水卫生。

三、赛后医务监督

第一，了解比赛后运动员的身体情况，可以通过简单无创的指标进行检查。如尿的成分、损伤部位的反应、心率和血压的恢复情况等。

第二，消除疲劳，促进体力恢复。保证合理的营养，保证充分的休息等。

第四节　体重控制的医务监督

维持合理的体重对普通人和运动员的健康都十分重要。对于运动员，他们的体重一般是正常的，但为了有利于获取优异成绩，一些项目运动员往往需减轻体重或增重。一些对体形有要求和需完成高难度动作的项目，如体操、跳水、花样滑冰，常需保持较轻体重。一些重竞技项目为了级别优势，赛前也往往需减重。另外，部分运动员为了有利于冲撞或参加大级别比赛，有时又需增加体重。合理控重应以不影响运动能力和健康为原则。不合理控重会损害健康，并使运动能力下降，因此体重控制的医务监督十分重要。

一、运动员减体重

普通人只有身体质量指数或体脂百分比超出正常范围才需减肥，但一些竞技运动项目，往往存在较理想的瘦体重和体脂百分比，因此运动员需控制体重以获取优异成绩。

（一）合理减重的要求

第一，减重应当是减去多余的脂肪和适量水分。

第二，不影响体力和运动能力，保证营养和健康。

第三，减去的重量应有一定限度，尽可能不影响瘦体重。

（二）减重方式及其医学问题

减重方式一般分为：长期控重和快速减重。

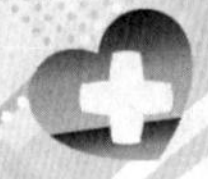

1. **长期控重**

长期控重主要是采用热量负平衡减少体脂，使体重保持在较低水平。基本方式是一方面通过运动尤其是中低强度长时间耐力运动消耗热量，另一方面通过控制饮食来减少热量的摄入，从而造成热量负平衡，使机体消耗体内贮存的脂肪。一般每日亏空 1 000 ~ 1 500 kcal 热量，每周可减 0.9 ~ 1.4 kg 体脂。体操、跳水、蹦床、花样滑冰等项目运动员多采用此方法控重。对于一些重竞技项目运动员在冬训或夏训开始后如体脂百分比超标，在赛前 1 ~ 2 个月可采用此方式控重。

长期过度控制饮食引发的医学问题主要有：生长发育延缓、月经紊乱、初潮推迟、营养不良、精神负担过重、便秘、自我感觉无力等。

2. **快速减重**

快速减重指通过急剧的限制能量摄入、脱水或限制能量摄入结合脱水等方法，在较短的时间内（一周内）主要通过减少水含量减轻体重的过程。具体措施很多，如采用限制饮食/饮水、增加运动、发汗。其中发汗方式主要有两种：一是穿着用橡胶或塑料制作的不透气衣服（即减重服）进行大运动量训练（以跑步等体能训练为主）发汗；二是高温室、桑拿浴、蒸汽浴发汗。研究表明一次桑拿浴可减体重 0.5 ~ 1 kg，丢失氯化钠 3 g。发汗对赛前体重略高于规定体重级别（超重 4% 以内）的运动员，可作为为一种补救方法。重竞技项目运动员如体脂百分比超标，经赛前减重后，如赛前一周体重仍略高于参赛体重时，常用此法。

快速减重的医学问题主要有：脱水、糖原耗竭、体温调节能力降低、有氧和无氧能力降低等。另外，反复升降体重会降低基础代谢率，增加饮食紊乱甚至死亡等危险性。

（三）减体重医务监督

1. **控重的医务监督**

（1）确定运动员自身的理想体重及减体重目标。运动员减体重的一个关键问题是找出“理想”的比赛体重。决定运动员自身理想的比赛体重有一定的难度，但一旦确定了理想体重与体脂百分比，对于现体重是否需要降低，降多少都有参考意义。目前，运动员的理想体重可通过身高、体形、体脂百分比、运动能力综合判定。有人提出所谓运动员理想体重应是：运动员最好成绩时的体重，运动员获得最大力量、速度和耐力时的体重，运动员获得最佳能力时最小体脂百分比时的体重。以下公式可作为参考：允许减体脂量 = 运动员现有体重 ×（现有体脂百分比 - 自身“理想”体脂百分比）/（1 - 最低体脂百分比）。最低体脂百分比一般男性不低于 5%，女性不低于 10%。“理想”体脂百分比则是通过对运动员反复测试或反复观察而取得的，也可参考该项目或级别的适宜体脂百分比。当运动员体脂含量已在最低限时，就不应再减脂肪了，只能有限度地设法减少体内水分。运动员平时应注意把体重控制在上一参赛体重级别左右，最好是将体重保持在不超过本级别体重 3 ~ 4 kg，最高不超过 5 kg。

（2）热量负平衡要合理。训练期间热量负平衡主要是通过节制饮食获得，负平衡要合理。在减体重时，进食的食物减少，容易导致一些营养素的缺乏。为了减少对身体的不良影响，运动员减重时应注意以下几点。

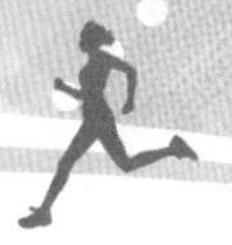

第一，减体重应循序渐进。减体重的过程不可急于求成，如摔跤、柔道等重竞技项目常在赛前一个月或一个半月开始减重。降体重应根据热量负平衡设计减重方案，一般可分为三个阶段进行：第一阶段（开始2周）为准备适应期，食物的供给量为需要量的80%～90%。第二阶段为降体重期，食物供热量为需要量的60%～70%，每周减重宜小于1.5%体重（不超过1.5～2 kg）。第三阶段（赛前1～2周）为降体重的巩固期，使下降的体重不再回升。

第二，减重期间膳食。减体重的目的是减去多余的脂肪，为了不影响身体的运动能力及降低肌肉力量，减重膳食是在控制总热量前提下，供给高蛋白、低糖、低脂肪和充足维生素和矿物质，但不要控制饮水。例如，可以多食用一些牛奶、鸡蛋、蔬菜、水果，尤其可以多吃些蔬菜和水果等热量低，但含维生素和矿物质盐丰富的食物。多吃些蔬菜和水果还有利于减少饥饿感。

第三，减体重期间的疲劳感问题。对降体重期间的疲乏感应及时处理。首先应严格遵循逐渐降重的原则，在减低食物热量供给的同时，注意补充蛋白质、维生素和矿物质，保证睡眠，适当调整运动量。尽量采用少食多餐的进食方式，如由三餐改成五餐有助于减少饥饿感。明显饥饿时可临时提供一些低血糖负荷的水果或食物（如西瓜、西红柿、黄瓜、白萝卜或胡萝卜泥等）以充饥。

第四，纠正偏食，防止吃零食。偏食会导致某些营养素的缺乏，零食会增加热量的摄入，故应当避免。

2. 快速降体重医务监督

（1）快速降体重时减去的重量应考虑赛前称重与比赛间隔时间等具体情况，合理地确定减体重目标。

（2）禁止使用食欲抑制剂、泻药、利尿剂、催吐剂等违禁方法减体重，摒弃使用禁食法快速减体重。

（3）控制饮食和饮水时注意蛋白质、维生素、矿物质的补充，保证充足睡眠。

二、运动员增加体重

运动员增加体重的要求是增加肌肉，而不是脂肪。为了增加体重，能量摄入必须大于支出，一般不运动的人多摄入的热量会转成脂肪储存。为了使增加的体重主要是肌肉，必须在力量训练的基础上结合正热能平衡、高蛋白膳食。力量训练运动项目可选择各种抗阻力量训练进行复合练习，如负重深蹲、仰卧起坐、俯卧撑、推举等。运动强度可选择6～12 RM或70%～80%最大力量，每个动作重复3～6组，每组6～10次，组间休息2～3 min，动作速度中，运动频度则为每周3～4天。一般此时每日多摄入750～1 000 kcal热量，每周平均可增加0.45～0.75 kg瘦体重（每增加1 g体重约需多摄入8 kcal热量）。增长肌肉期间蛋白质摄入可达每千克体重1.5～2.0克/天，但也不要超过每千克体重2.0克/天。不过单纯的增加蛋白质摄入并不能增加肌肉，反而对健康和运动能力有害，如高蛋白饮食可影响糖原储备，增加中老年人患冠心病的风险。通常为了增重，每周增长体重不宜超1 kg。为获得较好效果，力量训练前及力量训练后宜立即补充

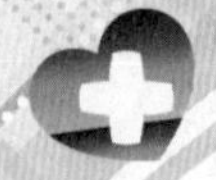

含适量的糖和乳清蛋白的饮料（比如含葡萄糖 34 g，乳清蛋白 32 g，肌酸 5 g），还可在睡前适当补充。另外，增长肌肉期间往往也会伴有少量脂肪增加，因此期间也要注意监测体脂。体脂的增加可在肌肉增长后再减脂。

第五节　特殊环境运动的医务监督

机体在特殊环境如过热、过冷、高原环境中运动时，如无适当防护易导致机体出现内环境紊乱，引发中暑、冻伤、高原病等，因此在特殊环境中运动时需加强医务监督，防范这些病症。

一、热环境与运动

正常人体各部位温度并不相同。机体深部的温度称核心温度，机体表层的温度则称体表温度。生理学上体温指的是平均核心温度。心、脑、肝等脏器各部位温度相差不大，维持在 37 ℃左右。而体表温度一般小于核心温度，且机体各体表部位温度相差较大。从事体育运动时机体最佳核心体温为 37 ℃，骨骼肌温度为 38 ℃，外界适宜气温 15 ℃左右，湿度为 20% ~30% 。

体温是机体产热与散热过程之间的动态平衡结果。机体产热主要来源于内脏中的营养素氧化代谢产生的热以及肌肉做功时产生的热。机体在安静时，主要由内脏器官产热，其中肝脏产热居首。机体在运动或劳动时，肌肉便成为主要产热器官，其产生热量占总产热量的90%左右。在寒冷环境中，靠寒颤加强产热。寒颤是肌肉不随意地节律性收缩，最强的寒颤可使体内产热增加 4 倍。散热则主要通过传导、辐射、对流和蒸发四个途径实现。它们主要受空气温度、湿度、风速、太阳和地面辐射、服装等影响。在环境温度达到或超过皮肤温度和体内温度时，传导、对流和辐射都因为环境温度的升高不能发挥散热作用，蒸发（主要为出汗）成为身体散热的主要方式（每蒸发 1 g 汗可散热 0. 57 kcal)。在高温环境下运动时出汗除受运动负荷影响外，还受空气湿度、风速、机体水分及个体差异影响。当空气湿度大、风速小、机体明显脱水时，发汗也会受阻；对热习服的人发汗能力强，表现为引起发汗与皮肤血管扩张的体温阈值降低，发汗反应潜伏期缩短，发汗量增加，但汗盐浓度明显减少。

热环境下运动主要问题是体内热能蓄积而引发的机体生理或病理变化。一是增加散热调节体温。人体运动时热能代谢可比安静时高 10 ~20 倍，产生的热能一部分用于肌肉工作，另一部分转化为热，使体温升高。运动负荷越大，产热越多，体温越高。如运动负荷过大时，尽管要增加散热，但为了满足工作肌血供需要，皮肤血管反而会收缩，从而导致机体散热障碍，出现高热中暑的情况。二是体液丢失。在热环境中进行大运动量训练时，出汗蒸发是身体主要散热方式。出汗率与热能消耗、运动强度与环境温度正相关。大负荷耐力项目每平方米体表面积每小时排出的汗液可超过 1 L，在这种状况下几小

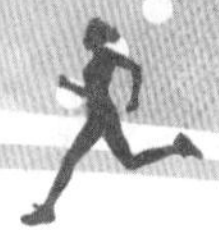

时就会丢失身体中大量水分。水分丢失继而又升高体内核心温度，增加心血管的应激反应，增加糖原利用，改变代谢功能，从而降低有氧运动能力。而进一步大量排汗使血容量明显减少时，可致热衰竭。正常汗液为低渗液，水分占99%以上。通常对热未习服的健康者汗液氯化钠浓度约为0.3%，而对热习服的健康者汗液氯化钠浓度会低于0.2%。但当大量快速出汗时，尤其是未习服者，汗液氯化钠浓度可高于0.6%，因而大量快速出汗可伴大量盐丢失，导致缺盐性脱水，进而易发生热痉挛（见第四章第七节）。三是心血管负担加重。由于散热需要，皮肤血管扩张血流重新分配，心输出量需增加而加重心脏负担。此外，高温也影响中枢神经系统，抑制其功能，对外界反应降低，动作准确性和协调性变差。

在热环境中运动主要引发的病症有高温性水肿、热疹、脱水和中暑（见第四章第八节）。引发这些疾病的危险因素包括外因和内因。外因主要有运动负荷大、高温高湿、穿衣过多等。内因有年龄（儿童和老年人）、体质弱、中暑史、急性胃肠道疾患、上呼吸道疾患、过度肥胖、镰刀状红细胞性贫血、慢性疾病、日光性皮炎、缺乏睡眠等。

（一）高温性水肿

主要是由于高热时周围血管扩张导致远端肢体组织间液积聚所致。多见于进入高热环境但对热尚不适应的普通人，运动员罕见。临床表现为足或手轻度水肿，但并无外伤史。通过抬高和休息可减轻水肿，一般7～14天适应后会自然消失。

（二）热疹（痱子）

主要是由于高温高湿环境下大量出汗，汗液浸渍，汗孔闭塞，汗液排泄受阻，汗液外渗致周围组织发病。热疹多位于颈、躯干、腋下、会阴、腰部。临床表现为成批出现的针尖大小丘疹，周围绕以红晕。伴瘙痒和灼热感，搔抓后可致皮肤破损而继发感染，如毛囊炎、疖。热疹可自愈，但常需数周。洗澡后外用痱子粉或2%鱼石脂炉甘石洗剂，可减轻症状和缩短病程。

（三）运动性脱水

运动性脱水的原因：一是运动时大量出汗；二是水摄入不足，尤其是赛前减重运动员；三是不论在冷热环境，运动时呼吸道黏膜不感蒸发加强，造成水分丢失。

运动性脱水的表现：一般脱水达体重的2%～4%时即为轻度脱水，表现为口渴，心肺耐力受损；脱水达体重的4%～6%时为中度脱水，表现为极度口渴，唇舌干燥，疲乏、头晕头痛、肌肉痉挛、皮肤失去弹性，烦躁不安，肌肉工作能力下降20%～30%；脱水达体重的6%以上时为重度脱水，除上述症状外，还会表现出躁狂情绪，甚至昏迷，循环衰竭。

运动性脱水的防治：应根据脱水程度及时补充液体。一般每丢失1 kg体重需补1～1.5 L液体。预防参见第五章第一节。

在热环境中运动，为防止可能的伤害，需加强医务监督。具体措施包括如下几点。

第一，根据环境温度、湿度等合理安排运动时间。不同温度和湿度时的中暑风险参考图3－1。如有湿球黑球温度测试仪，记录湿球温度（TWB）、黑球温度（TBG）和干球温度（TDB），则可通过计算湿球黑球温度指数（WBGT，其计算公式为：0.7 × TWB + 0.2 × TBG + 0.1 × TDB）来防范热伤害。运动中当 WBGT < 18 时一般不会发生中暑；WBGT 在 18 ~ 23 时为中等危险；WBGT 在 23 ~ 28 时为高风险；WBGT ≥ 28 则为很高风险。当处于很高风险时，一般要变换场所或推迟运动。普通锻炼者若在高温季节运动，通常可在清晨或傍晚进行。

第二，如必须在热环境下运动，则应有适应过程。一般在热环境训练 10 ~ 14 天就可接近机体的热习服。热习服开始几天为了防止过分热应激，应把运动强度降低到 60% ~ 70% HR_{max}，时间也宜短一些，一般不要超过 15 ~ 20 min。热习服期间除应补充充足水分外，每日宜多摄入一些盐（10 g 左右），并注意防止运动员受到中暑等热伤害。一般热习服后停止热环境训练仍可维持 3 周左右。

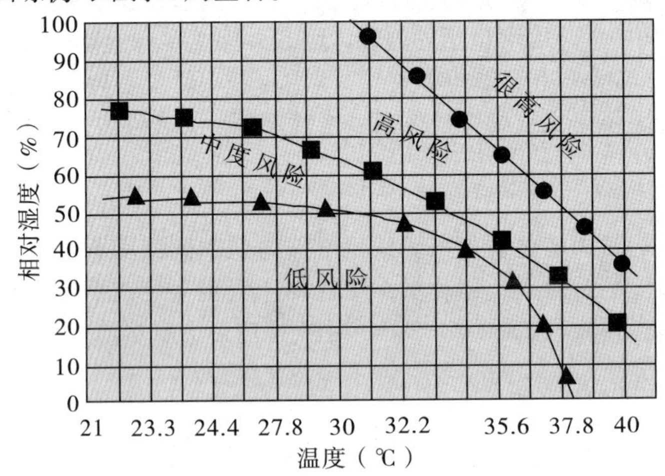

图 3 - 1　不同环境温度和湿度时的中暑风险

（引自 Kulka T J 等，2002）

第三，训练中运动者应尽可能保证休息间隔和体液补充。对于中低度风险一般每隔 20 ~ 30 min 补水一次。对于高风险，要缩短运动时间，增加休息间隔与休息时间，一般每隔 15 ~ 20 min 补水一次。如锻炼时间超过 1 h，最好补充清凉运动饮料。

第四，在湿热环境下运动时服装可尽量减少。高风险时运动要移除护具。

第五，对于既往有中暑史、急性胃肠道疾患、上呼吸道疾患、过度肥胖、镰刀状红细胞性贫血和慢性疾病等的运动者，应加强医务监督或避免在过热环境中运动。

二、冷环境与运动

经常在冷环境中锻炼可以加速机体对寒冷的适应，但如果长时间在寒冷的环境中运动，当散热超过产热时，可导致机体温度降低而引发一系列问题。

冷环境中运动时散热除与气温有关外，还与风速、湿度以及机体适应状况有关，尤其是风速。在大风的冷环境中运动，散热尤其明显，易导致机体低温，产生伤害。多见于长时间滑冰、滑雪、登山、冬泳等运动项目。

低温伤害主要有局部冻疮，进一步低温可致冻伤和全身性低温（或称冻僵）。

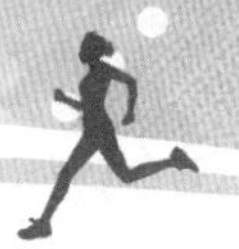

（一）冻疮

冻疮是一种发生于低温环境的末梢部位皮肤局限性、淤血性、炎症性病症。主要原因是长时间暴露于寒冷潮湿环境（多为0～10 ℃）中，加上末梢血循环差所致。抵抗力差、不运动、鞋袜过紧等也可成为诱因。此种损伤与冻伤不同的是组织细胞并未有冻结。临床表现为局限性水肿性紫红斑，按之色退，去压后红色恢复，严重时可有水疱。局部有肿胀感，暖热后瘙痒。多发于手指、脚趾、耳、面颊等暴露部位。治疗措施主要是保暖，用温水清洁，同时外用貂油、蜂蜜、辣椒制剂等促进血循环，如有破损可用抗生素软膏。运动本身有助于防冻疮。

（二）局部冻伤

局部冻伤是指暴露于低温环境致机体局部组织低于0 ℃的急性冻伤。引发冻伤的危险因素主要与低温（多为－20 ℃以下）、高湿、大风等有关。如暴露于－20 ℃且伴有20 km/h的风的环境中，30 min即可造成急性冻伤（见图3－2）。另外，患有动脉硬化、糖尿病、周围血管疾病、甲状腺功能低下等疾患也对发生局部冻伤有重要影响。组织低于0 ℃时局部组织液甚至细胞内液可形成冰晶，破坏组织结构。冻融后局部血管扩张、充血、渗出，血栓形成和微循环障碍又加重损伤。冻伤多发生于末梢血循环较差的部位和暴露部位，如手足、鼻、耳廓、面颊等处。患部皮肤苍白、冰冷、疼痛和麻木。按程度可分四度。

1. 一度冻伤

皮肤浅层被冻伤。局部皮肤初为苍白色，渐转为蓝紫色，继之出现红肿、发痒、刺痛和感觉异常，无水疱形成。约1周后，症状消失，表皮逐渐脱落，愈后不留瘢痕。

2. 二度冻伤

全层皮肤被冻伤。局部皮肤红肿、发痒、灼痛，可于24～48 h内出现水疱。如无继发感染，经2～3周，水疱干涸，形成黑色干痂，脱落后创面有角化不全的新生上皮覆盖，局部可能有持久的僵硬和痛感，但不留瘢痕。

3. 三度冻伤

皮肤全层及皮下组织被冻伤。皮肤由苍白逐渐变为蓝色，再转为黑色。皮肤感觉消失，冻伤周围组织出现水肿和水疱，并伴有较剧烈的疼痛和灼痒。坏死组织脱落后留有创面，易继发感染。愈合缓慢，愈后遗留瘢痕，并可影响功能。

4. 四度冻伤

皮肤、皮下组织、肌肉甚至骨骼都被冻伤。伤部感觉和运动功能完全消失。患处呈暗灰色，与健康组织交界处可出现水肿和水疱。2～3周内有明显的坏死分界线出现。往往留下伤残和功能障碍。

冻伤者应送医院处理。基本治疗目标是迅速复温，防止进一步的冷暴露以及恢复血液循环。冻伤的早期治疗包括用衣物或用温热的手覆盖受冻的部位或其他身体表面使之保持适当温度，以维持足够的血供。快速水浴复温适用于所有冻伤，水浴温度为37～43 ℃。除非有禁忌，止痛剂应在快速解冻时服用，以便止痛。当皮肤红润柔滑时，表明完全解冻了。禁忌用冰块擦拭冻僵的肢体、干热或缓慢复温，这会进一步损伤组织；

禁止受伤部位的任何摩擦。

（三）冻僵

冻僵是指暴露于低温环境致机体核心体温低于35 ℃，又称体温过低。可见于寒冷的野外活动，如野外生存训练、登山，也可见于没有经验的马拉松运动员。冻僵可分为轻、中、重三度。

1. **轻度冻僵**（32～35 ℃）

表现为肌肉震颤、思维混乱、定向障碍、步态不稳、语言不清，心跳和呼吸加速、血压升高，冷性利尿。

2. **中度冻僵**（28～32 ℃）

表现为意识障碍、肌肉僵硬，腱反射消失、瞳孔扩大，心跳、呼吸、血压下降，心律失常。

3. **重度冻僵**（<28 ℃）

表现为昏迷、无寒颤、腱反射消失、瞳孔散大，测不到血压。现场必须立即采取措施防止热量散失，小心转运并复温。可迅速将患者移至温暖环境，脱去湿衣服，用毛毯或棉被包裹身体，送医院进一步抢救。

在冷环境中运动，为防止可能的伤害，需加强医务监督。具体措施包括如下几点。

第一，根据环境温度、风速等合理安排运动。不同气温和风速时冻伤风险可参考图3-2。根据图中的寒冷指数（Wind Chill Index）选择是否运动和运动时间等。

气温（℃）

风速（km/h）	5	0	-5	-10	-15	-20	-25	-30	-35	-40	-45	-50
5	4	-2	-7	-13	-19	-24	-30	-36	-41	-47	-53	-58
10	3	-3	-9	-15	-21	-27	-33	-39	-45	-51	-57	-63
15	2	-4	-11	-17	-23	-29	-35	-41	-48	-54	-60	-66
20	1	-5	-12	-18	-24	-30	-37	-43	-49	-56	-62	-68
25	1	-6	-12	-19	-25	-32	-38	-44	-51	-57	-64	-70
30	0	-6	-13	-20	-26	-33	-39	-46	-52	-59	-65	-72
35	0	-7	-14	-20	-27	-33	-40	-47	-53	-60	-66	-73
40	-1	-7	-14	-21	-27	-34	-41	-48	-54	-61	-68	-74
45	-1	-8	-15	-21	-28	-35	-42	-48	-55	-62	-69	-75
50	-1	-8	-15	-22	-29	-35	-42	-49	-56	-63	-69	-76
55	-2	-8	-15	-22	-29	-36	-43	-50	-57	-63	-70	-77
60	-2	-9	-16	-23	-30	-36	-43	-50	-57	-64	-71	-78
65	-2	-9	-16	-23	-30	-37	-44	-51	-58	-65	-72	-79
70	-2	-9	-16	-23	-30	-37	-44	-51	-58	-65	-72	-80
75	-3	-10	-17	-24	-31	-38	-45	-52	-59	-66	-73	-80
80	-3	-10	-17	-24	-31	-38	-45	-52	-60	-67	-74	-81

注：●线右边暴露2 min可冻伤；●线与★线之间暴露2～5 min可冻伤；★线与▲线之间暴露5～10 min可冻伤；▲线与△线之间暴露30 min可冻伤；△线左边为低风险区。

图3-2 不同气温和风速时机体冻伤的危险性

（引自Environment Canada. Wind Chill Chart，2012）

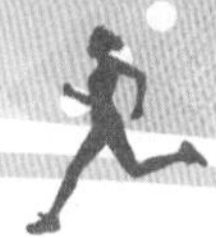

第二，在冬季或在寒冷环境运动时应该注意机体的保暖。服装应适宜，宜根据温度、风速、运动强度、运动时间而调整，注意易冻伤部位使用御寒用具，如护耳、手套等。

第三，锻炼前一定要有足够的热能储备，充足的水分。充分做好热身运动，跑步时注意风速的影响及速度分配。锻炼结束时应及时抹干身体并换上干衣服。

第四，锻炼时尽量用鼻吸气，减少冷空气对咽喉的刺激。

第五，长期身体训练可促进人体对寒冷环境的适应能力，并可改善肢体末梢循环功能。同时有意识地进行适度冷环境适应锻炼，可增加对冷环境的习服。

三、高原训练

高原在地理上指海拔高度超 3 000 m 以上的地区。海拔越高，空气越稀薄，气温、气压、湿度、氧含量越低，且昼夜温差越大，紫外线辐射量越多。不过在运动领域，根据海拔高度，高原分为低高原（海拔 500 ~ 2 000 m）、中度高原（海拔 2 000 ~ 3 000 m）、高度高原（海拔 3 000 ~ 5 500 m）和极高高原（海拔 5 500 m 以上）。通常低高原并不会明显影响有氧能力，但中度以上高原可引发急性高原反应，习服对运动能力至关重要。所谓高原习服是指平原人在高原经数周、数月而产生的一系列生理反应过程，是一种可逆的非遗传性的生理变化，使之能生存于高原环境。习服使机体耐受高原低压、低氧。习服后心率恢复至平原水平，血液中血红蛋白（Hb）、红细胞（Rbc）含量比在平原时增加，乳酸—强度曲线右移。一般海拔 2 300 m 高原约需 2 周习服时间，之后每增加 610 m 约需增加 1 周习服时间。

高原训练是指有目的、有计划地组织运动员在适宜海拔高度（多为海拔 1 500 ~ 2 500 m）地区进行系统专项训练的方法。尤其适用于中长跑、游泳、自行车、划船等耐力项目，不过目前几乎扩展到绝大多数奥运项目。通过高原训练虽然机体习服后可提高 Hb/Rbc 等，但另一方面机体往往难以用平原所能承受的最大负荷训练，因而返回平原后，并非任何项目任何人的成绩都会提高。相反，未习服时高原训练可能诱发高原反应。

初上高原，人体由于低压、缺氧，静息与负荷后心率加快。一般在中度高原安静心率会增加 12 次/min。随着进入高原时间的延长，机体逐渐习服。对高原未习服者快速达到中度以上高原可引发机体体重下降、免疫能力降低、技术动作变形，甚至出现急性高原病。不过急性高原病的发生存在个体差异，活动水平与患有肺疾病等也是重要诱发因素。

急性高原病包括急性高原反应、高原肺水肿和高原脑水肿。

（一）急性高原反应

未习服者短时间内进入中度以上高原 6 ~ 12 h 可发生反应，也可早至 1 h。表现为头痛、乏力、胸闷、心悸、气短、手足发麻、厌食、恶心、呕吐、腹胀、睡眠紊乱等。检查可有口唇发绀、面部浮肿。症状一般 1 ~ 2 天后开始缓解，4 ~ 5 天后消失。缓慢上至高原（即分阶段上升）是预防的最有效方法。

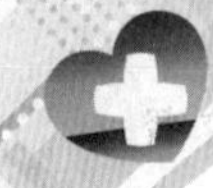

（二）高原肺水肿

多为未习服者短时间内进入海拔3 000 m以上高原后2～4天发生，且多在晚间发病，较少在4天后发病。表现为头痛、胸闷、心悸、乏力、呼吸困难、不能平卧。体检双肺有湿啰音。卧床休息、吸氧与下降高度是最有效的方法，同时找医生急救处理。

（三）高原脑水肿

多为未习服者短时间内进入海拔4 000 m以上高原，常在进入高原1～3天发病。表现为剧烈头痛、呕吐、神志恍惚、抽筋、幻视、幻听，甚至昏迷。应立即下降高度、吸氧，同时找医生急救处理。

高原训练为防止高原反应等，需加强医务监督，具体措施有如下几点。

第一，进入高原前宜体检排除病症，以免诱发高原病。

第二，进入高原前一周可适当服用银杏叶片、复方红景天或复方党参，有助于预防高原反应。

第三，进入高度高原宜采用分阶段上升的方法，在某一高度适应后再进入下一高度。

第四，运动员到达高原后到高原习服之前运动负荷不宜大，尤其是第一周，以免加重高原反应。

第五，膳食宜少量多餐，采用高碳水化合物低盐饮食，习服阶段可适当补充铁剂。注意多饮水，禁止饮酒和咖啡。同时要注意防寒、防冻，预防感冒。

第六，高原训练时身体反应往往较大，通常高原训练持续3～6周后下山。训练期间注意观察运动员的身体反应，加强心率、血压、心电图、血尿常规等生理生化监控以及防止伤病发生；发现问题及时处理，必要时下至安全高度，然后重新缓慢升高。

第六节　运动疲劳消除方法

疲劳是由于活动使整个机体工作能力暂时下降的现象，是机体的一种保护性抑制，能防止机体进一步衰竭。大负荷训练后积极消除疲劳是下一次大负荷训练的前提。目前消除疲劳的手段和方法主要有以下几方面。

一、改善血液循环和代谢

1. 整理活动

整理活动是消除运动性疲劳，促进体力恢复的一种有效的主动恢复手段。一般是在运动结束后即刻进行。其内容主要有：一是慢跑和呼吸体操，目的是改善血液循环，加速下肢血液回流，促进代谢产物的消除。二是肌肉韧带牵伸练习，这种方法对减轻肌肉酸痛和僵硬，促进肌肉中乳酸的清除有良好的作用。

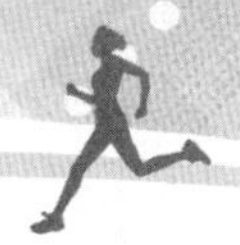

2. 温水浴

温水浴是一种简单易行的消除疲劳方法。训练或比赛后进行温水浴，可以促进人体血液循环，有利于疲劳肌肉的物质代谢。水温以42 ℃左右为宜，时间为10～15 min，勿超过20 min。训练结束半小时后还可进行冷热淋浴。冷水15 ℃，1 min；热水40 ℃，2 min，交替3次。

3. 桑拿浴

桑拿浴是利用高温干燥的环境，使人体大量排汗，从而加速血液循环，使体内的代谢产物能及时排出体外。桑拿浴时间不要过长，在100～120 ℃环境中每次停留5 min左右，反复4～5次，间隔可冷水淋浴10～15 s，或温水淋浴2～3 min。桑拿浴一般不要在运动结束后即刻进行，以免造成脱水或加重疲劳。运动结束后，休息一段时间，补充足够的水和营养物质后再进行桑拿浴，效果将较好。

4. 按摩

按摩是消除疲劳的重要手段。按摩可以改善局部或全身血液循环的状况，促进代谢产物的排除，减轻肌肉酸痛和僵硬，提高肌肉的收缩能力，改善关节的灵活性。按摩在运动前、运动中、运动后均可进行。运动后以消除运动性疲劳为主要目的的按摩时间应根据疲劳程度而定，一般在20～45 min之间。

5. 理疗

利用声、光、电等物理治疗手段可促进血液循环，加速疲劳消除，同时具有治疗损伤的作用。

6. 吸氧

利用高压氧舱吸入高压氧对缓解训练引起的极度疲劳、肌肉酸痛等有明显效果，而且对急性损伤也有良好疗效。

二、调节神经系统

1. 充足的睡眠

充足的睡眠是消除疲劳的基本方法，也是必不可少的体力恢复过程之一。运动员每天的睡眠时间不得少于8～9 h，大运动量训练时还要适当延长，全天训练还应增加2 h的午睡时间。

2. 心理恢复

根据运动员的爱好和具体条件，可以采用疗养、旅游、欣赏音乐等手段来放松运动员的神经系统，对由比赛时精神紧张而引起的疲劳有良好的缓解作用。

3. 其他

如放松练习和音乐疗法。放松练习通过语言诱导使运动员用意念来调动肢体，进而使高级神经中枢得到暗示，放松肌肉，尽快消除疲劳。一般在整理活动结束时或在睡前安排放松练习，效果较好。音乐疗法对消除疲劳也有良好作用。

三、营养、药物手段

人体在运动过程中新陈代谢急剧增加，能源物质被大量消耗，所以运动能力恢复的关键在于恢复机体的能量储备、电解质的平衡、细胞膜的完整性等。一般分为补充能源物质和补充调节物质两种。

1. **营养物质补充**

运动中各种营养物质消耗增加，运动后及时补充有助于消除疲劳、恢复体力。如糖、蛋白质、维生素、电解质、水均需要充足补充。

2. **中医药调理**

我国传统的中医药在寻求能提高运动员体质和运动能力，尽快消除疲劳，无违禁成分、无副作用的药物和食物方面具有独特的优势。目前运用中医药抗运动性疲劳主要采用健脾益肾、抗疲劳专用方剂和药物型运动饮料等。例如，增加骨骼肌糖原含量的“四君子汤”；提高血红蛋白、增加耐力的“复方生脉饮”；抗疲劳、耐缺氧、耐寒冷的“复方党参液”；增强抗应激能力、抗疲劳的“益肾口服液”以及“复方丹参”等。

第七节 兴 奋 剂

现代竞技运动由于荣誉和金钱的诱惑常使得某些运动员采用不健康的增进运动能力的各种辅助性手段去赢得比赛。运动中增进运动能力的辅助性手段包括提高运动能力的药物手段、生理手段（如自我输血）、心理手段、先进的运动设备器具、营养补充剂五大类。其中提高运动能力的药物、生理手段多被作为不健康手段——兴奋剂而被禁止使用。

一、兴奋剂概述

国际奥委会规定“某些基于药理作用能使身体机能超常提高的药物，尽管这些药物是治疗所必需的，也应看作兴奋剂，在比赛中严格禁用”。后来，兴奋剂不仅限于药物，还包括非常规方法摄入或非正常量摄入体内的生理物质，实际上是对违禁药或方法的统称。使用兴奋剂是指运动员使用任何形式的药物或者以非正常量，或通过不正常途径摄入生理物质，企图以人为的和不正当的方式提高比赛成绩。

兴奋剂英文为“Dope”，原义为“供赛马使用的一种鸦片麻醉混合剂”。兴奋剂主要始于19世纪下半叶，之后陆续出现了在比赛中因使用药物而中毒甚至死亡的事件。但因运动员抵抗不了提高运动成绩的诱惑，滥用兴奋剂现象有增无减，直至1964年国际奥委会才在东京奥运会上进行了小规模的兴奋剂检测。从1968年墨西哥奥运会开始，反兴奋剂逐渐走向正轨。从1968年的8种禁药，到目前单禁药就200多种，且每年都在不断更新。

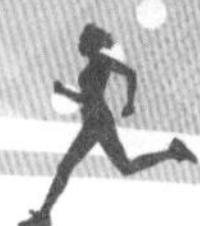

二、兴奋剂种类

根据2014年世界反兴奋剂组织（WADA）公布的清单，兴奋剂种类包括禁用药、禁用方法和特定项目禁用药。

（一）禁用药

第一类，蛋白同化制剂。所有的外源性、内源性合成类固醇及其他蛋白合成制剂，如睾酮。

第二类，肽类激素、生长激素及其类似物。所有这类物质皆禁用，如促红细胞生成素、缺氧诱导因子、黄体生成素、促皮质激素、生长激素、胰岛素样生长因子-1。

第三类，β_2受体激动剂。除指定部分可用于吸入治疗外，其他皆禁用，如克伦特罗。

第四类，激素及代谢调节物。芳香化酶抑制剂、雌激素受体调节物、生长抑素抑制因子、胰岛素及过氧化物酶体增殖物激活受体δ（PPARδ）激动剂等。

第五类，利尿剂及其他掩蔽剂。利尿剂及增加血容量物质，如速尿、甘露醇。

第六类，刺激剂。包括指定的和一些非指定的刺激剂，如苯丙胺、可卡因、尼可刹米、咖啡因、士的宁。咖啡因、甲基麻黄碱、麻黄碱并不禁用，但它们在尿中的浓度不能超标；局部使用肾上腺素或与局部麻醉药联合局部应用也不禁止。

第七类，麻醉止痛药。指定的海洛因、吗啡、杜冷丁等为禁药。

第八类，大麻素类药。天然和人工合成的大麻素类禁用。

第九类，糖皮质激素。口服、静脉注射、肌肉注射、直肠给药禁用。

其中，第一至第五类药物比赛时和平时训练时皆禁用，第六至第九类药物比赛时禁用。另外，政府尚未批准的任何用于临床治疗的药物（如尚在研发或临床试验中）或虽政府批准但仅能用于兽医的药物也属禁用药。

（二）禁用方法

第一，篡改血容量和血液成分。包括血液兴奋剂及其他增加氧的摄取、转运、释放的方法等，如自我输血。

第二，采用篡改欺骗手法改变样本。包括在兴奋剂检查过程中篡改或企图篡改样品的完整性和有效性的行为，如导尿、替换尿样或使用某些药物；在6 h期间内，静脉输液或静脉注射剂量超过50 mL，但在医疗机构进行的合理治疗或临床检查过程中的正当使用除外。

第三，基因兴奋剂。指以非治疗为目的而采用基因工程技术将基因、基因成分或细胞转入机体企图提高运动能力的方法。

（三）特定项目禁用药

第一类，乙醇。仅特定项目比赛时禁止，如空手道、摩托艇、射箭、空中运动。

第二类，β-阻断剂。仅特定项目比赛时禁止，如射箭/射击（赛外也禁用）、高尔夫、台球、飞镖、滑雪、空中技巧等。

三、禁用药物的危害

1. 蛋白同化制剂

多集中在速度力量性项目使用，如举重、短跑、健美、摔跤、柔道、投掷、自行车、游泳和橄榄球等。此类药在运动中可增加肌肉力量，促红细胞生成，使肌糖原储量增多，增强攻击性，以及加快疲劳恢复等。其危害主要有以下几方面。

第一，破坏内分泌和生殖系统。女性和男孩出现男性化症状，如多毛、痤疮、长胡须、月经紊乱（女）、声音变粗，进一步还可致秃头、阴蒂肥大（女）和不可逆的声音变粗。男性长期服用，会导致阳痿、睾丸萎缩、抑制精子生成，诱发前列腺疾病。

第二，损害肝功能。长期使用合成类固醇造成肝细胞破坏，血清谷丙转氨酶、碱性磷酸酶等指标升高。

第三，诱发心血管系统疾病。长期使用合成类固醇可引发心肌病变、心脏扩大、心律失常，使体内糖、脂质、蛋白质代谢异常，血压升高，血液中高密度脂蛋白减少，低密度脂蛋白增多，从而增加心血管疾病发病率。

第四，合成类固醇使用后肌肉体积重量增加较快，而肌腱韧带等组织并没有相应地增强和加固，且肌腱韧带弹性较差，易引起运动员剧烈运动时肌肉与韧带和肌腱之间的张力承受度差异，从而造成肌腱与韧带撕裂断裂，甚至撕脱性骨折。

第五，心理行为异常。大剂量服用会引起发怒、暴力倾向以及精神障碍。

2. 肽类激素、生长激素及其类似物

这类激素的代表药为生长激素类与促红细胞生成素，前者可促进肌肉生长，降低体脂，促进骨骼肌肉损伤愈合，后者可增加有氧能力。主要危害有如下两个方面。

第一，生长激素类副作用主要有引发过敏反应、继发性糖尿病、肢端肥大、高血压、心脏病，增加体脂，关节韧带易损伤。

第二，促红细胞生成素副作用主要有使血流缓慢，引发高血压、心脏病、血栓形成、中风、肺栓塞，其他包括引发心悸、皮疹、恶心和铁缺乏等。

3. β_2受体激动剂

这类药临床上主要用于治疗哮喘。在运动中使用这类药主要是促进肌肉肥大，减少体脂。主要危害是焦虑、颤抖、头痛、血压升高、心律失常等。

4. 激素及代谢调节物

此类药中芳香化酶抑制剂、雌激素活性调节物可通过增强雄激素作用而增加运动能力，生长抑素抑制因子可促进肌肉肥大，而过氧化物酶体增殖物激活受体 δ（PPARδ）激动剂可增加有氧耐力。主要危害包括糖脂代谢异常，增加心血管疾病患病率，骨质丢失，关节痛、皮疹、胃肠功能紊乱等。

5. 利尿剂及其他掩蔽剂

这类药通过在短时间内增加排尿来减轻体重，有利于重竞技项目参赛级别以及马术、体操等项目，还可以利用它的强排泄能力掩饰其他的兴奋剂。主要危害是导致水电解质

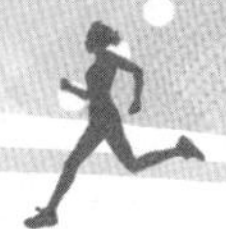

紊乱，引发肌肉痉挛、心律不齐等。

6. 刺激剂

这类药主要包括中枢神经、精神刺激剂和兴奋心血管系统药物。前者在运动中由于对中枢的兴奋和刺激作用，可提高机体的运动应激性，在一定的条件下和一定的程度上对人体运动的力量、速度、耐力和灵敏性有增强作用；后者可以增强心肌收缩力和肌肉爆发力，缩短反应时，促进脂肪的利用，节省糖原。主要危害有如下几方面。

第一，导致过分激动，颤抖，焦躁不安或精神失常，失眠，动作不协调，抽筋、痉挛。

第二，血压升高、增加心肌应激致心律不齐，冠状动脉痉挛和心肌缺血；血糖降低；在热湿高温环境可引发心力衰竭。

第三，刺激剂具有成瘾性，停止使用后还会出现戒断综合征。

7. 麻醉止痛药

运动中主要利用其镇痛作用，减轻运动中因创伤所引起的疼痛。主要危害有如下几方面。

第一，降低运动员机体的损伤预警系统，造成运动员在运动中盲目地承受过大的负荷强度，从而诱发机体产生更严重的伤害。

第二，能引起服用者的幻觉或错觉，使服用者做出超越自己能力范围的动作，或者造成机体损伤，或者过分消耗体能，导致后来的运动能力下降和身体的虚弱。

第三，具有成瘾性，停止使用后还会出现戒断综合征。

8. 大麻素类药

运动中主要利用其能够放松紧张的精神及镇痛的作用。主要危害如产生幻觉，亢奋、焦点、恐慌；损害学习、记忆能力；具有成瘾性，停止使用后还会出现戒断综合征。

9. 糖皮质激素

促进糖异生、脂肪分解为运动提供能量，另外也有抗炎止痛作用。主要危害如产生高血压、高血脂、低血钾，尿糖升高，骨质疏松，诱发或加重感染或使体内潜在的感染病灶转移，造成消化性溃疡。

四、兴奋剂监控

运动训练中要重视兴奋剂规定，避免误服成为无辜受罚者，尤其是我国的一些中药或中成药可能含有违禁成分，要高度重视。当然运动员在运动训练时可以使用一些营养补剂，如支链氨基酸、β羟甲基丁酸（HMB）、谷氨酰胺、左旋肉碱、牛磺酸、1,6－二磷酸果糖、肌酸等，尤其是大负荷运动消耗一些营养成分后，适当补充有益于运动和健康。但过量补充多无额外益处，同时也要注意目前一些营养补剂可能含有兴奋剂成分，造成误服兴奋剂。另外，治疗用药必须经过队医批准，赛前、赛中、赛后饮料选择也不可忽视，以防误服。

第八节 时 差 反 应

随着交通工具的现代化与国际体育活动交往日益频繁，运动员经常在很短时间到达距离很远的另一城市，于是出现了时差问题。例如北京与伦敦时差为8 h。当运动员中午12点从北京起飞，经8 h到达伦敦，那北京时间为晚上20点，而伦敦却是中午12点。这种跨时区所致的生物节律紊乱引发的运动员非特异性的不适症状，损害运动能力的现象，称为时差反应。

时差反应是由于外部的光暗循环与机体内在的生物钟不同步所致。每个人体内都有一个生物钟维持每日的睡眠、觉醒以及生理和心理参数的节律性变化。正常每日的生物钟周期为24～26 h。一天最多可以缩短60～90 min，或者加长60～120 min。如果时差大于3 h往往就易引发机体对作息时间的不适应，即产生时差反应。另外，时差反应也与飞行方向、年龄、饮食、个体差异、到达目的地时间有关。通常向西旅行（生物钟加长）的时差反应要比向东旅行（生物钟缩短）的反应小，即一般的人向西飞行时适应快，但习惯于早睡早起的老年人及晚上睡眠迟的人由西向东飞行时适应快。飞行途中高碳水化合物饮食有助于睡眠，而到达目的地后采用高蛋白低碳水化合物饮食有助于觉醒。到达目的地后相对较早迎接新的一天（太阳升起）易于较快适应。

时差反应的常见症状主要有精神不能集中、萎靡、头晕、头痛、疲乏、食欲不振、睡眠紊乱、运动能力下降等，需较长时间（3 h以上）跨区飞行。为了减少时差反应，可采用以下方法。

第一，赛前尽早到达目的地。一般向东飞行每跨一个时区提前一天，向西飞行每跨一个时区提前0.6天。

第二，动身前预适应。动身前一周，适当改变作息制度，将睡眠时间每天提前或推后2 h，就餐时间尽可能与目的地就餐时间相一致，以便到达时尽可能同步。

第三，跨10个时区以上时，最好选择由西向东飞行。

第四，到达目的地后，尽量在白天清醒，晚上入睡。另外，可在每天不同时间或者接受强光，或者避免光照。一般来说，从东到西旅行，接受傍晚时光照为佳；而从西向东旅行，则适宜接受清晨光照。但对于跨越8个以上时区的西向旅行，头两天则应避免傍晚光照。

第五，到达后清晨可饮用咖啡等提神饮料，但要注意有些对咖啡因敏感的人可能会因此影响夜间睡眠。

第六，必要时可用药物，如褪黑色素、镇静安眠药。如到达目的地第一天和第二天晚上睡眠30 min前，各口服3 mg褪黑色素片剂，第三天晚上服用1.5 mg褪黑色素片剂，第四天和第五天晚上各服用0.75 mg褪黑色素片剂，然后停用。

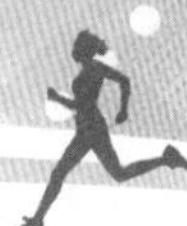

第四章 运动病症

运动病症一般指因机体对运动应激因子不适应或运动安排不当等造成体内功能紊乱所出现的一类疾病、综合征或机能异常。这些病症中运动可能是主因，即运动性病症；也可能是诱因，即运动相关病症。常见的运动性病症有过度训练、过度紧张、运动性晕厥、运动性贫血、运动性胃肠道症候群、运动性血尿、运动性低热、运动性月经失调、运动性哮喘、运动性视网膜剥离症、运动性头痛等；而运动相关病症有运动肌肉痉挛、运动中暑、运动猝死、感染、低血糖、过度换气综合征、自发性气胸等。

第一节 过度训练

过度训练指由于运动负荷与机体的功能能力不相适应以致疲劳连续累积而引起的以运动成绩下降为特征的一系列功能紊乱或病理综合征。过度训练一般可分为短期过度训练和长期过度训练。短期过度训练指短期大负荷训练（多为1~3周）后躯体疲劳，运动成绩暂时下降或不升，但随后经数天休息或1~2周减量调整，成绩提高或恢复，又称为过度疲劳（Overreaching），它是生理性疲劳向病理疲劳过渡的阶段。长期过度训练是在过度疲劳基础上进一步发展成为病理性功能紊乱，往往需数周（>2周）甚至数月调整才能恢复正常，又称为过度训练综合征。

一、原因和机理

（一）过度训练的原因

过度训练主要与训练安排不合理有关，其中运动量或强度增加过快、运动过频、比赛过多，超出机体恢复能力或恢复不足是过度疲劳的主因。各种非运动应激，如心理社会因素应激（如情感挫折）、训练单调、生活方式紊乱（如饮食睡眠紊乱、膳食不当）、运动环境变化（如气候、季节变化、高原训练、异地转场训练）以及感染在过度训练综合征中也是重要原因。

另外，过度训练与年龄、性别、健康状况、性格、心境状态、运动成瘾等内因也有一定关系，尤其是健康状况不良却未及时调整训练内容和运动量，或病后未完全康复即投入大负荷训练。

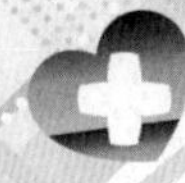

（二）过度训练的机理

超负荷训练作为一种应激原，不仅打破局部组织自稳态，而且打破机体神经内分泌免疫系统自稳态，随后造成生理疲劳。但通常经恢复—应激—恢复后可刺激机体在更高水平重建自稳态，呈现出适应性，结果是消除疲乏，相同负荷后应激反应降低，运动成绩提高。否则，超出机体的适应能力而反复应激，则机体可持续疲乏，成绩下降，呈现慢性不良全身适应综合征，甚至是应激衰竭，导致过度训练（见图4－1）。

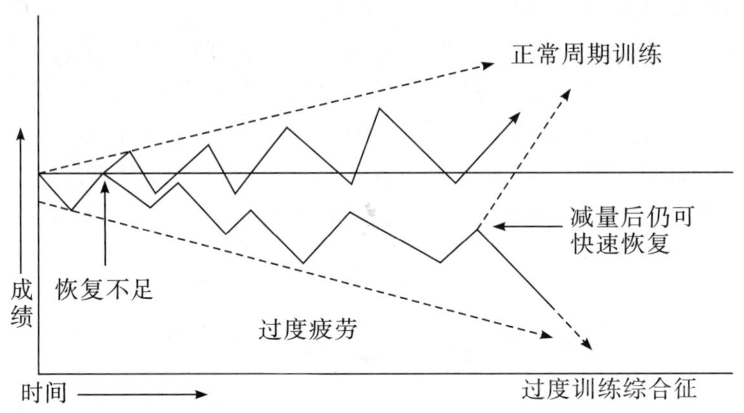

图4－1　过度疲劳与过度训练综合征时运动成绩与恢复的关系

（基于周期训练理论，引自 Hawley C J 等，2003）

【知识扩展】

过度训练机制仍不完全清楚，目前主要有糖原耗竭假说、中枢疲劳及氨基酸失衡假说、下丘脑—垂体—靶腺轴调节紊乱假说、自主神经功能紊乱假说、谷氨酰胺假说（免疫功能紊乱）、氧化应激假说、炎症和细胞因子假说，其中以炎症和细胞因子假说较受关注。

二、临床表现

过度训练除表现为运动时疲乏感、不明原因的运动成绩或运动能力下降外，主要还表现在以下几方面。

1．神经精神系统

精神不振、反应迟钝、动作不协调、无锻炼欲望、记忆力下降、睡眠紊乱（入睡困难、多梦、易醒、睡不醒）、焦虑、抑郁、易激惹，甚至盗汗、耳鸣等。

2．心血管系统

心悸、气短，心前区不适，静息心率或晨脉、血压升高或不正常降低。

3．消化系统

食欲不振、恶心、呕吐、腹胀、腹泻或便秘等。

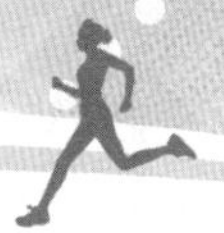

4. **其他系统**

体重下降（超过正常体重的1/30），低热，头痛，易于感冒和受伤；男性可有遗精增加，女性可有月经紊乱或闭经。另外，骨骼肌肉系统往往出现局部劳损，如疲劳性骨膜炎、肌腱炎及肌肉酸痛等相应表现。

过度训练早期一般无特异症状，主要以神经精神系统表现为主，进一步发展则可出现运动负荷不大却立即疲乏现象，并逐渐出现多个系统器官功能障碍的征象。

【知识扩展】

过度训练综合征临床上根据症状进一步分为两种类型：交感型（也称巴塞多型或经典型）和副交感型（也称艾迪森型或现代型）。交感型以内源性交感活性升高为特征，表现为安静时心率和血压升高，失眠，易激惹，食欲降低，瘦体重减少，运动后心率恢复慢，其原因可能与训练负荷过大，同时又有过多非训练应激因素有关，多见于力量项目、速度项目、集体项目。副交感型则是以内源性交感活性降低为特征，表现为安静心率和血压偏低，睡不醒，抑郁，运动中易低血糖，运动后心率、血压下降快，其原因与运动量过大持续运动应激有关，多见于耐力项目。该型可能是交感型进一步发展所致。

三、检查

1. **一般血生化检查**

静息生化参数如血红蛋白降低，血液白细胞计数升高或偏低，血尿素、血清肌酸激酶等升高，尿检可有血尿或蛋白尿。

2. **神经内分泌免疫参数**

血游离睾酮与皮质醇浓度比值下降（ >原始值的30%），血浆谷胺酰胺/谷氨酸浓度比值下降（ <3.58），唾液免疫球蛋白A（Ig A）降低，尿儿茶酚胺排出量增加等。

3. **运动负荷试验**

亚极限负荷心率、吸氧量升高，最大心率、最大吸氧量下降，负荷后心率恢复慢；心血管联合机能试验异常，多呈梯型反应。最大运动专项能力下降。最大负荷状态下血糖或血乳酸浓度与自觉劳力分级（RPE）比下降。二次极限递增负荷试验（隔4 h），过度训练综合征患者在第二次最大负荷试验后血浆促肾上腺皮质激素、催乳素反应降低。

4. **心电图等其他检查**

心电图检查多有心律失常、T波改变等。其他检查可有卧立试验异常、体位性低血压，心境状态量表（POMS）评分异常等。

四、诊断

过度训练尚未有一种特异的、灵敏的和简便的诊断方法。大多指标仅反映疲劳状态，并不能有效区别过度疲劳和过度训练综合征。目前主要根据临床表现、运动史、运动负荷试验与心境状态测试等进行初步判定，然后减量2周再根据运动负荷试验与心境状态

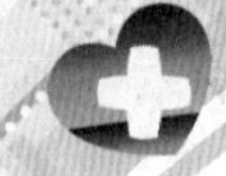

变化等判定。

五、防治

关键在于早期发现，及时处理。处理的重点是消除病因，调整训练或改变训练方法以及对症治疗。当提示有过度训练时，必须改变训练计划，积极调整运动量，控制运动训练的强度和时间，减少速度和大强度的力量练习，减少高难度的动作和专项训练；保证充足的睡眠，增加积极性休息时间，积极从事康复性医疗体育活动（如太极拳、气功、温水浴、按摩等），加强营养，多吃新鲜蔬菜和水果。必要时辅以药物，如复合维生素B、维生素E、维生素C与中草药，如人参、刺五加、田七、黄芪等。过度训练预后多良好，轻者2～3周可治愈，较重者需2～3个月或以上。病愈恢复训练时要逐步增加运动负荷及运动强度，以防复发。过度训练预防措施主要有如下几点。

1．科学地安排训练，合理放松休息

预防过度训练的最好方法是遵循科学的周期循环训练程序，专项练习中注意交叉训练，合理设置训练目标。在训练周期中要科学地安排大中小运动负荷。一般来说，每日上下午训练宜隔4～6 h以上；大强度训练1天或2天后，应安排相同时间的较轻松的有氧训练；同样地，1周或2周的大强度训练后应安排1周强度较小的运动训练作为调整。

2．合理补充营养，保证充足睡眠，避免感染

大负荷训练期间应特别注意补充营养和摄取充足水分，保证充足睡眠，采用多种措施积极消除疲劳，避免上呼吸道感染。

3．加强运动员的自我监控

运动员应该每天记训练日记，这是运动员自我预防过度训练的简易方法。训练日记的内容主要包括训练安排（距离、时间及强度等）、自我评价（疲劳、睡眠、食欲和不适感等）、压力或不愉快的原因以及伤病等，同时宜定期监测心境状态与简易生理生化指标，以便及时调整负荷。此外，在不同疲劳阶段，随疲劳程度由生理疲劳到过度疲劳再到过度训练综合征不断加深，气血脏腑失调必然存在一定的传变规律，利用中医辩证有助于及时发现过度训练。

第二节　过度紧张

过度紧张是指运动过程中由于一次性的运动负荷过大，或伴心理压力、环境刺激，超过了机体的承受能力而产生的一类急性功能紊乱或病理现象。不同于发生在赛前或赛后（意外成功或失败）的心理紧张，过度紧张常在剧烈运动或比赛时临近终点或运动后短时间内发生，多见于中长跑、马拉松、自行车、足球、划船等项目。

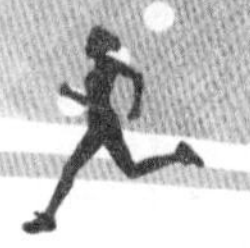

一、原因和机理

（一）过度紧张的原因

训练或比赛负荷过大或过于剧烈是主要原因，尤其是训练水平低、比赛经验少的新手或因伤病中断较长时间后迅速投入大负荷训练或比赛。其次是精神过度紧张或心理社会因素，如紧张的竞赛气氛、沉重的思想包袱。此外，疲劳、饥饿、疼痛、高温脱水、过冷、缺乏睡眠等因素也是重要诱因。

（二）过度紧张的机理

主要是剧烈运动，再加上心理与环境等刺激时，机体不能耐受，从而导致机体过度强烈的急性应激反应，进而引发各种类型的急性病症，如虚脱、应激性胃肠功能紊乱/溃疡、应激性心律失常或心肌损伤等。强烈的急性应激反应可通过血管减压反射致血管舒缩障碍导致血压快速下降而出现虚脱症状（详见本章第三节）。急性应激时交感神经过度兴奋，大量儿茶酚胺分泌可致应激性胃肠功能紊乱或应激性溃疡（详见本章第五节）。另外，急性应激反应时大量儿茶酚胺等的分泌，植物神经系统平衡失调以及水电解质酸碱平衡紊乱等也可致心律失常、冠状动脉或脑血管痉挛，甚或直接造成心肌损伤，对原有心肌损害或冠脉结构异常者可诱发运动猝死（详见本章第九节）。

二、类型和临床表现

过度紧张并非独立病症，根据临床表现主要有以下几种类型。

1. 单纯虚脱或晕厥型

多发生在中长跑等剧烈运动/比赛临近终点甚或冲过终点时，尤其在训练水平不高或已停训练一段时间突然参加比赛的运动员。高温、脱水、饥饿、心律失常等常是重要诱因。临床表现为体力不支，没有帮扶多不能站立或行走，甚或晕倒（晕厥），多伴头晕眼花、脸色苍白、恶心或呕吐，四肢发凉，出冷汗，心悸等征象。

2. 应激性胃肠功能紊乱和应激性溃疡

多见于中长跑、马拉松等运动项目。应激性胃肠功能紊乱主要表现为在剧烈运动中或运动后短时间内出现恶心、呕吐、上腹不适、腹泻、便意以及头痛、头晕、面色苍白等症状，呈虚弱状态。体检腹部有轻压痛，脉搏可稍加快，血压大多正常。应激性溃疡者则有黑便或大便隐血试验阳性，甚至呕血或呕吐咖啡样物。

3. 应激性心律失常和心肌损伤

多见于原有心肌损害或冠脉结构异常者。主要表现为运动期间或运动后出现头晕、眼花、面色苍白或心悸、胸痛、呼吸困难、紫绀、呕吐，甚至意识丧失等急性心功能不全症状，或表现为虚脱、晕厥，极少数人可出现心源性运动猝死。体检可见脉搏增快且细弱或节律不齐，血压下降等。

4. **应激性脑血管痉挛**

多见于患有脑血管先天畸形、动脉粥样硬化、高血压和颈椎病的运动员及教练员。表现为运动中突然发生一侧肢体麻木，动作不灵活或僵硬，同时伴有头痛、眩晕、恶心、呕吐等症状。

三、防治

（一）现场处理

第一，虚脱或晕厥时宜立即平卧，脚抬高 30 ~ 50 cm，可适当饮用温热水或咖啡。轻者平卧位休息片刻后就会逐渐好转；重者可给予吸氧等，有时需休息 1 ~ 2 日才能完全缓解。好转后应注意寻找原因，尤其要注意有无心血管疾患。

第二，应激性胃肠道功能紊乱，尤其是有应激性溃疡者宜暂停专项训练，休息观察，并送医院给予相应处理，进食流质、半流质和软食；一般 1 ~ 2 周内可恢复训练。

第三，心功能不全时半卧位，给予吸氧、保持呼吸道通畅，注意保暖，点掐内关、足三里；如有意识丧失则可平卧，点掐人中、百会、穴位、合谷、涌泉等急救穴，并迅速送到附近医院做进一步处理。如有呼吸心跳停止则应立即进行心肺复苏。

第四，脑血管痉挛表现者主要是平卧，保持呼吸道的通畅，并送医院进行检查，以便发现脑血管是否有病变。

（二）预防

第一，做好身体检查。患有各种潜在性疾病（心脑血管、消化系统疾病等）与急性病症不应参加激烈运动或比赛。避免疾病初愈或未完全恢复就参加大负荷运动或比赛。

第二，遵守循序渐进训练原则。运动量由小到大，运动强度由弱到强，并针对不同年龄、不同项目与运动员参加训练时间的长短来制定个体化训练计划和方案。

第三，调整心态，树立正确的荣誉观和责任感。不过分追求比赛分数和成绩，排除个人的心理杂念，多考虑技术和战术的发挥。

第四，避免疲劳、饥饿、饮酒、过热、过冷、睡眠不足以及使用血管扩张剂、利尿剂与降压药等时参加激烈运动。比赛前注意合理安排膳食。长距离耐力运动在运动前宜摄入足够水分，运动中及时补充运动饮料，如存在热应激则应给体表降温等。运动后避免突然停止运动，避免马上热浴等。

第五，加强自我监督及训练时的医学观察。

第三节 运动性晕厥

晕厥是由于一时性广泛脑供血不足而导致的暂时性意识丧失状态，发作时肌张力丧

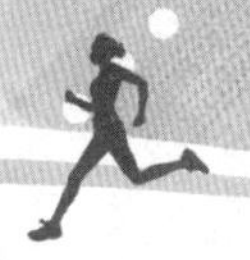

失而不能维持自主体位。不同于癫痫、昏迷、脑震荡、休克等意识丧失，晕厥具有发生迅速、短暂、自限性，无脑外伤并且能完全自主恢复意识的特点。运动晕厥指在运动中或运动后即刻发生的晕厥。其中，运动为主因引起的在运动中或运动后即刻发生的良性晕厥称为运动性晕厥。

一、原因和机理

晕厥的直接动因是低血压引发的脑供血不足，具体原因十分复杂。运动晕厥可分为运动性晕厥、心源性晕厥和其他运动相关晕厥。

（一）运动性晕厥

属神经介导的反射性晕厥，致血管舒缩障碍，又称血管减压性晕厥或单纯性晕厥，皆在站立位或坐位（如划船项目）时发生，预后良好。

运动性晕厥多在激烈动力性运动尤其是中长跑剧烈运动后，突然停止运动时诱发，此时又称为重力性休克。重力性休克的原因是下肢剧烈运动后突然站立不动，原本扩张的骨骼肌（工作肌）静脉血管突然失去肌肉泵的挤压，血液聚集在下肢不能及时返回心脏，但具体机制尚不清楚。目前认为的可能机制有两种：一是停止运动时回心血量减少，心室代偿性强烈收缩造成空排效应，从而激活左心室压力感受器，通过心血管减压反射迅速使心跳减慢和周围血管短暂扩张导致血压快速下降。二是激烈运动时交感缩血管神经张力增加，可耗竭其储备。当回心血量突然减少时，虽然心肺压力反射减弱，却无法显著上调交感缩血管神经张力，继而妨碍动力性运动后系统血管阻力增加，引发短暂的直立性低血压即直立性不耐受。重力性休克多有数十秒短暂前驱症状，心率偏低或正常。

运动性晕厥少数也可在运动期间，或临近终点甚或过了终点时发生。原因可能是运动负荷相对过大，大量肾上腺素分泌，左心室收缩过于强烈，过度激活左心室压力感受器，反射性致交感缩血管神经张力减低，非工作血管床不恰当的扩张致运动时血压突然快速下降引发晕厥。此时运动晕厥时心率反应多正常。

（二）心源性晕厥

多见于原有心律失常或各种心脏病（如肥厚型心肌病、冠脉畸形、心肌炎、特发性长 QT 综合征）者参加过大负荷运动导致心功能障碍，心输出量减少或不恰当的血管扩张反应而致运动低血压。通常心脏供血暂停 3 s 可发生先兆晕厥，5 ~ 10 s 发生晕厥，15 s 以上可出现晕厥和抽搐。心源性晕厥常在运动结束之前出现，晕厥前可无不适或有头晕、胸痛、呼吸困难等不适，晕厥可在任何体位发生。心源性晕厥有时可引发运动猝死，因此是致命性晕厥。

（三）其他运动相关晕厥

运动期间主要有以下几种类型。

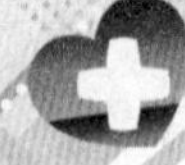

1. **单纯性晕厥**

即迷走反射性晕厥，在站立位或坐位发生，是非运动性晕厥最常见原因，女性多于男性。其原因多为精神过度紧张、激动（比赛意外成功或失败）、恐惧、剧痛、晕血等，而天气闷热、空气混浊、疲劳、空腹、失眠等情况促使晕厥更易发生。此型多有数分钟短暂前驱症状，心率偏低。

2. **胸内压和肺内压增加所致晕厥**

属神经介导的反射性晕厥，预后良好。多见于举重、拔河等项目。其机理是吸气后突然憋气或剧烈咳嗽时，胸腔内压力增加所致，具体机制尚不清楚。一般认为可能是胸内压增加后妨碍上下腔静脉回流，使心输出量减少，致脑供血不足。此型晕厥多无前驱症状，晕厥时心率常减慢。

3. **直立性低血压（或称体位性低血压）晕厥**

预后良好，多发生于较长时间水平位或蹲位后突然站立（如游泳后突然上岸），或者大负荷运动及举重等力量运动后坐下又突然起身，或者长时间站立不动，尤其是疲劳者、体弱者在炎热的气温下脱水更易诱发（即热晕厥）。其机理是下肢肌肉与静脉张力低，血液蓄积于下肢，由于自主神经功能失调，体内血液重新分布的反应能力下降，回心血量明显减少，引起直立性血压显著下降。此型晕厥多无前驱症状，晕厥时心率多正常。

【知识扩展】

运动中低血糖、过度换气、过度紧张或患有心脑血管疾病等也可引发晕倒或意识丧失现象，而且可在任何体位（包括水平位）发生。如长时间激烈运动可诱发低血糖，表现为头晕、眼花、乏力、饥饿感、出冷汗、心慌、恶心、肌肉颤抖、视野减少、神志恍惚，甚至晕倒。过度换气（如游泳时过度换气、举重前为闭气做准备而过度通气、比赛时紧张焦虑）时可引发过度换气综合征。原因是体内二氧化碳排出过多，呼吸性碱中毒（低碳酸血症），引起脑组织毛细血管收缩，脑缺氧，表现为头晕、乏力、胸闷、心悸、窒息感、口干、面部口唇及指端麻木或针刺感，间或恍惚，可逐渐意识丧失，但血压正常。过度紧张的激烈比赛和训练也可因交感神经使脑血管收缩和低碳酸血症（过度换气）而猝倒，表现为发作前常伴有意识模糊，发作时意识丧失程度较深，持续时间较长，清醒后不能记忆比赛最后时刻的情景，醒后可伴有神经系统症状如失语等。另外，没有在水下游泳的经验以及潜水经验的人，在完成长距离潜水时可出现意识丧失的危险，而且意识丧失的死亡率非常高。患有高血压、脑血管疾病患者则可因运动诱发脑血管痉挛、脑血管意外等而猝倒。

二、临床表现

运动中或运动后即刻突然晕倒，意识丧失，多持续 20 ~ 30 s，极少超过 5 min。运动性晕厥者晕倒前往往有头晕、眼前发黑、恶心、耳鸣、出冷汗、面色苍白、手足发凉、体力不支等短暂虚脱症状（前驱期）。如不改变体位，10 ~ 30 s 后突然意识丧失，全身肌

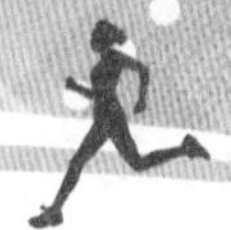

紧张度消失，跌倒在地。晕倒时面色苍白，手足发凉，意识丧失 30 s 会出现抽搐动作。检查一般血压下降，脉搏弱。晕厥过后多无不适，部分患者醒后会有精神不佳、头晕、头痛症状，一般持续 1 ~2 天即可完全恢复。清醒后动态心电图、超声心动图、心电图递增运动负荷试验与直立倾斜试验等有助于病因的诊断。

【知识扩展】

直立倾斜试验是评估迷走反射性晕厥的有效方法。试验方法：患者在安静状态下平卧 10 min，记录心率、血压。将倾斜床倾斜 60° ~80°，持续 30 ~45 min 并定时记录血压和心电图。若患者呈阳性反应，则立即终止试验。正常心率增加 10 ~15 次/min，收缩压基本不变，舒张压增加 10 mmHg。直立倾斜试验阳性标准为倾斜过程中出现晕厥或晕厥前驱期症状，并伴有以下情况之一：一是血压下降，即收缩压≤80 mmHg 和（或）舒张压 <50 mmHg，或平均压下降 25% 以上。二是心动过缓，即成人心率 <50 次/min，或异常心电图。阳性反应有 3 种类型：一是血管减压型，表现为血压明显下降而心率反应正常。二是心脏抑制型，表现为心率骤然下降甚至心脏停搏，其前未出现血压降低。三是混合型，表现为心率和血压均明显下降。不过须注意的是该试验适用于为普通人不明原因运动晕厥查找病因，对于运动员则须谨慎解释结果。

三、防治

（一）现场急救

第一，对于晕倒者首先需排除假性晕倒（意识清楚）。对于运动中真性晕厥者，则采取仰卧、下肢抬高位，同时松解衣领；点掐或针刺人中等急救穴，用热毛巾擦脸，下肢（从足部起）向心性重推。如有呕吐则采取侧卧位。清醒后继续躺或半卧 30 min 为宜，不要急于站起，可适当饮用热水或咖啡。

第二，对于处于晕厥前驱症状者，宜立即改变体位。通常采取仰卧位，下肢抬高 30 ~50 cm，可同时握拳、前臂静力收缩，双腿交叉并抬臀，或采用蹲踞动作等。

第三，晕厥患者清醒后务必查找原因，排除致命性心源性晕厥。发作诱因、体位、发作时间（在运动中还是运动后）、有无前驱症状等病史和发作时面色、血压、心律（心率）等体征有助了解晕厥原因。通常心源性晕厥在运动结束之前出现，如在运动后出现则在此之前多有心悸、胸痛、呼吸困难等先兆症状。而运动性晕厥多在运动后出现，一般无抽搐动作。直立性低血压有体位骤变，一般无前驱症状。对有心悸、胸痛、呼吸困难、心律失常等提示为心源性晕厥者应送医院进一步检查。

（二）预防

平时坚持锻炼，提高心血管机能水平。遵守锻炼原则，避免发生过度疲劳。久蹲或平卧后要慢起身，疾跑后不要马上停止，应继续慢跑，并调整呼吸，逐步停下来。举重练习时要注意呼吸与动作配合，避免过度憋气。另外，也要避免在夏季高温、高湿或无

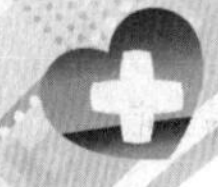

风天气条件下进行长时间锻炼。长距离运动后及时补充运动饮料。有晕厥前驱期症状者应立即改变体位。对有晕厥史的运动员应全面查明原因，对于心源性晕厥者须禁止继续参加竞技运动。运动性晕厥者应适当增加抗阻练习以预防晕厥再发。不明原因者则应加强随访观察。

第四节　运动员贫血

外周循环血液中的血红蛋白（Hb）浓度、红细胞（Rbc）计数低于正常值称为贫血。贫血仅是一个症状，而非一种疾病。引起贫血的原因很多，由于运动训练因素而导致的贫血称运动员贫血或运动性贫血。运动员贫血诊断中以 Hb 浓度低于正常值为最重要的依据。

一、原因和机理

（一）影响运动员贫血的因素

主要与运动量、机能状态有关，另外与运动项目、训练季节也有一定关系。冬训初期大运动量训练往往造成 Hb 浓度下降。机能状态差尤其是过度训练时易出现 Hb 浓度下降，而机能状态上升时，Hb 浓度上升。运动项目中长距离径赛运动项目运动员贫血发生率大于其他项目。另外，年龄、性别也是影响贫血的重要因素。通常儿童少年运动员贫血患病率比成年人高，女性患病率比男性高。

（二）机理

1959 年日本学者吉村（Yoshimura）首次提出“运动员贫血”这一术语，至今运动员贫血原因机理仍不完全清楚。可能与以下一些原因、机制有关。

1. 血浆容量增加致相对性贫血或“假性”贫血

一些耐力项目急性或短期训练（1～3 周）后可引起血浆容量明显增加，同时 Hb 总量不变或轻度增加，但两者增加不成比例，前者的增加大于后者，这样便造成相对性贫血。此类贫血为运动适应性反应，运动能力良好。其特点是 Rbc 形态大小正常，Rbc 和 Hb 浓度低于正常，但实际上 Rbc 和 Hb 总量正常。

2. 缺铁致缺铁性贫血

Hb 合成需足够的铁、蛋白质、维生素 B_{12}、叶酸等，其中运动引起的缺铁是运动员贫血主要原因。正常成年人体内有 3～5 g 铁。铁主要是通过胃肠道、出汗、尿丢失，女性则还通过月经丢失。男性每日丢失 1～2 mg，女性平均 2～3 mg。丢失的铁则需通过膳食（男性每天约 8 mg，女性每天约 18 mg）补充。膳食中吸收的铁在血中通过转铁蛋白运输，与细胞膜上的转铁蛋白受体结合后将铁转运至细胞内利用，细胞内多余的铁则以

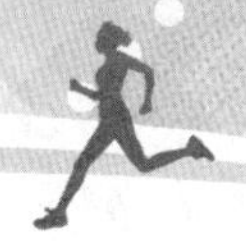

铁蛋白形式储存。大负荷运动时由于胃肠道出血、大量出汗、血尿、月经过多（女）、溶血（见下文）导致运动员铁丢失比普通人可多一倍或以上。另外，运动时胃肠功能紊乱、炎症因子还可影响铁的吸收与转运，此时如膳食不平衡则易出现铁不足，损害机体功能，导致缺铁性贫血。此类贫血的特点是小细胞低色素性贫血，以 Hb 减少为主。

3. 红细胞破坏增多致溶血性贫血

运动时氧化应激、运动中体温增高、酸中毒、儿茶酚胺等物质的分泌可导致 Rbc 膜的抵抗力减弱、脆性增加，加上肌肉的极度收缩挤压或牵伸、跑步时足跟撞击等可造成血管内溶血，另外也加速了脾脏等网状内皮系统对 Rbc 的破坏，造成血管外溶血。当这种破坏与造血之间不平衡时，则可引起溶血性贫血。此类贫血的特点是大红细胞增多，网织红细胞计数明显增加，以 Rbc 减少为主。

二、临床表现和诊断

（一）临床表现

运动员贫血发病缓慢，主要症状为头晕、眼花、耳鸣、注意力不集中、嗜睡、食欲减退，易疲倦乏力，运动时易出现心悸、气促。体征主要为皮肤黏膜、指甲颜色苍白，心率较快，心尖区可闻及吹风样柔和的收缩期杂音。症状轻重与贫血程度有关。如轻度贫血一般仅在大运动量锻炼时才出现明显症状，而中度贫血则在中等运动量锻炼时就会出现明显症状。血液化验 Hb 和 Rbc 低于正常值，这是诊断贫血的依据。

（二）诊断

正常成年人男子 Hb 浓度为 120～160 g/L，Rbc 为（4.0～5.5）$\times 10^{12}$/L；女子为 110～150 g/L，Rbc 为（3.8～5.0）$\times 10^{12}$/L。贫血标准：男子 Hb $<$120 g/L 或 Rbc $<4.0\times 10^{12}$/L；女子 Hb $<$110 g/L 或 Rbc $<3.5\times 10^{12}$/L；14 岁以下儿童 Hb $<$120 g/L。目前国内运动员贫血仍采用上述标准，但运动员贫血必须排除其他病理因素后才能诊断。其特点是调整训练后 Hb 多会明显上升。另外，也有认为对运动员标准应当调高，当男子 Hb $<$140 g/L，女子 Hb $<$120 g/L 即可诊断为运动员贫血。此外，检测血清铁、血清铁蛋白、血清转铁蛋白、血清转铁蛋白受体与铁蛋白比值对缺铁诊断有重要帮助。

三、防治

以饮食治疗与调整运动量为主，必要时停止运动。对运动员来说，轻度贫血即在男子 Hb 100～120 g/L，女子 Hb 90～110 g/L 时，以饮食治疗与调整运动量为主，边训练边治疗；在男子 Hb $<$100 g/L，女子 Hb $<$90 g/L 时，则应停止大中运动量训练，以饮食治疗与药物治疗为主。饮食治疗应补充富含蛋白质、铁的动物性食物（如红肉、肝脏、鸡胗、动物血）与富含维生素 C 的水果蔬菜（如果汁、西红柿）。期间宜避免同时服用可抑制铁吸收的茶、咖啡与富含钙的牛奶等。药物治疗首选口服铁剂，如枸橼酸铁铵、琥

珀酸亚铁，同时服用维生素C促进铁剂吸收，另外也可服用抗贫血中药方剂。

运动员贫血预防主要是合理安排运动量和运动强度，循序渐进；合理营养，平衡膳食，克服偏食习惯；合理安排生活制度等。大负荷训练期间必要时可采用强化食品，同时定期检测Hb，做到早发现早治疗。

第五节　运动性胃肠道症候群

运动中胃肠道症候群是运动过程中较为常见的病症，主要表现为运动中或运动后出现反酸、嗳气、恶心、呕吐、腹痛、腹胀、腹泻、便意、大便等。它既可由腹腔疾患如胃炎、消化性溃疡、肝炎、胆囊炎，或腹腔外疾患如右下肺炎、肾结石、腹直肌损伤引起，也可仅由训练因素引起。仅仅由运动训练因素引起的胃肠道症候群称运动性胃肠道症候群，其中以运动性腹痛类型较常见。

一、原因和机理

影响运动性胃肠道症候群的因素主要有以下几个方面。

1. 与运动强度、运动方式有关

一般运动强度越大，胃肠功能紊乱发生率越高。高冲力耐力项目（如长跑）胃肠功能紊乱发生率比低冲力项目（如骑车、游泳）高，且不同项目出现的症状也不完全相同，如长跑时下消化道症状发生率明显高于上消化道症状，而自行车项目上消化道症状发生率与下消化道症状发生率相似。

2. 膳食不合理

膳食不合理是运动时胃肠功能紊乱的重要诱因。进食时间、食物种类、数量和温度均影响胃排空或胃肠功能。如运动前吃了难消化的高纤维素食物（如韭菜、牛肉等）、高脂膳食或运动前吃得过饱可使胃排空延迟；运动中喝高糖饮料抑制胃排空；饭后过早运动等。食物或水积存于胃内造成胃膨胀，诱发运动时胃胀、恶心、反酸、呕吐等；产气食物滞留于肠则可诱发运动时腹胀、肠痉挛等。

此外，缺乏锻炼或训练水平低，身体情况不佳，精神紧张，准备活动不足，呼吸节律与动作不配合，高温，脱水，寒冷，果糖与乳糖不耐受，服用非甾体消炎药，便秘等也是重要诱因。

【知识扩展】

目前运动性胃肠道症候群的机理并不完全清楚，但与以下几种机制有关。

1. 运动时胃肠道缺血

运动时血流重新分配使胃肠道缺血是主要原因之一。胃肠道缺血使胃肠黏膜屏障损害，继而增加胃肠黏膜渗透性以及细菌内毒素进入血液，激活炎症反应等，最终引发胃

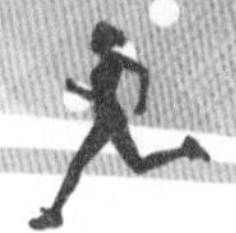

肠道症候群。如黏膜损害会减低小肠吸收营养素，妨碍结肠重吸收水，从而引发腹泻。

2. 神经内分泌改变

应激时大量儿茶酚胺分泌、某些胃肠激素的大量释放以及植物神经张力（紧张性）增加，不仅使胃肠道黏膜缺血损害，而且直接影响胃肠蠕动和吸收功能，表现为恶心呕吐、腹痛、腹泻等。在此基础上，如高温脱水则易发生黏膜缺血坏死。另外，激烈运动时某些胃肠激素大量释放与心理应激时副交感神经张力（紧张性）增加可使食管括约肌松弛致胃食管反流，引起反酸等。

3. 腹腔内脏韧带受牵拉

剧烈跑跳运动时胃肠道受机械震荡等使腹腔内脏韧带尤其是连接肝、胃肠与膈肌的韧带受牵拉，如食物滞留于肠胃、宿便可加剧牵拉，可引发腹痛、下消化道症状。

4. 核心肌群尤其是腰大肌、腰方肌紧张或功能紊乱

运动时异常的脊柱姿势等使这些肌群紧张，牵拉膈肌的内侧弓状韧带，致腹腔动脉受压，引发腹痛。

5. 腹膜壁层受激惹

剧烈跑跳运动或伴有躯干反复屈伸或旋转动作项目易使腹膜壁层与肝或脾、胃、大肠等相互摩擦，从而使壁层腹膜受激惹引发腹痛，如食物滞留于肠胃或便秘则增加组织与腹膜壁层摩擦。另外，脊柱姿势异常运动时，由于胸椎过于后凸或腰椎过伸，可能会激惹支配腹壁的脊神经而经发腹痛。

此外，传统上认为膈肌缺氧也是引发运动性腹痛的原因。缺乏准备活动时，心肺功能一时不能跟上肌肉工作的需求，致膈肌缺氧，如有呼吸节律失调则加重缺氧，从而引发膈肌痉挛并刺激膈神经或支配膈肌周边部分的肋间神经而致腹痛。

二、临床表现

运动性胃肠道症候群有以下几种常见症状类型。

1. 胃食管反流

较常见的一种症状，多见于举重项目，其次是跑步，自行车项目发生率相对较低。腹压过大（如紧束腰带）、胃内压增高（如胃排空延迟）是重要诱因。主要表现为反酸、烧心或胸骨后痛，可伴嗳气、恶心、腹胀，有时表现为吞咽痛、咳嗽、声音嘶哑等。

2. 恶心、呕吐

多是运动强度过大或膳食不合理所致。一些教练员常认为运动员有时需练至吐为止负荷才够。表现为运动时或运动后呕吐、恶心等，上消化道出血时可呕出咖啡样物。

3. 下消化道症状

多见于跑跳等高冲力项目，尤其是女性。表现为运动时或运动后腹泻，或便意、大便（有时能控制，有时控制不住）。

4. 运动性腹痛

年轻人较多见，运动方式中以游泳、跑步、骑马、健美操、篮球多见。饭后过早运

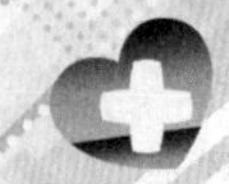

动、运动前吃难消化食物或易产气食物、宿便等易诱发。表现为运动中出现腹痛。腹痛多能确切定位，部位多在右侧腹，尤其是肋弓下缘，其次是左侧腹（年轻人多见）以及脐周，但也可在右上腹、左上腹、上腹部、下腹部或全腹，性质可呈钝痛、胀痛、牵拉痛、痉挛样痛、锐痛或刺痛。其特点为除腹痛外一般不伴随其他症状，有时可伴有肩上方疼痛等。多数安静时不痛，运动时才痛；疼痛程度与运动量大小和强度成正比。一般活动量小、强度低时疼痛不明显，随负荷量加大时疼痛才逐渐加剧。

此外，剧烈运动可引发胃炎/消化性溃疡（尤其是有幽门螺旋菌感染与服用非甾体消炎药者）、肝炎等，表现为腹痛、恶心、呕吐、腹胀、腹部不适、消化不良等。

三、防治

（一）处理

对于运动中出现各种胃肠道症候群者一般立即降低运动负荷或停止运动，症状即可缓解，必要时可由医生对症处理。有消化道出血时宜去医院就诊。运动性腹痛预后良好。运动中腹痛时应立即降低运动强度、减慢运动速度，减少步幅，加深呼吸，同时身体前屈并用手按压疼痛部位，一般疼痛即可减轻；如季肋区锐痛时可立即停下，牵伸并上举疼痛侧上臂，同时缩唇呼气，可迅速缓解疼痛，也可同时点掐或针刺内关、足三里、大肠俞等穴位，以及推拿胸椎、牵伸腰大肌和腰方肌等有助于缓解疼痛。如上述处理无效应去医院就诊排除器质性病变。

（二）预防

第一，坚持锻炼，提高身体机能水平。

第二，锻炼要讲究科学，运动负荷要循序渐进，避免负荷增加过快；运动前准备活动要充分，运动中要注意呼吸节律，中长跑时要合理分配速度等。

第三，膳食要合理安排。避免运动时食物滞留于胃，如饭后需经过 2 ~ 3 h 以后才能进行剧烈运动；运动前一餐不要吃得过饱，且赛前 24 h 避免食用高纤维难消化食物。运动前也宜排空直肠。运动前适量饮水，限制咖啡因和奶制品摄入，运动中避免脱水与体温增高。但运动中饮水时要注意科学，避免饮用果汁等高糖饮料。

第四，加强核心肌群的稳定性和力量训练，以及牵伸腰大肌、腰方肌和股直肌等，有助于降低运动性腹痛发生率及疼痛程度。

第五，健身运动中持续出现胃肠道症候群者除降低运动强度外，还可考虑改变运动方式。如把跑步改成低冲力的骑车、游泳等。必要时可在赛前服用具有解痉作用的卡利普多等有助预防。

第六，运动期间尽量避免服用非甾体消炎药。

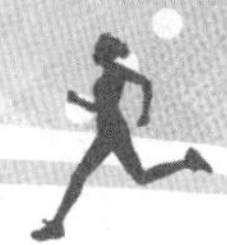

第六节　运动性血尿

正常人尿液中没有红细胞，或仅极少数量的红细胞，一般显微镜每高倍视野不超过2个。如果尿液中含有较多的红细胞，即称为血尿。仅在显微镜下发现每高倍视野超过2个红细胞称镜下血尿，肉眼即能见尿呈洗肉水色或血样即称肉眼血尿。导致血尿的原因很多，其中健康人在运动后出现一过性血尿，虽经详细检查找不到其他原因者，这类血尿称运动性血尿。

一、原因和机理

影响运动性血尿的因素主要有如下几个方面。

1. 运动量和运动强度

研究证实运动性血尿发生与运动量或运动强度增加过大过快直接相关。对于刚参加锻炼的人，突然加大运动量和运动强度尤易引起。

2. 运动项目

各种运动皆可引起运动性血尿，但身体对抗项目中拳击多见，非对抗项目中划船、跑步、游泳、自行车项目多见。

3. 机能状态

身体机能下降时，完成同样负荷量更易诱发血尿。

4. 其他因素

完全排空的松弛的膀胱后壁易损伤出现血尿，寒冷低氧环境下锻炼易出现血尿。

【知识扩展】

运动性血尿机理

运动性血尿可能与以下因素有关。

1. 肾、膀胱的微细损伤

跑跳等项目中突然加速变向与震动等可致膀胱后壁与膀胱底的反复触碰造成黏膜损伤而发生血尿。另外，剧烈运动时肾脏遭到剧烈的震动或打击以及腰反复屈伸、长时间弯腰（如自行车）使肾脏受挤压、牵拉，或剧烈震荡造成肾内血管微细损伤，也可引起出血。

2. 肾血管收缩造成缺血

剧烈运动时大量儿茶酚胺分泌，血流重新分配，肾血管收缩，肾血流下降，肾脏缺血缺氧，使肾小球滤过膜通畅性增加。另外，剧烈运动时pH值下降、体温升高、大量自由基产生等也可使肾小球滤过膜通畅性增加。肾小球滤过膜通透性增加继而可致红细胞漏入肾小球囊腔增多，出现血尿。

3. 肾小球滤过压增加

长时间跑跳使肾脏位置下移，肾静脉与下腔静脉之间角度变锐，引起两静脉交叉处扭曲，肾静脉血液回流受阻，肾静脉压增加，导致肾小球滤过压增加，红细胞溢出。

二、临床表现

运动后骤然出现血尿，大多无任何自觉症状，部分可表现为全身乏力、头晕、肢体沉重感。运动性血尿一般具有以下特点：①男运动员多见。②运动后出现，血尿程度与运动强度、运动量大小有关。③除血尿外，一般无其他异常症状和体征。④血液检查、肾功能检查、X 线检查均正常。⑤停止运动后迅速恢复正常，一般不超过 7 天，其中 95% 在 3 天内即完全恢复正常。⑥血尿可在多年内反复出现，但预后良好。

三、防治

运动后出现血尿者应予以重视，积极进行详细的身体检查，找出血尿原因，排除病理性血尿。只有在临床上找不出其他原因方可诊断为运动性血尿。

对运动后出现肉眼血尿者，一律停止运动，进行彻底检查。对镜下血尿者，如无自觉症状，应适当休息，减少运动量，可给予适当的药物如维生素 C、安络血等。必要时可暂停运动一段时间，一般血尿可消失。如超过 7 天血尿未消失，应积极检查，以尽快明确诊断。

预防：避免运动负荷过大；运动前适当饮水，膀胱适当充盈；自行车健身时注意调整坐垫高度和车把高度。

第七节　运动肌肉痉挛

肌肉痉挛（俗称抽筋）是指肌肉不自主强直收缩。运动肌肉痉挛指在运动期间或运动后即刻发生的与运动相关的疼痛性的肌肉强直收缩。偶尔在睡眠时发生的肌肉痉挛也与运动有关。它多发于耐力项目、足球、篮球等，痉挛部位可涉及全身各部位，但以腓肠肌最多见，其次为腘绳肌、股四头肌、腹肌等。

一、原因和机理

主要与以下诱因有关：一是外因，包括疲劳、运动强度过大或增加过快以及运动时间过长、肌肉连续收缩过快过频、高温高湿的环境、大量出汗、快速降体重、寒冷刺激

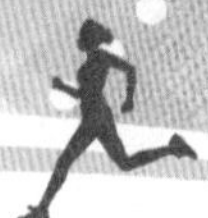

等。二是内因，包括体质差、肌肉柔韧性不足、既往有肌肉痉挛史等。此外，运动肌肉痉挛常发生在易痉挛肌肉长时间处于短缩位，如游泳时踝跖屈，腓肠肌持续处于短缩位是游泳易小腿抽筋重要诱因。

运动肌肉痉挛确切机理目前尚不清楚，但实验和临床经验分别支持神经肌肉控制异常与脱水/电解质丢失两个机制。

【知识扩展】

1. 神经肌肉控制异常

运动强度过大或持续时间过长致肌肉过早疲劳，此时肌肉收缩时肌梭传入冲动（牵张反射）仍保持较高水平，高尔基腱器拮抗反射（反向牵张反射）却减弱，两者不平衡致神经肌肉控制异常，脊髓 α 运动神经元持续激活引发肌肉痉挛。

2. 脱水和体钠缺失

高温高湿环境及运动时大量出汗可引发肌肉痉挛，其中高温高湿环境下引发的肌肉痉挛又称为热痉挛。此外，运动员急性快速降体重也可致脱水和体钠缺失，继而引发运动肌肉痉挛。大量出汗会导致伴钠离子等电解质丢失的缺钠性高渗性脱水（低容量性高钠血症），临床证据表明热痉挛时适当补充含盐饮料有助缓解痉挛。不过，目前一些临床研究报道运动员出现肌肉抽筋时，血清电解质浓度与没有发生肌肉抽筋的对照组相比没有显著差异。另外，一些研究显示长时间运动后热痉挛的运动员可表现为低渗性脱水（低容量性低钠血症），其原因与运动期间大量出汗后口渴饮水未加盐有关。低渗性脱水时由于血容量减少，组织间隙水分向血管内转移，从而易致神经肌肉接头处组织间隙脱水，局部机械变形，使接头处的无髓神经末梢受刺激，或因脱水致接头处间隙乙酰胆碱浓度升高等而增加兴奋性，从而易引发肌肉痉挛。

二、临床表现

发作时，肌肉挛缩、僵硬，疼痛难忍，且相应关节活动受限。神经肌肉控制异常引发的肌肉痉挛多在运动后期或运动结束，与疲劳有关，痉挛部位主要在局部负荷过大的肌肉，多为单侧，痉挛呈持续性。而脱水和电解质丢失引发的肌肉痉挛多在大量出汗后，痉挛的肌肉可波及运动时不承受大负荷的肌肉，多为双侧，痉挛呈间歇性，往往先肌束抽动，之后程度逐渐加重。

三、防治

（一）现场处理

运动肌肉痉挛一般通过缓和而持续地反方向牵引痉挛的肌肉和按摩即可缓解。如腓肠肌痉挛反向牵引可伸直膝关节，用力将踝关节背伸直至痉挛缓解，同时可配合局部点掐，揉委中、承山等穴位促使缓解。对于热痉挛者除牵引外，可口服含盐液（500 mL 水

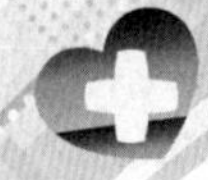

中加 3 g 盐，10 ~ 15 g 糖，一次性或 5 ~ 10 min 饮完），之后可补充一般的运动饮料。

游泳时发生肌肉痉挛，不要慌张，可先深吸一口气，仰泳于水面，用痉挛肌肉对侧手将足趾用力拉向身体，同时用同侧手压住患侧膝盖，使膝关节伸直，待缓解后游至岸边。如自己无法处理，则应立即呼救。

（二）预防

平时加强身体素质训练，尤其是加强相关肌群的神经肌肉练习（如超等长训练），以及离心肌力练习和耐力练习。防止肌肉过早疲劳，包括运动前要做好充分的准备活动，牵伸相关肌肉，足够的营养摄入，对重点肌群可进行适当的按摩，运动时强度不宜过大，时间不宜过长。防止脱水和电解质丢失，夏季运动要注意补充水分和盐，但最好不用盐片预防（反易引发抽筋和致胃不适），热习服期间则每日宜摄入 10 g 盐。疲劳或饥饿时不宜进行剧烈运动，尤其是水中的运动。重竞技运动员快速降体重时要讲究科学性。冬季锻炼要注意保暖。冬泳时下水前应先用冷水淋湿全身，使身体对冷有所适应，水温低时游泳时间不宜太长。

第八节　运动中暑

中暑是指在高温环境下，人体体温调节功能紊乱而引起的中枢神经系统和循环系统障碍为主要表现的急性疾病。运动中暑是在烈日曝晒下或持续高温、高湿环境下长时间运动所产生的急性病症，多见于年轻的体育锻炼者和长跑、马拉松、足球、铁人三项运动员，以及在炎热季节进行长时间健身运动、训练和比赛者。

一、原因和机理

（一）运动中暑原因

主要原因是对高温环境下运动的热适应能力不足。高温环境下剧烈运动或长时间运动，又无防暑降温措施时易发生中暑。此外，机能状态不良、体质差、肥胖、睡眠不足、脱水、过度疲劳、太阳曝晒等也是中暑的诱因。

（二）运动中暑机理

正常情况下，人体下丘脑体温调节中枢能控制产热和散热，机体产热和散热处于动态平衡，维持正常体温的相对恒定。人体在高温环境下运动 10 ~ 14 天，对热适应能力会增强，具有对抗高温的代偿能力。如无适应高温的代偿能力或热适应能力差，则高温环境下运动易引发机体内环境紊乱，出现一系列病理征象。运动中暑的机理主要为以下两方面。

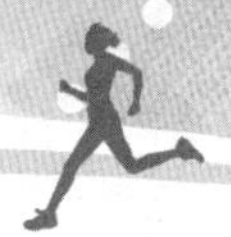

第一，高温环境下运动时，大量出汗，使体内水和盐大量丢失，血容量不足。另外，剧烈运动引发中枢疲劳，可致广泛的周围血管扩张。两者可致水电解质酸碱平衡紊乱，循环衰竭。如不及时纠正，则可引发热晕厥、热痉挛或热衰竭。

第二，高温环境下运动时，尤其是还伴高湿时，人体大量产热后散热存在障碍，体温调节易发生紊乱，热量蓄积于体内致体温升高，甚至高热。高热如超过 40 ℃时可直接损害细胞功能，引发广泛器官功能障碍，如横纹肌溶解、肝肾功能衰竭、心肌坏死、脑水肿、脑出血等，发生热（日）射病。

二、临床表现

运动中暑按病情轻重可分为以下几类。

1. 先兆中暑

在高温下患者出现头痛、头晕、多汗、口渴、乏力、胸闷、心悸、动作失调、注意力不集中等脱水症状，体温正常或略升高，一般不超过 37.5 ℃。离开高温环境，略休息，短时间可恢复。

2. 轻症中暑

除上述脱水症状外，多有面色潮红、胸闷、皮肤灼热，体温多轻度升高，并可出现热疹、肌肉痉挛或晕厥。一般休息 3 ~ 4 h 往往可恢复。根据临床表现可分为热痉挛和热晕厥。

（1）热痉挛。多发生于高温环境下剧烈运动大量出汗，口渴，大量饮水而未加盐，体钠缺失。表现为肌肉阵发性痉挛，多位于腹部或四肢，可不固定，一般 1 ~ 3 min，并能自行缓解，体温多正常或仅有低热。

（2）热晕厥。多见于平时不锻炼、耐受热能力差的人。表现为虚脱症状，即热环境下长时间站立、剧烈运动后突然停止运动或改变体位（如从坐到站）时不能站立或行走，甚或晕倒（晕厥），体温多正常，多伴头晕眼花、面色苍白、恶心，四肢发凉，出冷汗，心跳加快等。

3. 中或重症中暑

除脱水症状外，表现为无法继续运动、高热、昏迷等。根据临床表现可分为热衰竭和劳力性热射病。

（1）热衰竭。热衰竭是运动中暑最常见的表现，为中度中暑。表现为高温环境下剧烈运动大量出汗，无法继续运动，体温多在 37 ~ 40 ℃之间，皮肤苍白、脉搏细速、血压下降，可伴疲乏、头痛、恶心呕吐、腹泻、肌肉痉挛等。内脏器官检查无功能障碍。

（2）劳力性热射病。主要是高温环境下内源性产热过多引发的一种危重症。特征性的表现为高温环境下剧烈运动体温超过 40 ℃，并出现定向障碍、精神错乱或昏迷。早期多为乏力、头晕、头痛、恶心呕吐、腹泻、肌肉痉挛以及精神错乱等；虚脱时则为全身大汗淋漓，皮肤苍白，湿冷，脉搏加快，血压下降。后期可发生横纹肌溶解、肝肾等多器官功能衰竭而致死。

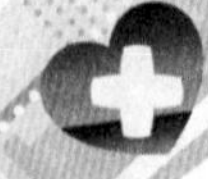

三、防治

（一）现场处理

1. 先兆与轻症中暑

迅速脱离高温环境，到阴凉处休息，脱去不必要的紧身衣服与运动装备，每隔15 min补充含盐清凉饮料，并可口服十滴水、藿香正气水，即可迅速好转。肌肉痉挛与晕厥者处理见前面相关章节。

2. 热衰竭

除进行上述处理外，宜采取仰卧位，抬高双下肢，并在四肢做向心性推摩，高热者可用风扇或冰袋降温，一般很快可好转。如无好转，宜立即送医院。热衰竭患者一般1～3天后可重返运动。

3. 热射病

应立即检查生命体征，并拨打120电话或立即送医院。期间迅速将患者移到阴凉处，脱去紧身衣服与运动装备，紧急采用各种降温措施（如冷水浸浴或用冰袋放置于颈、腋下、腹股沟等处冰敷）快速降温。另外，清醒者可服用含盐清凉饮料。热射病患者至少需2～3周治疗或休息以后方可重返运动。

（二）预防

第一，加强锻炼，提高耐热能力。

第二，合理安排运动负荷。热环境下，运动强度及运动时间宜循序渐进。有意识地在热环境下适度运动10～14天可热习服，降低中暑发生。

第三，根据环境温度合理安排运动，高温季节宜清晨或傍晚时进行。

第四，注意服装卫生与运动卫生，烈日下运动要注意带防护帽。运动场地宜选通风阴凉处等。

第五，防暑降温，运动时饮用低糖含盐饮料，盐浓度一般为0.3%。

第九节 运动猝死

猝死是指平时“健康”或病情稳定的人突然快速、意想不到地自然死亡。运动猝死是指运动中或运动后即刻出现的意想不到的自然死亡（非创伤性死亡）。世界卫生组织规定猝死时限为病情突然发作后即刻或6 h内出现的自然死亡。运动猝死是一低概率事件，虽然发生率极低，但对体育运动却造成极大冲击。目前统计显示普通人群年运动猝死率平均约0.5/10万，其中男性（约1/10万）远高于女性（<0.05/10万）；年轻人（12～35岁）年运动猝死率为0.1/10万～1/10万，中老年人（>35岁）年运动猝死率

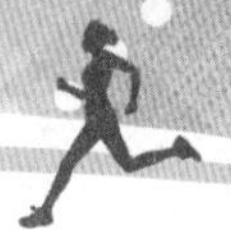

平均为6/10万~7/10万；竞技运动员（<35岁）年运动猝死率（0.5/10万~1/10万）是年轻的非竞技运动者年运动猝死率的2.5倍。目前马拉松运动猝死率为每8万~20万位参与者1例，而最大运动负荷试验猝死率为每万次测试0.3~0.8例。

一、原因和机理

不论年轻人还是中老年人，运动猝死危险因素大多是有已知或未知的心血管异常者进行中等以上的强度运动。研究表明发生在中老年人（35岁以上）的运动猝死可能多与冠心病有关；而年轻人（小于35岁）中的运动猝死主要与肥厚型心肌病、冠脉畸形有关，其次是与心肌病（非肥厚型心肌病）、马凡氏综合征、心肌炎、心脏瓣膜性疾病、致心律失常性右室心肌病、预激综合征、特发性长QT综合征等有关。单纯运动因素引发的猝死很罕见（占运动猝死人群中比例不超过3%）。对有潜在的心血管疾患的人而言，剧烈运动是激发运动猝死另一重要危险因素。据估计，大强度诱发有潜在心血管疾患的人心脏停搏的风险比安静时高6~164倍；不运动的中老年人突然参加大强度（>6 Mets）运动比安静时猝死风险可高56倍，而经常参加锻炼的中老年人进行大强度运动比安静时高5~10倍。运动猝死与运动项目尚无确切关系，但有调查显示跑步、挥拍类运动（如羽毛球、网球）似乎比其他项目有更高的急性心血管事件发生率。

【知识扩展】

运动猝死机理

运动猝死尤其是表面健康的人运动猝死的机理尚不清楚。目前绝大多数显示直接死因为心源性猝死。其机制：一是诱发室性心动过速、心室纤颤或心室停搏。运动时过度应激（含非运动因素应激，如情绪紧张、高热、脱水）致植物神经系统平衡失调（交感神经过度兴奋，而迷走神经兴奋性不足），儿茶酚胺、肾素—血管紧张素等神经内分泌激素大量分泌，电解质酸碱平衡紊乱（如钠离子或钾离子紊乱），以及胸前受到猛烈撞击等，可引发心电紊乱或心脏传导系统紊乱，尤其是心脏已存在潜在的病变或结构异常时，可诱发室性心动过速、心室纤颤或心室停搏而猝死。二是诱发急性心肌梗死。过度应激时上述病理生理变化，尤其在心血管已存在潜在的病变或结构异常时，可引发冠状动脉痉挛或冠脉血管内膜出血等而堵塞冠状动脉，再加上剧烈运动时心率过快舒张期过短、大量出汗脱水或运动后即刻血压快速降低等，则可在运动期间或运动后即刻诱发心肌缺血、坏死和严重心律失常，导致急性心肌梗死而猝死。

二、临床表现

运动猝死表现为运动中或运动后（多不超过30 min）突然昏迷、意识不清、心跳骤停、脉搏消失、停止呼吸。运动猝死者部分可有前驱症状，表现为猝死前数天至数月运动或非运动时明显的疲乏感、眼前短暂发黑、眩晕、胸痛或下颌/颈部疼痛、心悸、呼吸

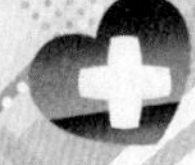

困难、大汗淋漓，胃肠道症状，神经精神异常等。另外，部分曾有运动晕厥史。运动猝死发病急、病程短、病情重，如不及时抢救，会迅速死亡。

三、防治

（一）现场急救

一旦患者倒下，首先判断意识是否丧失，心跳呼吸有无停止。如呼吸心跳停止就应当机立断、分秒必争就地进行心肺复苏抢救，并拨打120。

（二）预防

第一，大负荷运动前进行运动评估，识别高风险人群是预防运动猝死的关键。对于有高风险者应禁止参加剧烈运动。既往运动时出现晕厥者，在排除心源性晕厥前宜禁止剧烈运动。对于参加大负荷运动或比赛者，如运动前出现心前区不适等某些前驱症状，应找医生仔细评估。

第二，对入选校运动队或竞技运动队队员应接受健康检查、运动医学检查和评估，包括安静心电图、超声心动图、心电图运动负荷试验，必要时可进行24 h动态心电和磁共振（MRI）等无创性检查。

第三，体育运动会等皆应配备医生及必要的急救措施，尤其是自动除颤仪。

第四，积极参加体育锻炼，循序渐进，持之以恒。

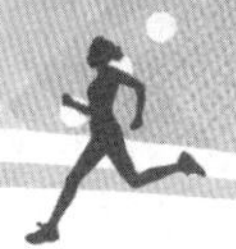

第五章 运动营养

营养是人体赖以生存的物质基础，合理膳食是维护健康的第一大基石。科学健身必须与合理膳食配合，才能获得良好效果。竞技运动时，运动膳食必须满足运动项目特定的能量与营养成分需求，才能取得良好成绩。

第一节 运动营养基础

一、营养概述

所谓营养是指机体摄取、消化、吸收和利用食物中的养料以维持生命活动的整个过程。食物中经过消化、吸收和代谢能够维持生命活动的物质称为营养素。目前已知的人体营养素有50余种，基本类别为6大类，即蛋白质、脂类、糖类、矿物质、维生素和水。上述营养素根据需要量和在体内含量的多少又可分为宏量营养素（蛋白质、脂类、糖类）和微量营养素（矿物质、维生素），水则属于特定的一类宏量营养素。微量营养素中，矿物质包括常量元素和微量元素。也有学者将膳食纤维列为第7大类营养素。

食物成分非常复杂，有的营养素可以在体内合成，有的则不能在体内合成。营养学上称体内不能合成的营养素为“必需营养素”。必需营养素的标准：①必需营养素是人体生长、健康和存活所必需的；②必需营养素在食物中缺乏或比例不当可造成人体特异性缺乏病，甚至死亡；③必需营养素缺乏所引起的生长不良或缺乏病只有补充该营养素或前体物质可以预防；④人体生长状况和缺乏症与必需营养素摄入量密切相关；⑤体内不能合成，但是身体中某些重要功能所需要的。人体必需营养素见表5－1。此外，除了上述营养素外，还有一些有益于健康但又不符合营养素标准的营养成分，如膳食纤维、植物化学物（如花青素、番茄红素）等。

表5－1 人体必需营养素

必需氨基酸	必需脂肪酸	糖类	常量元素	微量元素	维生素	水
异亮氨酸	亚油酸		钾	碘	维生素A	
亮氨酸	α-亚麻酸		钠	硒	维生素D	

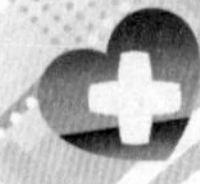

续上表

必需氨基酸	必需脂肪酸	糖类	常量元素	微量元素	维生素	水
赖氨酸			钙	铜	维生素 E	
蛋氨酸			镁	钼	维生素 K	
苯丙氨酸			硫	铬	维生素 B_1	
苏氨酸			磷	钴	维生素 B_2	
色氨酸			氯	铁	维生素 B_6	
缬氨酸				锌	烟酸	
组氨酸					泛酸	
					叶酸	
					维生素 B_{12}	
					生物素	
					胆碱	
					维生素 C	

营养是维持人体生命活动的物质基础，营养是否合理直接关系到个人的生长发育、体质强弱、健康的好坏以及寿命的长短。合理营养可以促进生长发育，提高机体免疫能力和应激能力，增进体质和健康。而营养失调则不仅可损害体质，而且可引发疾病。营养不足可引起营养缺乏病（如低蛋白血症、贫血）以及易患传染性疾病；营养过剩则易患肥胖、高血压、冠心病、糖尿病等现代生活方式疾病。此外，营养还与癌症有关，如脂肪摄入量与乳腺癌发生率正相关，而食物纤维摄入量与直肠癌负相关。国外有统计显示妇女癌症 60% 与营养有关，男子癌症 40% 与营养有关。为了帮助个体和人群安全地摄入各种营养素，避免可能产生的营养缺乏或营养过多的危害，营养学家根据有关营养素需要量的知识，提出了适用于各类人群的膳食营养素参考摄入量（DRIs）。中国营养学会于 2013 年发布了最新版《中国居民膳食营养素参考摄入量（DRIs）》（参见《运动医学实验指导》附录）。

二、能量

人体生命活动的最基本特征是新陈代谢，即人体不断地通过物质代谢来构筑、更新自身的组织，通过能量代谢来维持各种生命活动。通常我们把伴随物质代谢过程中发生的能量的贮存、释放、转移和利用称为能量代谢。人体的能量来自于食物中的糖、脂肪、蛋白质三种营养素。它们在体内能进行生物氧化释放出能量，其中约 50% 以上以热能形式散发，以维持体温，其余形成三磷酸腺苷（ATP），直接供人体进行生命活动。

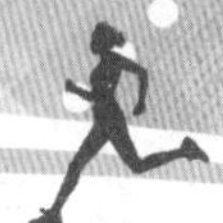

（一）能量计算

1. 能量计算单位

按照国际计量单位规定，热量的计算单位是焦（J），常以千卡（kcal）或千焦（kJ）作为单位，1 kcal 相当于1 kg 水由15 ℃升至16 ℃时所需的能量。人体活动时做功是能量消耗的主要表现形式。功的计量单位与能量相同，并定义1 牛顿·米为1 焦。功率则是单位时间内所做的功，单位为焦/秒（J/s）、千克·米/分（kg·m/min）、瓦（W），运动中则常用梅脱值表示。各单位换算方法为：1 kcal =4.184 kJ =426.85 kg·m；1 W =1 J/s =0.014 33 kcal/min；1 Met≈每千克体重1.05 kcal/h。

虽然做功消耗能量，但活动时耗能并不一定做功，比如肌肉等长收缩时，需耗能但并未做功。机械功与总体能耗支出比例即为工作效率，一般在15% ~30%之间。

2. 能量计算方式

人体热能消耗通常采用间接方式测定。人体运动时的能量消耗可通过开放循环式的呼吸测量法来测量耗氧量和二氧化碳产生量，然后计算呼吸商（RER）间接计算。消耗能量（kcal/min） =（4 + RER） ×摄氧量（L/min）。由于消耗1 L 氧约产生5 kcal 热量，因而消耗能量（kcal/min） =摄氧量（L/min） ×5。如活动时摄氧量为2.5 L/min，RER 为0.95，则能量消耗为：（4 +0.95） ×2.5≈12.4（kcal/min），或者消耗能量为：2.5×5 = 12.5（kcal/min）。人体部分运动方式能量消耗见第二章表2 -1。另外，在日常实践中，常用活动观察计算法或体重平衡法粗略估计人体每日的能量消耗。

3. 食物的卡价

食物中的糖、脂肪、蛋白质是人体能量的来源。通常把1 g 供能物质氧化分解时释放出来的热量，称为该物质的卡价。在体内的卡价为生理卡价。生理卡价如下：1 g 葡萄糖约为4.0 kcal，1 g 脂肪约为9.0 kcal，1 g 蛋白质约为4.0 kcal。

（二）人体的能量消耗

人体能量消耗主要包括四个方面：静息代谢率、运动和日常活动的产热效应、食物的产热效应和机体生长发育需要的能量。成年人的消耗为前三方面，第四方面适用于儿童少年、孕妇等个体。

1. 静息代谢率（RMR）

RMR 是维持人体体温、呼吸、循环等基本生命活动所需要的热能，与基础代谢率相似。RMR 测试要求人体处于清醒、静卧或静坐、距上次进食或运动至少数小时。不同个体 RMR 差异主要是瘦体重（营养状况）、年龄和性别不同所致。此外，RMR 也与甲状腺机能和交感神经系统活动有关，如寒冷气候下比热气候下 RMR 可高10% ~15%。通常静息状态肌肉代谢占 RMR 的20% ~25%，因而增加肌肉提高 RMR 是减肥的重要途径。一般情况下，成年男子静息代谢率约为1 Met，成年女子约为0.95 Met，或按 Katch-McArdle 公式较精确计算：每日 RMR（kcal） =21.6 ×瘦体重（kg）+370。

2. 运动和日常活动的产热效应

运动和日常活动的产热效应代表从事各种活动所需要的能量消耗，在人体总能量消耗中占主要部分。在所有引起能量消耗的组成部分中，运动和各种日常活动的产热效应的变异最大，即最容易发生变化。运动中的产热效应主要受到运动强度、持续时间和动作熟练程度的影响，且大强度运动至少可使运动后 18 h 内代谢率增加。对于一个中等活动强度的人，运动产热效应占总能量需求的 15% ~30%。

3. 食物的产热效应

又称食物的特殊动力作用，主要是由摄入食物的一种额外热能消耗，是食物消化、转运、代谢和储存过程中能量消耗的结果。不同食物的产热效应不一样。蛋白质作用最强，相当于其产热的 16% ~30%，糖为 5% ~6%，脂肪为 4% ~5%，普通膳食约为 10%，高糖膳食为 8%，高蛋白膳食为 15%。食物的特殊动力作用持续时间也因食物种类的不同而不同，蛋白质食物约在食入后 1 h 出现，持续 3 ~12 h。

4. 机体生长发育期的能量消耗

属于特殊生理阶段的能量消耗。除上述三个方面的热量外，机体自身的生长发育也是需要能量的。随着青春发育期结束，这部分能量消耗也就不存在了。

（三）运动与能量消耗

运动是通过肌肉的收缩与舒张，消耗能量来实现。生物体一切生命活动，包括肌肉收缩的能量都直接来源于 ATP。在组成 ATP 的三个磷酸根之间的结合键中蕴藏着大量的化学能，1 摩尔（mol）ATP 分子可释放 7 ~12 kcal 的能量。ATP 的最大输出功率达每千克肌肉每秒 11.2 mmol ATP，而肌肉 ATP 储量仅约为每千克肌肉（湿肌）6 mmol，因此 ATP 需边分解边重新再合成才能持续供能。ATP 的再合成是一个吸收能量的过程，所需要的能量来自两个无氧供能系统（磷酸原系统和乳酸能系统）和一个有氧氧化供能系统，但所需能量最终是来源于营养素中的糖、脂肪和蛋白质。

【知识扩展】

1. 磷酸原系统

能源物质是 ATP－CP（磷酸肌酸），是一个立即可动用的储备能源。供能特点是功率输出最快，供能持续时间为 6 ~8 s，但人体最大跑速不超过 800 m/min。磷酸原系统是爆发力项目的能量来源，如短跑、投掷、跳跃、举重等。

2. 乳酸能系统

能源物质是肌糖原和血糖（来自于肝糖原），通过糖酵解生成乳酸过程中快速供给能量，其输出功率可达每千克肌肉每秒 5.2 mmol ATP。供能特点是不需要氧，可持续 30 ~60 s（大量乳酸积聚会阻碍糖酵解持续进行）。乳酸能系统是速度项目的主要能量来源，如 400 m 跑、100 m 游泳等。

3. 有氧氧化系统

能源物质是糖原（来自肌糖原和肝糖原）、脂肪（来自肌肉、血、脂肪组织）和氨基酸（来自肌肉、血、肝），通过有氧氧化供给能量，糖有氧氧化最大输出功率每千克肌肉每秒一般不超过 2.6 mmol ATP（脂肪氧化的最大输出功率约为糖有氧氧化的 50%）。供能特点是需氧的参与，不产生乳酸，可持续 3 min 以上。该系统是长时间耐力活动的

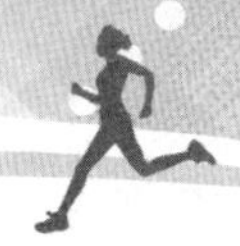

主要能量来源，如长跑、登山、长距离游泳、马拉松跑等。

急性运动时如果能量不能满足肌肉活动要求，运动强度或持续时间则无法维持。如运动强度越大时，肌肉能量输出功率要求越大，机体则难以长时间维持较高的能量输出功率，此时机体必须调整能量供给转换并降低能量供给速率，相应地降低运动强度才能继续活动。运动中能量供应转换并不是断续的，也不存在一拐点独立使用某一能量供应系统，只是供能系统比例不同。三个供能系统或能源物质所占比例主要取决于活动时的运动强度、持续时间、运动频度。一般运动强度增加、持续时间缩短时，糖酵解是占支配地位的能源，而运动强度低、时间长的运动，脂肪酸有氧氧化供能便可成为主要能量来源（见图5－1），不过依靠脂肪供能则能量输出功率最多能满足快走一类运动强度（不超过3.7 Mets）。另外，膳食安排与训练程度等因素也会影响供能比例。如在耐力运动（如长跑）中，普通（混合）膳食者（能量比例中，碳水化合物占55%，脂肪占30%和蛋白质占15%）开始时利用糖，随后逐渐转为利用脂肪，而连续数天食用高脂肪低碳水化合物膳食后，运动时优先利用的是脂肪，不过出现疲劳的时间提前很多。运动负荷相同，有训练者利用脂肪供能的比例较无训练者大。

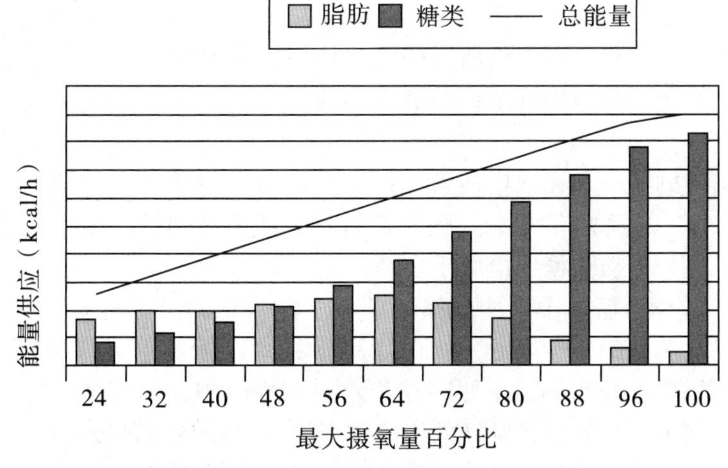

图5－1 递增负荷时总能量供应及糖类—脂肪供能比例

（引自 Achten J & Jeukendrup A E, 2003）

（四）人体活动能量的推荐摄入量

能量一般用于维持人体各个组织器官的生理活动和人体的日常活动，但人体运动时骨骼肌肉能量消耗远比安静时增加，且能量增加的幅度与运动负荷、运动时间等因素紧密相关。与此同时，一方面，人体自身的能量储备有限，不可能无限制地提供机体活动所需要的全部能量；另一方面，人体又是一个开放的系统，可以通过饮食途径获取人体所需的能量和营养物质。因此，保持机体能量的供求平衡是保证机体各个组织器官正常运作的基础。在运动过程中合理膳食，及时和有针对性地补充机体中消耗的能量就成为消除疲劳、加快体能恢复、提高训练效率的重要前提。

人体每天的热能需要量应以消耗量为基准，热能供给过多或不足都会影响健康，严重的还会引起疾病。长期热能供给不足，可影响生长发育，导致营养不良；热能过剩，其多余部分则在体内转化成脂肪，形成肥胖。中国营养学会（2013）推荐热能供给量中指出，我国轻、中、重体力劳动中年成年女子每日热能供给量分别为 2 100 kcal、2 300 kcal、2 700 kcal；轻、中、重体力劳动中年成年男子每日热能供给量分别为 2 400 kcal、2 700 kcal、3 200 kcal。运动员热能供给量根据具体训练和比赛的情况，每日男子多为 3 000 ~6 000 kcal或每千克体重 35 ~60 kcal，耐力项目平均每日每千克体重约54 kcal，非耐力项目平均每日约 41 kcal；每日女子多为 2 500 ~4 000 kcal 或每千克体重30 ~45 kcal，耐力项目平均每日约为 44 kcal，非耐力项目平均每日约 30 kcal；但也有些项目如环法自行车赛、公路自行车赛、越野滑雪每日消耗可超6 000 kcal，甚至可高达9 000 kcal。

三、营养素与运动

（一）糖类

糖类又称碳水化合物，存在于所有生命机体中，主要的生物学作用是作为机体的能源物质，部分糖类分子参与细胞结构的组成。

1. 分类

根据分子结构的大小和在水中溶解度的不同可以分为单糖、双糖、低聚糖和多糖四类糖。单糖和双糖一般都略带甜味，是人们日常生活中说的糖。多糖主要指淀粉，是粮食的主要成分。另外，动物糖原也属于多糖。

（1）单糖。单糖是糖类中结构最简单的分子。常见的是含有 6 个碳原子的葡萄糖、果糖、半乳糖以及单糖的衍生物（如山梨醇）。其中，葡萄糖是人类摄取能量的源泉。果糖是所有糖类物质中最甜的，主要存在于水果和蜂蜜中，果糖被机体吸收后，转化为葡萄糖供给机体利用。半乳糖是乳糖的组成成分之一，在自然界极少单独存在，有甜味。半乳糖在体内被吸收后也是转换成葡萄糖。一般半乳糖与葡萄糖结合，以乳糖形式存在于乳汁中。而作为单糖的衍生物山梨醇在肠道中吸收得比较慢，所以临床用于需要控制血糖的糖尿病患者。

（2）双糖。常见的双糖有蔗糖、麦芽糖和乳糖。蔗糖是人类主要的食用糖，是烹调中很重要的调味品。纯蔗糖易溶于水，甜味仅次于果糖，在甘蔗中含量比较丰富。麦芽糖又称饴糖，因在谷类种子发芽时含量较多，所以称麦芽糖。乳糖存在于乳汁中，有甜味，难溶于水。乳糖比蔗糖易消化。但有些人因为体内缺少乳糖酶，使乳糖不能分解，并且刺激肠道，使肠道蠕动速度加快而出现腹泻、腹胀等不舒适的感觉。

（3）低聚糖。由 3 ~9 个单糖分子缩合构成的化合物称低聚糖，如低聚乳糖、低聚半乳糖、低聚果糖等。低聚糖特点是易溶于水，吸收较快，溶液渗透压低，25% 浓度的低聚糖渗透压相当于 5% 葡萄糖的渗透压，故可提供低渗透压高热量的液体。

（4）多糖。由 10 个以上单糖分子缩合构成的化合物。多糖无甜味，不溶于水，主要

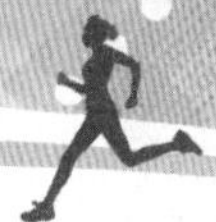

有糖原、淀粉和纤维素。糖原又称动物淀粉，主要存在于肌肉和肝组织中。淀粉是多糖在植物中的主要存在形式，也是人们日常膳食的主要成分。纤维素是人体不能消化的多糖，但对人体有益。

【知识扩展】

另外，根据血糖生成指数（GI），即食物摄入含同等碳水化合物数量后血糖升高的相对能力，食物可分为：①高血糖生成指数食物（GI≥75），如葡萄糖、麦芽糖、白面包、面条、米饭，它们进入胃肠后消化快，吸收率高，能迅速升高血糖，但下降速度也快。②低血糖生成指数食物（GI<55），如果糖、乳糖、全蛋面、荞麦面、肉类、牛奶、豆类、蔬菜、苹果、梨、香蕉，它们在胃肠中停留时间长，吸收率低，血糖升高慢、峰值低，但下降速度也较慢。③中等血糖生成指数食物（55≤GI<75），如蔗糖、蜂蜜、麦包、番薯、土豆、胡萝卜、南瓜、芒果、菠萝、西瓜，介于上述之间。血糖负荷（GL）则是指摄入食物中的实际可利用碳水化合物的重量（g）乘以食物的GI值，再除以100，GL比GI能更全面评价食物摄入后血糖升高能力。一般GL≥20为高血糖负荷，GL介于11~19为中等血糖负荷，GL≤10为低血糖负荷。每百克食物GL越高，食入相同重量食物对血糖影响越大。

2. 糖类的生物学功能

（1）供给能量。这是糖类在体内的最重要的生理功能。每克葡萄糖可以提供4.0 kcal的能量，脑与神经组织只能依靠血液中的葡萄糖供给能量，如果血糖过低，可能出现昏迷等问题。

（2）构成机体的重要物质。细胞中都含有糖类，其含量为2%~10%，主要是以糖脂、糖蛋白和蛋白多糖形式存在，分布在细胞膜、细胞液以及细胞间质中。在细胞膜表面的糖蛋白参与细胞间的识别，有些细胞膜表面的糖分子还参与细胞间的信号传递。除每个细胞都含有糖类外，糖结合物还广泛存在于各组织中。脑神经组织中含有大量糖脂，主要分布在髓鞘。糖与蛋白质结合生成的糖蛋白是构成软骨的组成成分。

（3）节约蛋白质。当膳食中糖类供应不足时，机体为了满足自身对葡萄糖的需要，会通过糖异生的途径产生葡萄糖，供给能量。而当摄入足够量的糖类时，一方面可以预防体内或膳食蛋白质的提前或过量消耗，另一方面也有助于体内生成更多的ATP，有利于氨基酸的主动转运。

（4）抗生酮作用。当膳食中糖类供应不足或由于诸如因糖尿病不能充分利用糖类时，体内会有大量脂肪被动员出来。由于机体对脂肪的彻底氧化能力是有限度的，脂肪酸不能及时彻底氧化，以至于产生大量的中间代谢产物——酮体。酮体是一种酸性物质，在体内积存过多，容易引起身体的疲劳，严重者甚至引起酸中毒。而膳食中充足的糖类可以防止上述现象的发生。

（5）解毒作用。经糖醛酸途径生成的葡萄糖醛酸是体内一种重要的结合解毒剂。在肝中能与许多有害物质（如细菌毒素、酒精、砷等）结合，以消除或减轻这些物质的毒性或生物活性，从而起到解毒作用。

（6）增强肠道功能。非淀粉多糖（如膳食纤维素、功能性低聚糖等）是不能被机体

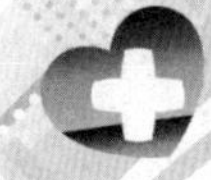

消化的糖类，虽然不能在小肠消化吸收，但可刺激肠道蠕动，增强了结肠内的发酵作用。发酵产生的短链脂肪酸和肠道菌群增殖，有助于正常消化和增加排便量。

3. 糖类摄入与健康

根据我国居民的基本饮食习惯，通常情况下，很少会出现糖类供给不足的情况，但是如果没有健康的行为模式作为指导，很容易出现糖类摄入过量而损害健康的情况。如糖摄入过多与肥胖、2 型糖尿病、结肠癌、冠心病、龋齿的发生，甚至包括人的情绪均有一定的关系。

4. 糖类的需要量与食物来源

（1）糖类的需要量。一般推荐成年人糖类摄入量为每千克体重 4～6 克/天。2000 年，结合我国居民膳食糖类的实际摄入量和 FAO/WHO（联合国粮食及农业组织/世界卫生组织）的建议，推荐糖类适宜摄入量（AI）为占总能量的55%～65%。对糖类的来源也做出了要求，即应包括复合糖类淀粉、不消化的抗性淀粉、非淀粉多糖和低聚糖等糖类；限制纯能量食物（如食用糖）的摄入量，提倡摄入营养和（或）能量密度高的食物，以保障人体能量与营养素的需要以及改善胃肠道环境和预防龋齿的需要。

（2）食物来源。食物中的糖类主要来自于蔗糖、谷类食物和水果。糖类还有一个来源，那就是运动饮料。运动饮料含有合理的糖类配比。对于参加运动的人群来说，可以通过饮用运动饮料来弥补糖类的摄入不足，增加体力，以获得更好的运动效果。

5. 糖与运动

糖是运动中最主要的能量来源。一般而言，凡短时间、大强度运动以及运动加速时的能量绝大部分由糖供给。而长时间、低强度运动时，也首先利用糖氧化供给能量，然后才动用脂肪或蛋白质。运动中所需的糖通常来自肝糖原和肌糖原以及肝脏糖异生产生的糖。科学、适时、适量地补充糖类有助于缩短体能恢复的时间。一般赛前 2～4 h 应进食高血糖负荷的易消化食物，但赛前 1 h 内补充少量血糖生成指数偏低的易消化食物则对耐力运动有利，赛后 2～4 h 进食血糖生成指数高的食物对糖原恢复有利。

机体（以体重 70 kg、15%体脂为参考）含 250～500 g 肌糖原（每千克湿肌重量为 8～15 g，力竭运动后可低至 50 g，高水平训练状态良好时静息可高达 900 g）、60～150 g 肝糖原（每千克肝重为 14～80 g，过夜禁食肝糖原几乎耗竭）和 5 g 循环血糖储备。通常 2～3 h 大强度运动即可消耗糖原储备。糖原储备决定了大强度运动的持续时间，但由于过多糖原使肌肉僵硬，增加体重（1 g 糖原含 2.7 g 水），因此应根据耐力运动项目特点在运动前合理适宜地增加糖原储备。运动员糖类摄入量推荐为每千克体重 6～10 克/天，占总能量的 50%～70%。这主要取决于运动员每日的能量消耗、运动方式、性别和运动环境。一般长时间大强度的耐力运动项目（1～3 h）时的糖类供给量可达每千克体重 8～10 克/天，超过 3 h 的大强度耐力项目则可达每千克体重 10～13 克/天。

（二）脂类

脂类是脂肪与类脂的总称，是生物体中存在的一类化学组成和化学结构有很大差异的重要有机物。脂类不溶于水，溶于有机溶剂。由于机体对脂肪的需要量以及每天从食物中的摄取量远远大于类脂，故人们平时常说脂肪而不常提及类脂。脂肪又包括常温下

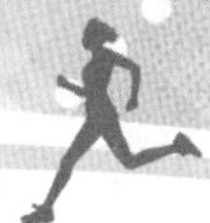

呈固态的动物脂肪（猪油、牛油等）和常温下呈液态的植物油（豆油、花生油等）。类脂的结构类似脂肪，食物中主要包括磷脂和胆固醇。脂肪是机体内能量的重要来源，具有广泛的生理功能。

1. 脂肪的生物学功能

（1）供给能量。脂肪是人体能量的主要来源，属产热量最高的一种热源物质。每克脂肪在体内氧化可产生能量9.0 kcal。与葡萄糖和蛋白质相比而言，脂肪最大优点是储存量大。脂肪不仅是人体的最大能量库，还是最佳的能量储存形式。但脂肪摄入量过大时，很容易引起身体的肥胖。

（2）构成生物膜。生物膜主要由脂类、蛋白质和少量糖类组成。不同的生物膜，其组分也不同，尤其是蛋白质与脂肪的比例有很大差异。因此，脂肪的种类和数量与细胞膜的生物学功能有密切的关系。其中，膳食对于维持脂肪在机体中的功能具有保障作用。

（3）供给必需脂肪酸。必需脂肪酸是人体所需要的，在体内不能合成，必须从食物中摄取的具有重要生理功能的一类脂肪酸。必需脂肪酸是生物膜的重要结构物质磷脂的重要成分。必需脂肪酸还是合成前列腺素的前体，在体内有多种的生理功能。与此同时，必需脂肪酸也与胆固醇的代谢关系密切。因此，必需脂肪酸的缺乏不仅会引起皮肤受损、生殖障碍、生长迟缓，还会引起眼、肝、肾、神经等多个器官异常。

（4）御寒、保护脏器。脂肪具有隔热作用，阻碍体表热的散失，故在寒冷环境或水中运动时，皮下脂肪可以起到保温作用，从而有利于机体的能量供给和运动能力的保持。而在内脏器官周边或皮下，脂肪作为隔离层或衬垫，可以保护或固定内脏器官，避免机械摩擦和位移，使手掌、足底等部位更好地承受压力。

（5）促进脂溶性维生素的吸收，增加食欲和饱腹感。脂溶性维生素可以在脂肪的帮助下更有效地被吸收入体内。由于脂肪不容易被消化，脂肪含量高的食物在胃中的停留时间会更长些，饱腹感也会更强烈一些，故不易饥饿。由于脂肪可以增加食物的香味，特别是动物脂肪会更加突出一些，所以实际的烹调或选择食物时，应尽可能控制动物性脂肪的摄入量。

2. 脂类摄入与健康

脂类是人体不可缺少的营养素，但摄入不当会引起多种疾病，例如高脂血症、肥胖症、冠心病、高血压、胆结石、癌症以及免疫功能下降等。因此，合理摄入脂肪不仅是一个质与量的问题，而且也是积极预防和减少慢性疾病的重要措施之一。动脉粥样硬化是导致冠心病的病理基础。动脉粥样硬化形成的主要原因之一就是脂类摄入过多，尤其是高饱和脂肪酸和高胆固醇膳食导致低密度脂蛋白升高、脂质过氧化所致。相反，若以不饱和脂肪酸代替饱和脂肪酸，则血脂升高得不明显，且食用含单不饱和脂肪酸较高的膳食与食用含多不饱和脂肪酸较高的膳食相比，具有可使低密度脂蛋白降低而高密度脂蛋白不下降的优点。因此，一般建议单不饱和脂肪酸的摄入量占总能量的5%～15%。

人们除了关注多不饱和脂肪酸对降血液中胆固醇和低密度脂蛋白的作用外，最近几年对ω－3多不饱和脂肪酸降血脂的作用更为关心。因为ω－3多不饱和脂肪酸中的二十碳五烯酸（EPA）有明显降血脂的作用，可以防止动脉粥样硬化和血栓形成。所以，众多冠心病患者可以增加富含ω－3多不饱和脂肪酸的鱼油食物，以防止血脂升高和动脉粥

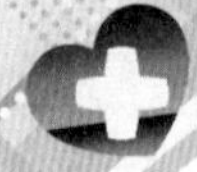

样硬化。

3. 脂肪的需要量与食物来源

食物中脂肪供给量因年龄、季节、劳动强度、运动负荷和经济条件不同可有一定的差异，一般应占总热量的15%～25%，不宜超过30%。每日摄入的脂肪量，动物性脂肪应占40%，植物性脂肪应占60%。

脂肪除来源于食用油外，许多食物也含有脂肪。含脂肪丰富的食物主要有动物性食物和坚果类。动物性食物以畜肉类含脂肪最丰富，且多为饱和脂肪酸。植物油是必需脂肪酸的主要来源。

4. 脂肪与运动

一般休息时脂肪提供70%能量，中低强度运动时则提供约50%能量，当运动持续时间超3 h，可提供超80%能量，但短时间激烈运动时，肌肉基本上不能利用脂肪酸。总体上机体以60%～65% $\dot{V}O_{2max}$的中低强度运动时脂肪消耗最多（见图5－1）。通过有氧运动来提高机体有氧供能能力的同时，机体利用脂肪供能的能力也会增加。

运动员膳食中适宜的脂肪量应为总热量的20%～30%（游泳/冰上项目可增至35%），过低或过高皆不宜，饱和脂肪酸、单不饱和脂肪酸与多不饱和脂肪酸的比例为1∶1∶1。运动员一般并不推荐高脂膳食，但脂肪摄入小于总热量的15%并不会提高成绩，反可能导致必需脂肪酸摄入不足以及影响脂溶性维生素吸收等，同时也会增加“女运动员三联征”风险。脂肪的摄入量与运动项目的特点有一定关系。例如，冬季项目和游泳项目，由于机体散热量大，食物中脂肪的比例就应高一些；在高原训练或是登山期间，由于机体经常处于缺氧状态，膳食中的脂肪比例可以考虑比其他运动项目少一些。

（三）蛋白质

蛋白质是许多氨基酸构成的生物大分子，主要由碳、氢、氧、氮4种元素构成，其中氮的含量平均稳定在16%。蛋白质是人体中氮的唯一来源，是糖和脂肪所不能替代的。蛋白质是生命的物质基础，没有蛋白质就没有生命。

1. 分类

食物蛋白质生物学价值高低取决于食物中必需氨基酸的组成及比例。在营养学上可将蛋白质分为三类：

（1）完全蛋白质。含必需氨基酸种类齐全，比例适当，不但能够维持成人健康，并能促进儿童生长发育。属于这类蛋白质的有奶中的酪蛋白、蛋类中的卵黄蛋白和卵白蛋白、肉类中的白蛋白和肌蛋白、小麦的麦谷蛋白、大米的米蛋白、玉米中的谷蛋白等。

（2）半完全蛋白质。含必需氨基酸比例尚齐全，但含量比例不当，可维持生命，但不能促进生长发育。此类如小麦的麦胶蛋白。

（3）不完全蛋白质。含必需氨基酸的种类不全，不能促进生长发育，也不能维持生命。如玉米中的玉米胶蛋白、动物结缔组织和肉皮中的胶蛋白、豌豆中的豆子球蛋白等。

多种食物蛋白质混合食用，它们之间相互补充其必需氨基酸的不足以提高整个膳食蛋白质营养价值的作用叫作蛋白质互补作用。比如，将大豆和米同时食用，大豆蛋白可弥补米蛋白中赖氨酸的不足，米蛋白也可在一定程度上补充大豆蛋白中蛋氨酸的不足。

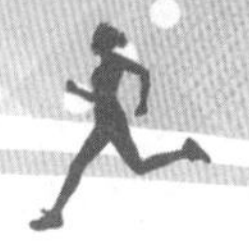

只要一天的膳食供给了足够的能量和蛋白质，并且包含了多种来源的蛋白质，那么这种膳食就能满足人体对蛋白质的需要。

2. 蛋白质的生物学功能

（1）构成身体的组成成分。蛋白质是细胞的主要组成成分之一，约占细胞干重的80%，主要是作为组织细胞生长、更新和修复的“建筑材料”。

（2）调节生理功能。一是保持机体的渗透压和血液的酸碱平衡。例如，血浆中蛋白质的浓度可以控制体液中水分的分布趋势，而蛋白质属于两性电解质，具有缓冲作用。在血液中，特别是红细胞中的血红蛋白，可以防止过多的酸或碱堆积，故对维持体液酸碱平衡具有重要作用。二是促进体内各种生理生化反应的进行。例如，酶和激素都是调控机体代谢的重要物质。酶的化学本质是蛋白质。而激素中除了以脂肪为原材料合成的脂肪类激素外，其余的全是蛋白质激素。例如，催化丙酮酸还原成为乳酸的乳酸脱氢酶和调节控制血糖浓度的胰岛素都是以蛋白质为基础的。三是具有保护和防御功能。例如，机体是通过抗体对抗原的作用来实现排除外来物质对机体的干扰，起到保护作用。因此，蛋白质的营养状况对机体抗病能力具有重要作用。

（3）提供能量。每克蛋白质在体内氧化可产生能量4.0 kcal。与糖类和脂肪相比，蛋白质供能所占比例要小一些。同理，当机体摄入的糖类和脂肪的数量不足以满足机体的需求时，机体会分解蛋白质产生氨基酸而获得能量。

3. 蛋白质的摄入与健康

蛋白质长期供给不足时可引起蛋白缺乏症。一般表现为机能下降，抵抗力下降，应激能力减弱，儿童生长发育迟缓，成年人体重下降、肌肉萎缩、贫血、血压降低、伤口愈合缓慢，妇女可出现月经失调。严重可出现营养不良性水肿。过量摄入蛋白质会增加肝脏和肾脏的代谢和排泄负荷，而且还会产生一些对人体有害的物质，如胺、氨、酚及吲哚等，这些物质如不能及时排出体外，不仅会削弱这些脏器的功能，还会产生疾病危害人体健康。

血清蛋白含量是评定人体蛋白质营养的简易指标。正常血清白蛋白40~55 g/L，总蛋白60~80 g/L。蛋白质缺乏时，总蛋白和白蛋白明显减少。

4. 蛋白质的需要量与食物来源

目前我国成人的推荐蛋白质摄入量为每日每千克体重0.8~1.2 g，占总热量的10%~15%。孕妇在孕早、中、晚期分别每日增加5 g、15 g、20 g，哺乳期妇女每日增加20 g，青春期每日按每千克体重1.68 g推荐摄入。对于老年人，每日按每千克体重1.27 g推荐摄入，或蛋白质占总热量的15%为宜。

食物中的蛋白质主要来源于肉类、鱼类、蛋和奶类。植物性食物中以豆类含量最高。

5. 蛋白质与运动

通常蛋白质在运动中提供的能量很小，但在长时间、高强度运动，尤其是糖原储备不足时，机体蛋白质参与供能的比例和对蛋白质功能的需求会随之增加。大负荷、长时间运动时，蛋白质分解成氨基酸增加，其中的丙氨酸可通过肝糖异生提供葡萄糖有助于维持血糖的动态平衡。支链氨基酸及丙氨酸、谷氨酸等通过转氨基后能在肌肉中被氧化产生ATP提供能量。另外，骨骼肌是支链氨基酸的主要代谢器官，能合成并释放谷氨酰

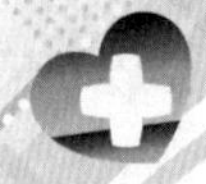

胺，而谷氨酰胺是黏膜上皮细胞、免疫细胞的重要能源和调节剂。血浆谷氨酰胺作为骨骼肌与免疫细胞之间的代谢枢纽。有研究发现，长时间力竭运动后人体血浆中谷氨酰胺浓度在运动后 3 ~4 h 降低，因此如运动损害了谷氨酰胺释放，不能满足免疫细胞对谷氨酰胺的需求，免疫功能就会削弱。补充支链氨基酸可显著改善马拉松赛后出现的血浆谷氨酰胺浓度下降。

运动锻炼后是否需增加蛋白质营养，意见尚不一致。但一般认为在大负荷训练初期、长时间激烈的耐力运动和力量练习的进展期，蛋白质需要量明显地增加。目前还没有明显的证据支持经常食用超高蛋白质膳食能显著增强运动能力，但选择合适的蛋白质的补充物（如支链氨基酸和谷氨酰胺）有助于降低运动时蛋白质的降解。

运动员蛋白质供给量应为每千克体重 1.2 ~1.8 克/天，占总能量的 12% ~15%（发展肌肉体积时可增至每千克体重 2 克/天，占总热量的 15% ~20%）。在实际应用中，还需要注意到影响运动员蛋白质需要量的因素，如训练状态、训练类型、强度和频率等因素的不同组合所导致的蛋白质需要量的变化。在补充蛋白质的同时，也必须补充适量的蔬菜、水果等碱性食物，防止蛋白质代谢产物使血液酸化而产生疲劳感。

（四）维生素

维生素是维持身体生长与正常生命活动所必需的一组有机化合物。在身体中它们既不是构成身体组织的原材料，也不是能量的来源，而是一类调节物质，在体内代谢中起重要作用。维生素无法在体内合成，必须通过饮食途径补充。

1. 水溶性维生素

水溶性维生素包括维生素 B_1、维生素 B_2、维生素 B_6、维生素 B_{12}、烟酸、生物素、泛酸和维生素 C 等。水溶性维生素烹饪不当容易丢失，通常不会中毒，但过量对机体也不利。水溶性维生素的分布、生理功能、缺乏症和需要量见表 5 -2。

表 5 -2　水溶性维生素的分布、生理功能、缺乏症和人体需要量一览表

名称	别名	分布	生理功能	缺乏症	人体需要量	备注
维生素 B_1	硫胺素	谷类、豆类、坚果等，以及用这些原料制成的食品	糖代谢关键酶的辅酶，缺乏会造成丙酮酸堆积，影响能量供应；抑制乙酰胆碱的分解，维持神经、消化、循环等功能	脚气病，疲乏、食欲差、恶心、忧郁、急躁、沮丧、麻木、心肌损害	男：1.4 mg/d 女：1.3 mg/d 运动员：3 ~10 mg/d	对氧稳定，比较耐热，特别是在酸性条件下极其稳定；但在碱性条件下受热易破坏

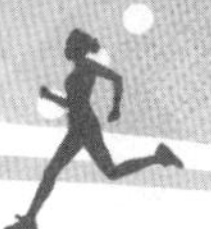

续上表

名称	别名	分布	生理功能	缺乏症	人体需要量	备注
维生素B_2	核黄素	动物性食物中含量高，尤以肝、肾、心丰富，奶类及蛋类含量也不少；植物性食物中，绿叶蔬菜和豆类含量也不少	许多重要辅酶的组成成分，参与线粒体生物氧化过程中电子传递；变换叶酸、维生素B_6成有活性形式，参与铁的代谢，在防治缺铁性贫血中有重要作用	肌肉无力、耐力受损，容易疲劳等；口角炎、皮炎等；影响其他维生素的吸收	男：1.4 mg/d 女：1.2 mg/d 运动员：2～3 mg/d	以素食为主的运动员应重视维生素B_2缺乏的可能性。在碱性环境中较易被破坏，日光照射也会破坏
维生素B_6	吡哆醇/醛/胺	动物性食物中含量较高，植物性食物中含量较低。酵母、麦麸和葵花籽含量最高，大豆、香蕉、动物肝、鱼类、瘦肉和坚果中也比较高，蛋类、燕麦和水果、各种蔬菜中含量较低	促进氨基酸吸收，调节糖原代谢，参与不饱和脂肪酸转化以及胆固醇的合成和转运，调节神经系统的兴奋性。许多涉及磷酸吡哆醛的反应可使5－羟色胺等神经递质水平升高，由此改变神经的兴奋性。激素调节作用，促进形成血红蛋白，影响烟酸的形成	导致贫血；DNA合成受损，减少体内烟酸的合成，机体对能量供给的维持力减弱	国外男：2.0 mg/d 国外女：1.6 mg/d 国内18～50岁：1.2 mg/d 国内50岁以上：1.5 mg/d 最大耐受量：100 mg/d	
维生素PP	烟酸	广泛存在于各种食物中，但多数含量较少。含量比较多的食物有冬菇、香菇、花生等	辅酶Ⅰ和辅酶Ⅱ的组成成分；在糖类、脂肪和蛋白质的代谢过程中起重要作用，最重要的功能是预防和治疗癞皮病	癞皮病	成人：14～19 mg/d 运动员：25 mg/d	

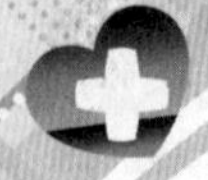

续上表

名称	别名	分布	生理功能	缺乏症	人体需要量	备注
泛酸		广泛存在于肉类、蘑菇、鸡蛋、花茎甘蓝和某些酵母。全谷物也是良好的来源。蜂王浆和金枪鱼、鳕鱼的鱼子酱含丰富的泛酸	以辅酶A和脂酰基载体蛋白形式参与人体的多种生化反应，在糖类、脂肪和蛋白质的代谢中起着十分重要的作用	缺乏的可能性比较小。食物单调的人群易患，主要症状为烦躁不安、食欲缺乏，消化不良等	成人：4～7 mg/d	补充泛酸对运动能力影响的研究结果认可仍有争议
叶酸		存在于所有的绿色蔬菜中。最丰富的食物来源是动物肝，其次为绿叶蔬菜、大豆类食物	红细胞形成过程中DNA合成的辅酶；核苷酸和氨基酸代谢中的重要物质	贫血；耐力降低；如果是孕妇，可影响胎儿脑发育，出现神经管畸形	成人：400 μg/d 孕妇：600 μg/d 最大耐受量：1 000 μg/d	
维生素B_{12}	钴胺素	存在于动物性食物中，如肝、肾、海鱼和虾等；发酵的豆制品，如酱豆腐、黄酱等	促进生长、维持神经组织正常功能及红细胞生成；以辅酶形式参与各种代谢作用	严重缺乏时引起恶性贫血；一般缺乏可有周身无力、体重下降、舌炎等	成人：2.4 μg/d	长时间以素食为主的人群更容易出现维生素B_{12}缺乏
生物素	维生素H	存在于天然食物中。如肉类、奶类、鸡蛋（蛋黄）、酵母及动物肝、肾和蔬菜等	以辅酶形式参加各种代谢作用，对细胞的生长、葡萄糖的代谢平衡等有重要作用	严重缺乏时会出现皮肤病、消瘦、神经过敏等	青少年： 11岁，20 mg/d 14岁，25 mg/d 成人： 30 mg/d	

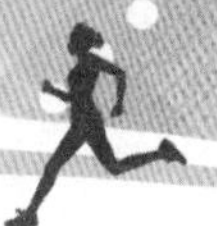

续上表

名称	别名	分布	生理功能	缺乏症	人体需要量	备注
维生素C	抗坏血酸	存在于新鲜水果、蔬菜中，含量较高的有辣椒、菜花、苦瓜、雪里蕻、油菜等；鲜果中酸枣、鲜枣、山楂等含量高；苹果、梨、桃含量较少	维持健康的结缔组织，促进造血，促进伤口愈合，具有抗氧化作用，增强机体应激能力等	坏血病；牙龈红肿出血、易感染、皮下出血；关节痛、疲倦、烦躁	成人：100 mg/d 运动员：100～1 000 mg/d	豆子发芽时维生素C大量增加，在蔬菜供应不便时，不妨用豆芽来供应维生素C。酸枣、鲜枣等比柑橘类水果高7～10倍

2. **脂溶性维生素**

脂溶性维生素包括维生素A、维生素D、维生素E、维生素K。脂溶性维生素不溶于水而溶于有机溶剂，在食物中与脂类共同存在，过量服用会造成在体内的蓄积。严重者还会进一步影响到机体的正常生理功能和运动能力。故严格把握脂溶性维生素的摄入量是保障脂溶性维生素正常发挥功能的重要前提。脂溶性维生素的分布、生理功能、缺乏症和需要量见表5－3。

表5－3 脂溶性维生素的分布、生理功能、缺乏症和人体需要量一览表

名称	别名	分布	生理功能	缺乏症	人体需要量	备注
维生素A	视黄醇	存在于动物性食物，如肝、蛋类、奶类中；在有色蔬菜中，如菠菜、胡萝卜、油菜中含有胡萝卜素，被机体吸收后可转变成维生素A	维护夜视功能；促进生长发育，如有助于细胞的增殖和生长，有助于骨骼、牙齿、头发的生长；维持健康的上皮组织；增强免疫力	夜盲症、皮肤干燥、骨骼发育受阻、免疫和生殖功能下降	成年男子：800 μg/d 成年女子：700 μg/d 运动员：1 500 μg/d	射击、射箭、乒乓球运动员的补充量可再增加一些。膳食中含有适量脂肪有助于胡萝卜素的吸收

续上表

名称	别名	分布	生理功能	缺乏症	人体需要量	备注
维生素D	抗佝偻病维生素	存在于动物的脑、肾、肝、皮肤以及牛奶和蛋黄中，鱼肝油中维生素D含量最丰富，植物体内不含维生素D	促进骨与软骨的正常生长，促进牙齿的正常发育，抗疲劳，调节钙、磷代谢	佝偻病、骨质疏松、免疫力下降	成人： 5 μg/d 老年人： 10 μg/d	维生素D在所有维生素中潜在的毒性最大。长期过量摄入会引起食欲减弱、恶心、呕吐。每天增加户外活动可预防维生素D缺乏症
维生素E	生育酚	在各种食物中，以麦胚和麦胚油的含量最丰富，其次是植物油，如棉籽油、芝麻油等	抗氧化与延缓衰老；影响脂代谢，抗动脉粥样硬化；提高机体免疫能力；保护红细胞的完整性	生殖障碍、肌肉营养不良、神经系统功能异常和循环系统损伤	成人： 14 mg/d 最大耐受量： 800 mg/d	维生素E缺乏症较罕见。高强度训练、高原训练或低氧环境中运动口服维生素E量可增到100~800 mg/d
维生素K	抗出血维生素	存在于动物性和植物性食物中。含量最丰富的是深绿叶植物，如萝卜缨、绿茶、莴苣叶、甘蓝、菠菜；其次是乳酪、蛋类等	参与人体内凝血酶原的合成，促进凝血因子转变成纤维蛋白；是呼吸链的组成成分，参与氧化磷酸化的过程；增加肌肉组织的弹性	原发性维生素K缺乏情况很少见，如果缺乏会引起出血不止的情况	成人： 120 μg/d	体内维生素K的来源主要有两个：一是通过食物获得；二是由肠道内细菌合成。且维生素K对热稳定，紫外线作用下则不稳定

3. 维生素补充剂与膳食指导

维生素补充剂是人们关注的一个热点问题。首先，维生素补充剂对部分人是需要的。如由于饮食结构不合理而导致的亚临床缺乏症者、孕妇、严格意义上的素食主义者、处在疾病恢复期的患者和患有乳糖不耐受的特殊群体，这些人群需要根据实际情况给以维生素补充剂。其次，维生素补充剂的服用剂量一定要适当，不是越多越好。长期服用维生素补充剂带来的危害比短期服用要大。在服用维生素补充剂之前，一定要确定它可能

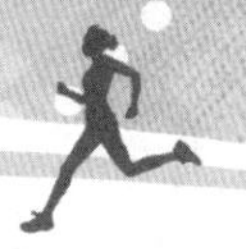

存在的不良反应与有关禁忌。

膳食指导：许多维生素性质不稳定，容易在食物加工和烹饪过程中受破坏，因而合理选择食物及其正确的烹饪方式对获得充足的维生素很重要。另外，要选择多种食物搭配而不是选择那些含维生素最丰富的单一食物来补充维生素，多样性的食物最有益于健康。

4. 运动与维生素

维生素在能量产生、血红蛋白合成、维护骨健康和免疫功能、防止机体氧化应激方面起重要作用。如维生素 B_1、维生素 B_2、维生素 B_6、烟酸、生物素都是与代谢相关酶的辅酶，参与能量代谢；维生素 B_1、维生素 B_2、维生素 B_6、维生素 B_{12}、叶酸、烟酸参与神经肌肉收缩；维生素 B_6、维生素 B_{12}、叶酸则与血红蛋白合成有关；维生素 B_6、维生素 C、β－胡萝卜素、维生素 E 则与免疫功能有关；维生素 D 促进骨代谢。此外，维生素 C、β－胡萝卜素、维生素 E 则有重要的抗氧化功能。运动过程中，人体需要的能量、氧的摄入量和消耗量均增加，同时体内自由基成倍增多，身体因此不得不消耗大量的抗氧化物质和促进能量代谢因子。大负荷运动时适当增加摄入维生素 C、β－胡萝卜素、维生素 E（不要超可耐受上限）可能有助于减轻运动时的氧化应激以及防止运动后感染，但通常满足总能量需求情况下维生素不会缺乏。一般运动员维生素摄入量不超过普通人群推荐量的 2 倍。另外，对于控重的运动员要注意补充维生素，而常年主要在室内运动的项目（如体操、花样滑冰）则可能需要补充维生素 D。

（五）矿物质

对人体而言，将碳、氢、氧、氮以外的无机元素统称为矿物质。根据在人体中的含量和日需要量分为常量元素和微量元素。区分两者的标准是总量大于体重的 0.01%，或每日需要量在 100 mg 以上的元素称为常量元素，含量低于上述标准的称为微量元素（见表 5－4）。

表 5－4　人体部分无机元素

必需常量元素	必需微量元素	可能必需的元素	具有潜在毒性，但低剂量时，人体可能必需的元素
钠、钾、钙、镁、氯、磷、硫	铁、碘、锌、铜、铬、钴、硒、钼	镍、钒、硅、锰、硼	锡、氟、铅、镉、汞、砷、铝

在机体中矿物质主要是作为构成机体组织的重要材料。例如，钙、磷、镁是骨骼和牙齿的主要成分，铁是血红蛋白不可或缺的成分，而磷是核酸分子的主要结构成分。同时，矿物质对维持机体的酸碱平衡、渗透压的稳定和组织的正常兴奋性具有十分重要的作用。例如，细胞膜内外钠、钾离子的浓度与细胞膜电位的稳定和渗透压的维持直接相关，钙、镁离子的浓度与肌肉的兴奋性紧密相关。此外，矿物质还是许多酶的辅助因子或激活剂。

1. 钙

钙是人体内含量最为丰富的矿物质，总量 1 000 ~ 1 200 g，一般为体重的 2% 左右。

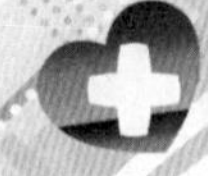

其中99%储存在骨骼和牙齿中。骨骼中的钙不是一成不变的，当血液中的钙离子浓度下降时，骨骼中的钙就会释放到体液中以维持平衡，因而处于一个不断沉积、不断溶解的动态平衡。

（1）钙的生理功能。体内大约只有1%的钙分布在体液与细胞内，但生理作用十分明显，包括调节离子的跨膜运输，这在神经传导方面尤为重要；维持肌肉和神经的正常兴奋性；参与血液的凝固过程，其中钙有激活凝血酶原使之变成凝血酶的作用；等等。

在血液中，钙离子的浓度总是保持在一个相对稳定的水平。钙离子往返于骨骼、血液和组织之间。钙离子的这种迁徙并不是受限于每天钙的摄取量，而是通过对血液钙离子浓度敏感的激素进行调节来实现的。因此，即使人体存在中长期缺钙，也不会表现出明显的症状；只有进入老年期，才突然发现钙储备量大大减少，骨骼不再结实。其实，早在人的成年阶段，骨骼就开始变脆，容易患上骨质疏松症。骨质疏松症严重威胁老年人健康。

（2）运动与钙。运动员在运动训练和比赛中从汗液中丢失大量的钙。因此，对于运动员来说，及时补充钙离子有助于保持运动能力，缩短恢复时间。

由于钙离子在维持神经和肌肉细胞的兴奋性、骨骼肌的收缩、细胞内第二信使作用等方面具有重要作用，因而注意补充钙，维持钙营养的平衡对于保持运动能力具有非常重要的作用。此外，运动还促进钙在骨骼中沉积，尤其是钙离子摄入量满足机体需要时，骨密度有明显的增加。

对女性而言，一是青春发育期前加强体育锻炼有助于骨密度的增加，其效果比选择在青春发育期后好；二是闭经后的妇女，在增加钙摄入量的同时进行运动锻炼，才能使骨密度提高，没有运动锻炼只补钙，对骨密度无增加作用。

在减轻体重期，如果运动员采用控制膳食的方法来减重，很可能造成钙的摄入不足，故这一时期要额外补充。

（3）钙的供给量与来源。普通人钙的供给量为每日800 mg，中国运动员的供给量为每日1 000 ~1 200 mg，人体最大可耐受的摄入量为每日2 500 mg，因而补钙不是越多越好。过度补钙不仅没有益处，还会造成高尿钙，增加肾结石的危险。长时间过量补钙，还会影响铁、锌、镁、磷等元素的吸收。奶和奶制品是钙离子的主要来源，其含钙量和钙吸收率较高，虾皮、芝麻酱、豆制品等也是良好来源。

2. **铁**

人体内铁的含量居微量元素之首。成人体内总铁含量一般为4 ~5 g，主要以两种形式存在：一是功能性铁，包括血红蛋白、肌红蛋白以及一些含铁的酶类，这些铁大多数存在于血液中，主要功能是参与氧的运输。二是储存铁，包括铁蛋白等，存在于肝、脾、骨髓和血液中，主要功能是参与氧的运输。血清铁蛋白和组织中的铁蛋白可互相交换，呈动态平衡。

（1）铁的生理功能。铁是血红蛋白的主要成分，在氧和电子的转运中起着核心作用。因此，铁对于体内能量的产生、各种生理功能的实现和运动能力都会产生重要的影响。体内缺铁时，血容量下降，氧气的运输能力下降，不能获得充足的氧气，产生的热量也会减少，出现虚弱、眩晕、呼吸急促、心率增加等症状。同时，由于铁是血红蛋白的主

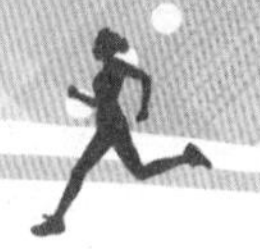

要成分，在制造红细胞中的血红蛋白时，铁是最为重要的原材料之一。并且，体内的铁可以被循环再利用，如合成血红蛋白每天所需要的铁，大部分来自衰老红细胞的铁的再循环。铁在维持免疫系统的正常功能方面也具有促进作用。如缺铁的患者由于淋巴细胞数目比较少，中性粒细胞杀菌下降等因素，身体的抵抗力随之下降，易感染。

（2）运动与铁。运动可以加快铁在机体中的代谢率。这是因为，一方面长期的运动训练会使组织内储存的铁含量明显下降。另一方面，运动又促使红细胞自身的更新速度不断加快、肌肉中的含铁酶数量增加，使得机体对铁的需要量呈增加趋势。此时，运动员如果不注意合理膳食，膳食中的脂肪比例过高，维生素 C 含量过低或富含铁的食物比较少，都会加重、加快体内铁的缺乏。因此，在训练时，运动员应注意补充铁剂，且补充量要高于一般不运动群体。

运动员在进行高原训练时，作为对高原低氧环境的适应，血液红细胞的含量会增加，因此对铁的需要量也会明显增加。加之运动使运动员的排汗量增加，在汗液中也含有一定量的铁。此外，实施减控体重的运动员、处于月经期的运动员、青春发育期的运动员都需要额外补充铁。

（3）铁的供给量与来源。铁摄入不足或摄入过量都会给身体带来危害。因此，选择富含铁的食物，适量、有针对性、及时补充铁十分重要。中国营养学会建议每日膳食铁的供给量为：儿童 10 mg，成年男子 15 mg，成年女子 20 mg，孕期及哺乳期妇女均值为 25 mg。对于运动员（不分年龄组）每日推荐量：在常温下训练或比赛的男运动员20 mg、女运动员 25 mg，在高温下训练或比赛的男运动员 25 mg、女运动员 30 mg。铁最大耐受量为每日 45 mg。一般膳食铁不可超过此限，运动员补充铁剂时，也应以此为限，不可超过。铁的主要来源是动物肝、全血、肉类、豆类和绿色蔬菜。

3. 锌

正常成年男子体内的含量约为 2. 5 g，成年女子约为 1. 5 g。其中约有 50% 存在于肌肉中，20% 存在于骨骼内。此外，皮肤、头发和指甲中也含有 20% 左右，其余的锌存在于肝、肾、脑、肺及心脏等组织中，血液锌量不到全身总锌量的 1% 。

（1）锌的生理功能。锌是构成人体多种酶、辅酶的重要元素。锌参与碳酸酐酶、羧肽酶的构成，起催化作用；作为酶蛋白分子的组成部分，使酶保持一定的空间构象，形成催化功能的结构基础，超氧化物歧化酶就是典型。此外，锌还可作为酶活性的调节因子。

体内锌水平的正常对于机体保持正常的免疫功能也是十分重要的。锌水平降低可影响到 T 淋巴细胞的功能、中性粒细胞的功能、胸腺激素的产生和活性等，致使机体免疫功能下降。

锌能促进人体的生长发育，是儿童脑发育必不可少的物质。缺锌可以使脑细胞数量减少，特别从胎儿期到婴儿出生一年半的时间，正是脑细胞分裂期，此时如果体内缺锌对脑细胞发育影响很大。

锌可维持器官的正常发育和维持性功能的正常。缺锌可使性成熟延迟、性器官发育不全、性功能降低、精子减少、第二性征发育不全。此外，缺锌时有皮肤粗糙、皮肤创伤愈合速度减慢、食欲减退等症状。

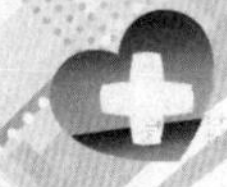

（2）运动与锌。运动可以明显影响锌的代谢，可引起机体锌的重新分布。运动可以使血清锌含量发生变化，且变化与运动类型、强度和时间等多种因素有关。有研究发现，短时间、高强度的无氧运动可使血清锌升高，长时间的大运动量训练可使运动员血清锌处于比较低的水平。

（3）锌的供给量与来源。男性每日 15 mg，女性每日 12 mg，最大耐受量 40 mg。运动员的供给量比普通人要高一些。在常温环境中训练或比赛，锌供给量每日 20 mg，高温环境中训练或比赛，锌供给量每日 25 mg。需要指出的是，在膳食锌无法满足，需要专门补充锌制剂时，要严格注意补充的量与持续的时间。因为过量的锌对机体是有危害的。动物性食品是膳食锌的主要来源，以贝壳类的海鲜为含量最多。

4. **其他**

除钙、铁、锌外，其他矿物质对机体来讲也是十分重要的。如钾、钠、镁参与神经肌肉收缩调节，硒、铜、锌具有抗氧化功能。健身运动者的无机盐（矿物质）的需要量与正常健康人无显著差别，但大负荷运动时，除钙、铁、锌易不足外，硒、铬、硼等也易不足，可适当增加摄入。另外，大运动量和高温环境中锻炼时，应注意由于大量出汗导致无机盐不足引起的无力和运动能力下降等表现，此时可适当增加钠的摄入。不过要注意的是，矿物质缺乏时适量补充对机体有益，但过量补充并无额外益处，甚至有害。现将其他主要的矿物质列表介绍如下（见表 5－5）。

表 5－5　其他部分矿物质来源、生理功能、缺乏症状、需要量

名称	主要功能	缺乏症状	中毒症状	主要来源	人体需要量
磷	构成牙、骨骼、核蛋白酶主要成分，形成细胞膜磷脂，参与能量转换及缓冲液系统	食欲不振，骨骼疼痛，肌无力，发育缺陷，婴儿软骨病	可导致钙流失	所有动物组织	成人：1.0 g/d 运动员：2.0～2.5 g/d 最大耐受量：3.0 g/d
镁	参与矿物化，调节神经肌肉兴奋性，激活多种酶，维持酸碱平衡	虚弱，肌肉痉挛，食欲不振，神志不清，严重时会引发惊厥	由于滥用轻泻剂及其他药物而带来过量的镁会引起肌肉协调能力丧失、昏迷	坚果、豆科植物，粗谷物，深绿色蔬菜，海产品	成人：300～400 mg/d
钠	维持体内细胞正常的液体平衡与酸碱平衡，在神经信号传导中起重要作用	肌肉痉挛，精神、食欲不振	高血压	食盐，酱油，经过加工的食物	成人：2.2 g/d

续上表

名称	主要功能	缺乏症状	中毒症状	主要来源	人体需要量
钾	促使蛋白质合成，体液电解质平衡，细胞完整性的保持，神经信号的传导与肌肉收缩	脱水，肌无力，瘫痪及神志不清	肌无力，呕吐，静脉快速注射时会使心脏停止跳动	来源广泛，肉类、奶类、水果、蔬菜、谷类、豆科植物	成人：2~3 g/d
碘	甲状腺素的成分，能帮助调节生长、发育与代谢的速度	甲状腺肿大，呆小症	抑制甲状腺活性	碘盐，海产品	成人：150 μg/d
硒	抗氧化作用，参与辅酶 Q 和辅酶 A 合成，保护心肌，促进免疫球蛋白生成	肌肉退化及疼痛，白内障，精子减少，红细胞变脆，胰腺受损	恶心、腹痛、指甲与头发病变，神经及肌肉损伤	鱼，肉，家禽，贝壳类动物，谷物和蔬菜	成人：15~50 μg/d 最大耐受量：400 μg/d
氟	帮助骨骼和牙齿的形成，防止牙齿腐蚀	牙齿容易腐蚀	牙齿氟中毒，恶心，呕吐，腹泻，瘙痒	氟化的饮用水，茶，海产品	成人：1.5 mg/d 最大耐受量：3.0 mg/d
铬	协助胰岛素作用，葡萄糖放能反应需要铬	葡萄糖代谢失常	可能与肌肉退化有关	肉，粗杂粮，植物油	成人：0.05~0.2 mg/d
铜	协助合成血红蛋白，几种酶的成分	贫血，伤口愈合缓慢	呕吐，腹泻	肉，饮用水	成人：2~3 mg/d

（六）水

人体中水的含量由水的摄入、排出之间的平衡来调节。和所有营养素一样，正常水的摄入量是保持身体健康的必要条件，缺乏和过量都不可。

1. 水的作用

水是人体最多的组成成分，占体重的50%~60%。瘦体重中75%是水，而脂肪组织的成分绝大部分是脂肪，几乎不含水。水在人体中的主要功能：一是作为保持组织、细胞外形与构成的必需物质，二是调节体温，三是参与物质代谢和化学反应，四是在体内起润滑作用。

2. **需要量与来源**

机体水的需要量与机体外部环境、自身状况、运动因素和膳食情况的综合效应有关系。这种关系的存在状况可以从水的来源和去路之间的数量变化直接反映出来（见表5-6）。

表5-6 水平衡（正常成年人一般情况下每日水分摄入与排出的基本情况）

摄入方式	摄入量（mL）	排出途径	排出量（mL）
饮水	1 200	呼吸蒸发	350
食物水	1 000	皮肤蒸发	500
代谢水	300	粪便排出	150
		尿液排出	1 500
总量	2 500	总量	2 500
备注	体重、年龄、气候、运动和劳动强度、膳食、代谢状况不同，需要量会随之变化		

3. **运动与脱水**

正常体温的维持是机体产热和散热两个过程动态平衡的结果。人在剧烈运动时，体内能量产生增加，所产生的能量只有25%用于机械做功，其余75%转化为热能，产生的热能需要及时排出体外，尤其高温环境时汗液的蒸发成为调节体温（每蒸发1 g汗可散热0.57 kcal）的主要途径。汗液的蒸发必然引发机体水分丢失，造成脱水，脱水则易诱发中暑。一般轻度脱水为脱水量占体重的2%～4%，中度脱水为脱水量达体重的4%～6%时，重度脱水为脱水量达体重的6%以上时（不同程度脱水的表现见第三章第五节）。高热环境长时间运动，如夏季网球、橄榄球竞赛出汗率最大可达2～3 L/h，因此必须做相应的水、盐补充。

运动性脱水的预防主要是在运动前、运动中和运动后及时补充水分。补水的原则是少量多次和保持适量的无机盐（矿物质）。补水的方法见本章第四节中的“运动补液与运动饮料”。

第二节 健身运动的合理营养

合理营养是一个综合性概念。它既要求通过各种膳食搭配来满足人体生理需求的热能和各种营养素，又要考虑合理膳食制度和烹饪方法，以利于各种营养素的吸收和利用，同时还应避免膳食构成比例失调、营养素过量以及烹饪过程中有害物的形成而引起机体不必要的负担与代谢上的紊乱。运动锻炼只有以科学合理的营养为物质基础才能促进健康。

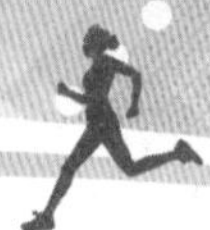

一、合理营养的膳食指南

（一）中国居民膳食指南

目前我国居民膳食特点是煎煮炸为主，动物性油脂消费量过多，粮谷类食物减少。为了给我国居民提供最基本的、科学的健康膳食信息，卫生部委托中国营养学会组织专家，制定了《中国居民膳食指南》（2011 年）。一般人群膳食指南如下。

第一，食物多样，谷为为主，粗细搭配。

第二，多吃蔬菜水果和薯类。

第三，每天吃奶类、大豆或其制品。

第四，常吃适量的鱼、禽、蛋和瘦肉。

第五，减少烹调油用量，吃清淡少盐膳食。

第六，食不过量，天天运动，保持健康体重。

第七，三餐分配要合理，零食要适当。

第八，每天足量饮水，合理选择饮料。

第九，如饮酒应限量。

第十，吃新鲜卫生的食物。

（二）平衡膳食宝塔

平衡膳食是指膳食中所含的营养素种类齐全、数量充足、比例恰当，膳食中供给的营养素与机体的需要，两者保持平衡。平衡膳食不仅能满足机体的各种生理需要，也能预防多种疾病的发生，是人类最合理的膳食。

平衡膳食是合理营养的根本途径。没有不好的食物，只有不合理的膳食，其关键是食物种类和数量搭配是否合理以及烹饪方法是否得当。如我国常用的煮食的方法可致叶酸丢失达 95%，维生素 B_1 丢失超 50%，维生素 C 丢失超 40%，维生素 B_2、维生素 B_6、维生素 B_{12}、维生素 A 丢失超 30%。另外，人体不仅需六大营养素还应有膳食纤维和植物化学物。

中国居民平衡膳食宝塔简称平衡膳食宝塔，是根据《中国居民膳食指南》（2011 年）的要求并结合我国居民的膳食结构特点设计的。它将平衡膳食的原则转化成各类食物的重量，并用宝塔的形式表现出来，以直观的方式告诉人们食物分类的概念以及每天食物的合理范围，便于大家理解并在日常生活中实行。具体地说，平衡膳食宝塔共分五层，包含人们每天应吃的主要食物种类（见图 5－2）。宝塔各层位置和面积不同，这在一定程度上反映出各类食物在膳食中的地位和应占的比重。谷类食物位于底层，蔬菜水果占据第二层，鱼、禽、肉、蛋等动物性食物位于第三层，奶类和豆类食物居第四层，第五层塔尖是油脂类。平衡膳食宝塔建议的各类食物摄入量是一个平均值和比例范围。

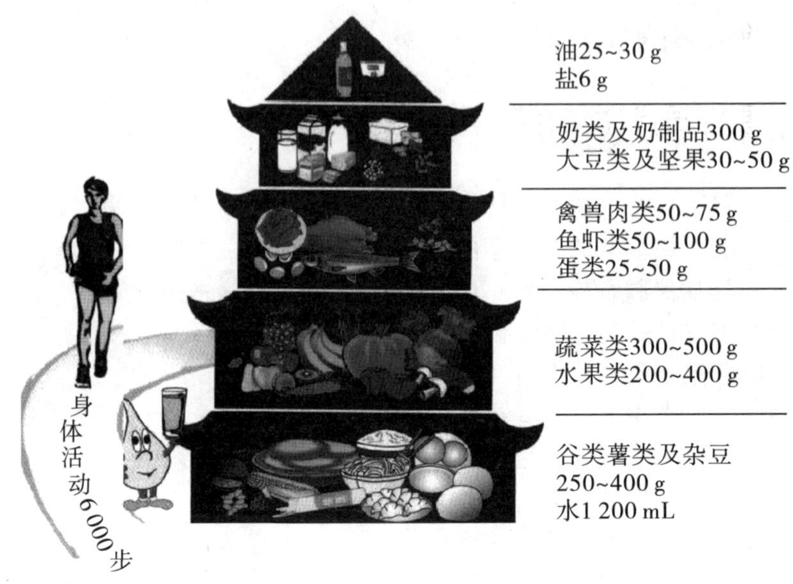

图 5－2 中国居民平衡膳食宝塔
（中国营养学会）

二、健身保健运动者的合理膳食

健身保健运动者能量需要构成主要包括基础代谢、食物热效应以及包括健身活动在内的一切体力活动等所消耗的能量。运动时合理膳食可提供适宜的能源延缓疲劳，防止运动时脱水、体温增高。由于健身保健运动者在基础代谢和食物热效应方面与一般人群之间没有明显的差异，因此，健身保健运动者的能量需要与一般人群的差异实际上主要取决于健身运动的能量消耗。通常普通健身保健时膳食结构无需特殊，仍遵中国居民平衡膳食宝塔，即脂肪占总热量的 15% ~30%，蛋白质每千克体重 1.0 ~1.2 克/天，占总热量的 10% ~15%，糖类摄入每千克体重 4 ~6 克/天。如参加较大负荷运动则可参考运动员膳食要求，或有特殊健身目的时膳食结构宜相应与其需求相适应。如需减肥等则热量需负平衡，而进行发展肌肉体积的力量练习时则蛋白质需要量要增加。另外，健身保健运动应休息 30 min 后进餐，较大负荷运动在 45 ~60 min 之后进餐；进餐后，一般应间隔1 ~2 h 后才进行保健运动。

第三节 儿童少年营养特点

体育运动是儿童少年喜好的活动之一，也是增强人体功能的有效手段。营养提供机体组织的构成物质与供给身体活动的能量，是人们从事体育运动的基础。良好的营养能

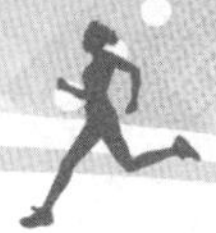

促进儿童少年生长发育和身体健康。儿童少年生长发育迅速，代谢旺盛，所需热能和营养素相对比成年人高。

一、能源物质代谢与营养需求

（一）总热量

儿童少年能量消耗除基础代谢、食物热效应、活动以外，还要有一部分用于生长发育。根据世界卫生组织的供给标准（每日每千克体重）：7～9 岁 78 kcal，10～12 岁 66 kcal，16 岁男子 52 kcal、女子 50 kcal，目前我国城市小学生平均每人每天获得的能量能基本满足需要。对于参加训练者，应根据实际情况增加。

（二）蛋白质

儿童少年期，蛋白质处于正氮平衡阶段，随着生长发育，机体组织蛋白质中的含量逐渐增加，因而所需蛋白质也较多，尤其需要充足的必需氨基酸。一般蛋白质供给量与总能量相适应，应占总能量的 12%～15%。每日供给标准：7 岁 60 g；10 岁 70 g；16 岁男子 90 g、女子 80 g，并应保证优质蛋白质摄入，注重蛋白质的互补作用。我国居民膳食以谷类为主，儿童少年的膳食供给中，应当有 1/2～2/3 的蛋白质来自动物性食品和豆类食品，以保证优质蛋白质的供给。在蛋白质类食物提供较少时，可以增加糖类的摄入。

目前，我国城市学生蛋白质摄入量已基本达到了要求，农村学生（特别是中、小学女生）蛋白质摄入量偏低，还需要适当增加，特别应重视膳食蛋白质的摄入量。

（三）糖类

儿童少年多处于在学校受教育阶段，学习任务重，脑力劳动相对较多，大脑所需能量约 95% 来自血糖供应。如果能量供应不足则容易出现注意力分散，甚至强迫休息，如打瞌睡等。儿童少年每日糖类的摄入量应占总热量的 55%～65%，并主要通过膳食主食获得。在考试或运动时，可适当增加 10%～15% 的糖类，以点心、饮料或加餐的形式均可。正餐前应避免吃糖，否则糖摄入后会降低食欲，使正餐进食量减少，影响营养的均衡。

（四）脂类

儿童少年的脂肪摄入量需占总热量的 25%～30%，应既有动物性食物又有植物油，因为部分脂溶性维生素存在于植物油中，并且人体所需的必需脂肪酸也存在其中。过多的脂肪摄入易引起肥胖，一般认为儿童少年的肥胖与脂肪细胞的增殖有关，这一阶段肥胖的儿童少年成年后，发生肥胖症的比率高。《中国儿童少年营养与健康报告 2009》指出：1982—2002 年，中国 7～17 岁儿童少年超重肥胖率增加了 3 倍；1992—2002 年，中国城市儿童少年膳食中脂肪提供能量占总能量摄入的比例从 24.4%、27.4% 分别增加到 35.9%、35.7%，超过了中国营养学会建议的 30% 的上限。因此，我国儿童少年应在目前饮食水平上适当减少脂肪的摄入量。

二、非能源物质代谢与营养需求

（一）水

水是人体组织中含量最多的成分，儿童少年体内水分占体重的比例比成人更高，水具有物质运输、参与生化反应、体温调节等功能。

儿童少年水摄入由饮水和食物含水提供，在学习紧张或体育锻炼的过程中，可适当喝含糖饮料，一方面提供适量的能量，另一方面有利于水平衡的维持。也可以通过吃水果达到以上目的。

（二）维生素

在各种维生素中，学龄儿童对维生素 A、维生素 C、维生素 D、维生素 B 族等需要量较大且容易缺乏。我国儿童少年维生素的摄入量中维生素 A 和维生素 B_1、维生素 B_2 较低，可通过适当增加动物性食品、豆制品和深色蔬菜的摄入量来改善这种摄入不足的状况。

维生素 D 对促进机体骨骼和牙齿的钙化起重要的作用，儿童缺钙可引起佝偻病。天然食品中维生素 D 含量较低，一般靠补充鱼肝油、动物肝和蛋黄来满足。儿童少年要多参加户外活动，经常晒太阳，一般情况下不会缺乏维生素 D。发生维生素 D 缺乏的两个主要原因：一是由于膳食中缺乏维生素 D，二是日光照射不足。夏秋季节儿童户外活动时间要长于冬春季节。冬春季节更应注意膳食中维生素 D 的摄入。

（三）无机盐（矿物质）

儿童少年生长发育旺盛，对常量元素和微量元素的缺乏比较敏感，尤其是钙、铁、碘、锌等应特别重视，其他如铜、氟、锰、钼、镍、硒等也都是生长发育所必需的微量元素。我国学龄儿童中缺铁性贫血的患病率高，有的地区高达 40% 左右，这是值得人们关注的营养问题。儿童缺钙可引起佝偻病。我国儿童少年膳食中奶及奶制品的摄入相对不足，钙主要来源于吸收率不高的蔬菜和豆类。因此，应在儿童少年的膳食中保证足够钙的供给量，增加牛奶或钙强化食品的供给量。缺碘可引起甲状腺肿，俗称“大脖子病”。小学生是甲状腺肿发生的开始年龄，故在缺碘地区应大力提倡食碘盐，食用含碘丰富的食物如海带、海鱼等，以预防碘缺乏病。缺锌易导致生长发育和性发育停滞，味觉、嗅觉异常，出现异食癖伴厌食等症状，影响人的智力发育。儿童少年长期缺锌可导致侏儒症。儿童少年缺锌现象也一定程度地存在。

三、儿童少年膳食指南

根据儿童青少年生长发育特点及营养需求，《中国居民膳食指南》（2011 年）提出了儿童青少年膳食指南。在一般人群膳食指南的基础上，儿童青少年膳食指南增加了以下内容。

第一，三餐定时定量，保证吃好早餐，避免盲目节食。

第二，吃富含铁和维生素 C 的食物。

第三，每天进行充足的户外运动。

第四，不抽烟，不饮酒。

四、儿童少年运动员膳食营养

目前一些运动项目专项训练的时间提得较早，如体操、跳水、舞蹈、花样滑冰、游泳等，这些儿童少年运动员往往不满 10 岁，且每周进行专项训练时间超 10 h，热能消耗明显高于同龄人。由于他们正处于生长发育之中，一些追求形体“美”的项目尤其是女孩往往营养摄入不足，造成热量负平衡，影响她们的生长发育，因此儿童少年运动员营养需求在满足运动能耗的同时，同样要注意满足生长发育这一需求。

儿童少年运动员的膳食营养要求同样遵循《中国居民膳食指南》（2011 年）提出的儿童青少年膳食指南。儿童少年运动员总热量需求在参照同龄人能量需求的基础上，应根据运动消耗相应增加。青春期发育前儿童运动员的脂肪供能占总热量的 25% ~30%，蛋白质摄入量约为每千克体重 3 克/天，其余热量由糖类供给，一般占总热量的 60% ~65%；青春期后的少年运动员蛋白质摄入量为每千克体重 2.0 ~2.5 克/天，比同龄人每日增加10 ~20 g，脂肪供能占总热量的 25% ~30%，其余热量由糖类供给。另外，儿童少年由于温度感受器、体温调节能力较成年人弱，在运动时尤其要注意水分补充。一般运动前 15 ~20 min 补液 100 ~200 mL，运动中每隔 15 ~20 min，需补液 100 ~200 mL。

第四节　运动员营养

运动员营养同样需平衡膳食，与我国推荐的居民平衡膳食宝塔最大不同的是运动员往往需更多的能量以满足大负荷运动的需求，以及需更多水分以弥补汗液的丢失，但不同运动项目的营养需求有其自身特点。另外，合理的赛前、赛中和赛后膳食对运动员获取最佳成绩也有重要作用。

一、运动员合理营养的基本原则

1. 热量平衡

通常情况下成年运动员摄入热量与消耗热量需保持动态平衡。运动员能量摄入不足可致女性月经紊乱、骨密度丢失、疲乏，增加损伤和患病风险等。摄入热量取决于消耗热量。影响运动员热量消耗的主要因素与运动项目、运动强度、运动时间及运动员体重

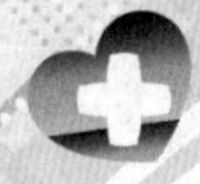

等有关。因此运动员摄入热量应根据个体情况和运动情况而定。摄入量是否恰当，可分别通过膳食和消耗热量调查评定，同时成年运动员也可通过体重变化粗略估计。

2. 维持能量平衡的基础上，保证三大能源物质的合理比例

运动员比普通人消耗能量明显增多，其增加的能量供应主要由糖类提供，但不同运动项目能源物质比例略有不同。通常运动员推荐摄入的脂肪供能占总热量的 20% ~30%（游泳/冰上项目可增至 35%），蛋白质为每千克体重 1.2 ~1.8 克/天（一些负荷大的耐力项目可达每千克体重 1.8 ~2.0 克/天，发展肌肉体积时可增至每千克体重 2 克/天，糖类为每千克体重6 ~10 克/天（长于 1 h 大负荷耐力运动可达每千克体重 8 ~10 克/天）。其中脂肪要以植物油为主，减少动物性脂肪的摄入。脂肪中饱和脂肪酸、单不饱和脂肪酸和多不饱和脂肪酸之间的比例一般为 1∶1∶1。蛋白质应有 1/3 以上的优质蛋白（动物蛋白和大豆蛋白）。若以氨基酸为基础计算，成年人每日供给量中，20% 需要由必需氨基酸来供给，以维持氮平衡。6 ~12 岁儿童少年供给的氨基酸中需要有 33% 的必需氨基酸，婴幼儿则需要有 39% 的必需氨基酸，以保证生长发育的需要。糖类主要由谷类、薯类等淀粉类食品构成，应控制精制糖及其制品，糖需求量主要取决于总支出热量及运动项目等。例如，表5 -7 为一公路自行车选手（男，体重 75 kg）日消耗约 5 500 kcal 时供给能源物质比例参考标准。

表 5 -7　公路自行车选手（男，体重 75 kg）日消耗约 5 500 kcal 时供给能源物质比例

	量	总量（g）	能量（kcal）	能量比（%）
糖类	每千克体重 13 克/天	975	3 900	69.9
蛋白质	每千克体重 2 克/天	150	600	10.8
脂肪	120 克/天	120	1 080	19.3
总量			5 580	100

3. 维生素和矿物质充足

要按供给量标准配膳食，适当多摄入具有抗氧化作用的维生素 C、维生素 E、β -胡萝卜素和微量元素硒等。一般不必额外补充，如有特殊需要者除外，但一般也不要超过普通人群推荐量的 2 倍或不要超过最大耐受量。

4. 充足的水分

由于运动中出汗，使机体丢失大量水分，因此需及时足量补充水分以保持身体良好的水合状态。正常机体处于良好水合状态时，尿液清澈透明、无异味。观察自己晨尿颜色是一简便的反映日常身体水合状态的方法，如晨尿液变黄意味机体可能水分不足，应及时补充。

5. 膳食中搭配的食物种类宜多样化

一日三餐都要提倡食物多样化，这样不仅能提高食欲，促进食物在体内的消化吸收，而且食物中的氨基酸种类齐全，也能充分发挥蛋白质的互补作用。食物的种属最好包括鱼、畜、蛋、禽、奶、米、豆、菜、果、花，还有菌类和藻类食物，组合搭配，混合食用。将动物性食物与植物性食物搭配在一起，比单纯植物性食物之间搭配组合更有利于

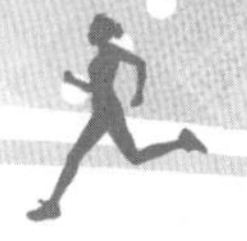

提高蛋白质的营养价值。同时，注意谷类食物和豆类食物的搭配，发挥蛋白质的互补作用；注意酸性食物（如肉类、蛋、大米、面粉）和碱性食物（如海带、四季豆、蔬菜、水果、胡萝卜、土豆、黄瓜）的搭配；适当增加动物性食物的摄入，多食用豆制品、新鲜蔬菜和水果。

6. 合理的膳食制度：包括进餐次数、时间和合理膳食分配

（1）一日三餐热量分配要根据训练任务安排。一般早餐、午餐与晚餐的比例大致为3：4：3。

（2）应定时进餐，饮食有节，尽可能减少咖啡因、酒精摄入，不吃刺激性大的食物。

（3）少年运动员的进餐次数除基本三餐外，可增加1～2次点心，特别是在热能消耗的训练期。

（4）进餐时间与运动时间间隔要合理，应符合消化机能特征和饮食习惯。食物大多在进餐后2～3 h从胃内排空，但不同食物消化时间不一样，一般糖最快，脂肪最慢。因此，通常进餐2 h后开始运动比较适宜。运动开始过早，胃中还存有许多食物，在运动中容易引起腹痛、恶心、呕吐等情况。运动过晚，运动中会出现血糖降低，影响运动持久性。由于在运动时人体内的血液重新分配，胃肠道的血液相对减少。因此，在运动结束后不要立即进主食，要休息30～40 min后进餐，但宜立即补充糖类饮料。

（5）食物烹调和加工过程中应尽量避免营养过多丢失，做到色香味俱全，以促进食欲。

具体一个运动员应在上述一般原则的基础上，根据个体自身健康状况、运动专项、营养需求、体重/体成分目标、食物偏好进行调整。

二、运动员比赛期营养

运动员比赛期膳食可分赛前、赛中和赛后三个阶段。

（一）运动员比赛前期膳食

1. 运动员赛前调整期的膳食营养

一般赛前1～2周为赛前调整期，这个阶段膳食总体任务主要是保持适宜体重和体脂水平，增加体内维生素储备、碱储备和糖原储备。膳食指导原则如下。

（1）饮食热量应相应减少，保持适宜的体重。运动员在赛前均不同程度地减少运动量，膳食中的能量摄取量应随着运动量的变化而相应减少。若运动量减少而热能摄入量不相应减少，会使体重与体脂增加，多余的体脂和体重是限制耐力、速度和力量的因素。赛前的膳食和营养应使运动员获得达到最佳竞技能力的体重和体脂水平。

（2）采用习惯的膳食种类，保证高糖类膳食。选择食物应当是运动员喜爱的，在比赛期个人对饮食的嗜好变得更加突出，在饮食的安排和选择上除符合生理要求外，还应考虑每个运动员的心理需要。赛前饮食中应充分利用糖类，采用高糖低脂、充足维生素和矿物质的饮食，使体内的糖原储备充足、维生素和无机盐达到相对饱和状态。赛前补糖的目的是使体内有充足的肝糖原和肌糖原的储备量，提高竞赛能力，延缓疲劳的发生。

通常可在赛前 24 h 摄入糖每千克体重 9 ~ 10 g；长时间耐力运动可采用糖原充填法补糖（见后）。

（3）增加碱性食物供给，减少蛋白质和脂肪等酸性食物的摄入，增加碱储备。可采取多吃蔬菜、水果的方法。应避免在赛前添加过多的蛋白质和脂肪食物，以免增加酸性物质堆积。赛前切忌大量补充氨基酸。大量补充氨基酸会使血氨增加，消耗丙酮酸，影响有氧代谢，刺激胃肠道，并使水分吸收减少。因此，赛前应多吃碱性食物，如牛奶、土豆、黄瓜、萝卜、海带、水果等，并注意在运动中补充弱碱性饮料，此类饮料含有碱性电解质。这些都能提高体内的碱储备，延缓运动疲劳发生。

（4）做好比赛前 10 ~ 14 天的膳食调整，纠正体内维生素缺乏。比赛前 10 ~ 14 天，如果条件许可，即应注意按比赛期的饮食制度进食。此外，如准备采用维生素 A 提高运动能力时，应在赛前 10 天增加，因其在短时间内不能发挥作用。过量维生素对人体运动和比赛能力无作用，但体内如果存在维生素缺乏，纠正缺乏状态有利于运动员比赛能力的发挥。为提高比赛时的能力，常在比赛前食用葡萄糖和维生素 C，维生素 C 在服用 40 ~ 60 min 后发生作用。因此，应注意时间的准确性，合理服用运动补充剂。

（5）饮食内容符合项目特点。具体参见不同项群运动营养膳食。

2. 运动员赛前的膳食营养

安排好赛前的膳食对比赛创造优秀成绩具有重要影响，是赛前重要的准备环节。比赛前的膳食应根据比赛时间、运动项目的能量需求合理安排进餐时间、进餐的食物种类和数量。其目的是保证机体良好的水合状态，提供足够糖储备以维持血糖稳定，同时尽量减低运动时胃肠功能发生紊乱的可能性。赛前一餐膳食指导要求如下。

（1）赛前餐应在赛前的 2 ~4 h 前完成，以保证比赛时食物从胃部排空。食物的热量应符合项目需求，一般为 500 ~1 500 kcal（距离比赛时间每小时 200 ~400 kcal），其中糖 100 ~300 g（每千克体重 2 ~4 g），占总能量的 80%，适量蛋白、低脂、低膳食纤维、足量水分，不宜过饱，以利于胃排空。同时，也宜低盐以防增加机体排水。对于安排在上午 8 点开始，且项目能量消耗大的比赛，如马拉松、公路自行车，为了不影响睡眠，赛前餐可移至前一晚，当日清晨（6 点至 6 点 30 分）可补充少量易消化高糖食物（如面条或熟玉米、饼干，水果），热量 200 ~400 kcal，确保运动前胃排空。

（2）食物体积要小，容易消化吸收，对肠道无刺激性，不易产气，如可选用米饭、面食、面包、蛋糕、熟玉米、鱼、海产品、水果。不要增添未吃过的食物。

（3）保证足够的水分，尤其是在高温环境下比赛，应在赛前 2 h 前适当饮用 400 ~ 600 mL（每千克体重 5 ~7 mL）的水或含电解质和糖的运动饮料。赛前不可服用含酒精的饮料，因为酒精可产生乳酸盐，使疲劳提前产生。

（4）赛前 1 h 可补充 30 ~50 g（每千克体重小于 1 g）的碳水化合物及维生素 C 等，如能量棒、稀释的果汁、少量新鲜水果（如香蕉）。赛前 15 ~30 min 宜饮用 150 ~300 mL 含低聚糖的运动饮料。

（二）运动员比赛时的膳食营养

主要目的是补充丢失的汗液，提供适当的糖（30 ~60 g/h）以维持血糖水平。对于

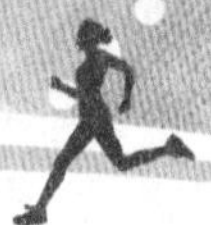

超过 1 h 运动，可每隔 15 ~ 20 min 或每跑 2 ~ 3 km，补含 5% ~ 8% 的糖（由低聚糖、葡萄糖、果糖、蔗糖组成）的运动饮料 150 ~ 200 mL，饮料温度为 8 ~ 14 ℃。

（三）运动员赛后的膳食营养

运动员赛后膳食目的是通过提供足够的液体、电解质、能量和碳水化合物以重建水合状态和恢复能源储备，促进体力快速恢复。赛后膳食的时机和膳食内容取决于运动强度/时间以及下一次比赛时间。对于一日内连续比赛的项目（如铁人三项），为了尽可能恢复体力，赛后合理营养的时机与膳食内容就十分重要。

1. 运动员赛后的体液恢复

对超过 1 h 的耐力运动，采用含电解质的运动饮料进行赛后补液极其重要。比赛一结束即可给运动员补糖，及时补充运动员所消耗的能量，促进糖原储备恢复。运动后体液恢复以摄取含糖与矿物质饮料效果最佳。恢复用饮料糖浓度可以是 5% ~ 10%，钠盐含量 20 ~ 40 mmol/L，以获得体内快速复水。补充液体中钠盐不宜过多，钠浓度过高会影响口感，从而减少液体的摄入量。

2. 运动员赛后的能量恢复

运动后能量储备的恢复主要是补充已消耗的肌糖原。肌糖原恢复与疲劳消除呈正相关。一次 60 min 的高强度运动，能量消耗可达 1 000 ~ 1 400 kcal，在一日内恢复肌糖原的含量，则需要摄入糖为每千克体重 9 ~ 10 g。一次大量摄入并不比少量多次更为有效。

一般补糖时间越早越好。运动后的前 30 min 应补糖每千克体重 1 ~ 1.5 g，然后每隔 2 h 补同样的量，直到 4 ~ 6 h，如同时补充适量（每千克体重 0.3 ~ 0.5 g）的乳清蛋白（必需氨基酸）对加速恢复水合状态、糖原合成、蛋白合成效果更好。不论是单糖、双糖、复合糖均有效，也可采用含糖的果汁或饮料。果糖有利于肝糖原的快速恢复，较葡萄糖恢复速率快，但浓度不宜超过 3%。赛后的膳食仍应是高糖、低脂肪、适量蛋白质和容易消化吸收的食物以及矿物质、维生素丰富的平衡膳食。赛后少则 2 ~ 3 天，多则 5 ~ 7 天仍应保持体内能量、水分、微量营养素的恢复。同时，为加速抗氧化酶的恢复，可补充抗氧化性质的天然食物，如大量的蔬菜和水果或含有抗氧化作用的植物化学物（如番茄红素）的食物。

三、部分项群运动员的膳食营养

（一）耐力性项群运动员的膳食营养

耐力性运动项群主要包括马拉松跑、长跑、长距离自行车、长距离滑雪、长距离游泳和铁人三项等。这些项目的运动强度相对较小，持续时间相对较长，运动所需能量主要来源能源物质的有氧氧化，运动过程中能源物质（尤其是肌糖原）含量减少、体液丢失和体温升高等是影响耐力训练和比赛成绩的主要因素。

为此，耐力性项群运动员的膳食营养需要应首先满足糖类和脂肪等能量物质的补充。其中，糖类摄入每千克体重 6 克/天，如长于 1 h 耐力运动则糖类可占总热卡 60% ~

70%，摄入量每千克体重可达8～10克/天，蛋白质每千克体重摄入1.2～1.4克/天（约为普通人的150%），脂肪占总热量的20%～30%。如为3 h以上的大负荷耐力运动则糖摄入量每千克体重可高达10～13克/天，蛋白质每千克体重摄入1.8～2.0克/天，脂肪占热比不变。日常饮食中除传统的主食外，特别需注意适当补充矿物质、B族维生素、维生素C、维生素E等，注重摄入含糖量较丰富的水果、蔬菜。耐力运动出汗较多，在运动前、中、后通过运动饮料的形式补充水分十分重要。另外耐力性运动比赛时可在赛前、赛中、赛后补糖，必要时可采用糖原填充法补糖。

糖原填充法一般仅适用于时间长于90 min的持续耐力运动项目，如马拉松、铁人三项等，且平时糖摄入量低于每千克体重8克/天。目前常用方法为赛前7天开始减量，糖供给量为每千克体重7克/天，赛前3天摄取高糖膳食（每千克体重10～13克/天），此方法可使肌糖原含量明显增加，且副作用较小。

（二）力量性项群运动员的膳食营养

力量性项群主要包括举重、投掷、摔跤等依赖肌肉力量和肌肉爆发力完成的专项运动，其他一些竞技运动项目（如短跑、划船、足球、橄榄球和体操等）也需要运动员具有较好的力量素质。力量项群运动员要求肌肉比较发达，有较好的力量和爆发力以及有效的神经肌肉协调能力，同时能量消耗较大，因而对蛋白质、糖与维生素B_2等需求较高。

对于力量训练，刚开始需长肌肉时，蛋白质宜每千克体重摄入1.7～2.0克/天（超过摄入每千克体重2克/天则增加负担），进入维持期每千克体重摄入1.0～1.2克/天即可，通常情况下每千克体重可摄入1.2～1.8克/天。研究发现，抗阻训练后尽早补充适量的糖和乳清蛋白等有助于肌肉蛋白合成。由于受传统观念影响，通常国内外力量性项群运动员蛋白质摄入量普遍偏高，需适当调整。近年来，补充肌酸也是力量性和爆发力性项目运动员常用的营养手段。此外，对于重竞技项目（如举重、摔跤等）还有降重的特殊营养问题。

（三）灵敏、技巧性项群运动员的膳食营养

灵敏、技巧性项群种类较多，主要包括体操、跳水、乒乓球等。这类项目对机体的协调运动能力要求较高，同时也需要运动员具有良好的力量、爆发力、速度以及耐力等方面的运动能力，但日能量消耗相对较少。由于灵敏和技巧多与人的体重大小有关，且训练过程中需要运动员高度集中精力，造成运动员长时间处于高度精神紧张的状态，其营养需要具有自身特点。

一般情况下，此项群运动员训练期间膳食能量摄入量相对较低，食物中脂肪供应比例应控制在30%以下，但不宜低于15%；糖不宜低于每千克体重5克/天；普通训练时的蛋白质的摄入量控制在总能量摄入的12%～15%，减体重训练期间可适当增加到15%～20%，以保证机体的免疫功能和健康水平。灵敏、技巧性项群运动员还应注意维生素B_1和维生素C的补充，建议日补充量分别为4 mg和140 mg。此外，由于乒乓球和

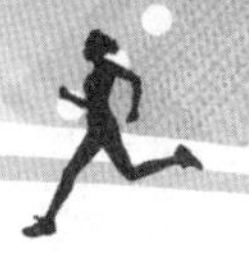

击剑等项目的训练常伴有运动员紧张的视觉活动，因此这些项群运动员还应注意适当增加维生素 A 的补充量，最好以植物性 β-胡萝卜素为来源。

（四）球类项群运动员的膳食营养

球类项群包括篮球、足球、排球、手球、橄榄球和冰球等，这些项目的运动形式复杂多变，运动强度变化大，能量消耗多，要求运动员应具备良好的力量、爆发力、速度、耐力、灵敏和身体控制等运动能力。球类项群运动员的日常营养主要是根据其训练和比赛的运动量大小，以糖类为核心，实施全面均衡的营养措施。一般蛋白质每千克体重摄入 1.4～1.8 克/天，糖类每千克体重摄入 6～8 克/天。赛前与比赛过程中的营养补充，主要根据比赛持续时间、激烈程度以及当时气温等因素综合考虑。

四、运动补液与运动饮料

（一）运动补液

1. 补液的指征

一般来说，口渴感是运动者确定其是否出现脱水的有效指标。但实际上，身体健康情况下，尿液变黄即意味可能存在机体水分不足，而在运动者感到口渴时，机体已脱水超 2% 的体重。因此，根据脱水症状和体征再去补水是无法达到预防脱水的目的的。所以，养成及时补水是纠正脱水的好办法。

2. 补液的方法

少量多次是补液方法中最重要的一个依据。补液量一定要大于丢失水的数量。从补液时间选择的角度看，可以把补液分为运动前、运动中和运动后。不同阶段补液的要求是不一样的。

（1）运动前补液。运动前补充适量水分是非常必要的。因为这样可以减少脱水的可能，同时也有利于保持运动能力。比较好的做法是：运动前 2～3 h 饮用 400～600 mL（每千克体重 5～7 mL）的水或含电解质和糖的运动饮料，并可以在运动前 15～20 min，补液 150～300 mL；要少量多次摄入，每次 100～200 mL，分 2～4 次饮用。运动前禁忌一次性大量饮水。

（2）运动中补液。运动中补液在保持少量多次的基础上，一般要以总量不超过 800 mL/h为原则。估计每消耗 1 kcal 热量需补液 1 mL。通常运动中每隔 15～20 min，补液 150～300 mL；或每跑 2～3 km，补液 100～200 mL。运动时间低于 60 min，补纯水即可。运动时间长于 60 min，宜补充含 6%～8% 的糖（由低聚糖、葡萄糖、蔗糖、果糖组成）以及钠（10～30 mmol/L）、钾（3～5 mmol/L）等电解质的运动饮料。关于途中饮料安排，应按竞赛规定设置。马拉松一般是距起点 5 km 处设第一站，以后每隔 5 km 设一站。各站最好配有各种饮料，包括运动饮料、淡盐水（0.3%）、矿泉水、茶水等，供运动员选用。

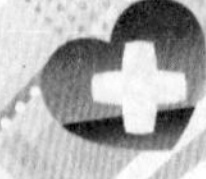

（3）运动后补液。运动后补液也要遵循少量多次的原则，切忌暴饮。运动后补液应选择含8%～12%的糖与低渗电解质的运动饮料。一般来说，运动时丢失的水分应在次日早晨前得到基本恢复。监测运动员的体重在一定程度上可以了解补水和程度。

（二）运动饮料

运动饮料是功能饮料的一个种类。我国2009年颁布了新修订的运动饮料国家标准，标准中将运动饮料定义为：营养素及其含量能适应运动或体力活动人群的生理特点，能为机体补充水分、电解质和能量，可被迅速吸收的饮料。

1. 运动饮料的特点

（1）一定的糖含量。糖是人体运动最重要的能源物质。由于体内的糖储备有限，在运动时糖大量消耗而没有得到及时补充，就会导致运动能力下降。同时，糖是中枢神经系统的重要燃料，血糖的下降将会使大脑对运动的调节能力减弱，从而造成中枢疲劳。血糖是红细胞的唯一能源物质，当糖储备消耗较大时，可能会造成血糖水平的低下，从而影响红细胞的能量代谢，使红细胞转运氧的能力下降，进一步使运动能力降低。因此，科学配方的运动饮料中必须含有一定量的糖才能达到补充能量的目的。

（2）适量的电解质。运动时出汗导致钠、钾等电解质大量丢失，引起运动能力下降，甚至出现肌肉痉挛。运动中加入适当的钠、钾不仅有助于补充汗液中丢失的钠、钾，还有助于水分在血管中的停留，使机体得到更充分的水分。

（3）低渗透压。人体血液渗透压的范围为280～320 mmol/L，要使饮料中的水与其他营养成分尽快通过胃肠道，并充分吸收，运动饮料的渗透压要比血浆渗透压低或相等，即低渗或等渗饮料。目前市场上销售的一般饮料只考虑营养与口感，并不考虑渗透压的问题，基本上都是高渗饮料，这对运动过程中补水十分不利。

（4）无碳酸气、无咖啡因、无酒精。碳酸气会引起胃部的胀气和不适，并刺激咽喉，造成饮用困难。咖啡因有利尿作用，会加重脱水。另外，咖啡因和酒精还对中枢神经有刺激作用，不利于运动后的恢复。

2. 运动饮料的分类

为了适合不同人群的需要，运动饮料因成分各不相同而构成了多种不同类型的运动饮料，这些不同类型的运动饮料具有不同的功能。一般来说，运动饮料分为两大类：一类为普通运动饮料，主要作用是补充人体在运动中所消耗的能源物质；另一类为功能性运动饮料，除了加入运动时所需要的能源物质以外，还添加了某些特殊的营养成分，以满足某些特殊人群的特殊需要。

根据不同人群的需要，又可以将普通运动饮料分为三类，即大众运动饮料、健身运动饮料和专业运动饮料。大众运动饮料是适用于那些追求时尚人群饮用的一类运动饮料，是市场上消费群体最大的运动饮料，如“脉动”“激活”等。这类运动饮料主要适用于参加活动较少，或仅仅是参加一般性体育活动的人群。健身运动饮料主要为了一些经常体育锻炼的人群所设计的，这部分人群由于运动量相对较大、消耗的物质较多，所以这类运动饮料的组成除了包括能源物质外，还添加有相应的抗疲劳物质，如“健身饮”

等。专业运动饮料是为专业和业余运动员专门设计的运动饮料。由于竞技体育的目的是为了提高运动成绩，因此运动员必须承受超负荷的刺激下才能不断提高自己的运动成绩。所以，对运动饮料的各种营养素组成和量的要求更高，在补充的时间上要求更严格。目前，在竞技体育界应用的专业运动饮料有“伟特糖”“高镁耐冲剂”等。

功能性运动饮料是为了满足运动员或健身人群的特殊需要而研制的。此类运动饮料中的主要成分除了糖、电解质和维生素以外，还添加了一些特殊强化的营养成分（如肌酸、抗氧化剂、牛磺酸等），其目的是提高运动员承受更大的运动负荷，促进运动后疲劳的消除和身体功能的恢复。

3. 运动饮料的组成

理想的运动饮料应具备迅速恢复体力、维持体液平衡、提供能量及增进运动能力的功能。因此，运动饮料必须注意糖的浓度、种类和电解质含量等。

（1）糖的浓度。饮料中的糖的浓度、渗透压等因素影响胃排空速率。有研究报道，补水与补4%～6%糖溶液对胃液体排空速率无影响；当糖浓度超过6%时，胃内液体的排空速率随着糖浓度的增加而减少。糖和水的吸收与溶液糖浓度密切相关。高浓度的糖溶液能提高糖吸收率，有利于能量的补充。然而高浓度的糖会降低胃排空和小肠对水的吸收。低浓度的糖溶液利于液体的吸收，但在运动中影响为运动肌肉提供充足的能量。目前理想的运动饮料糖浓度为5%～8%，热环境下运动时饮料糖浓度可降低至2.5%～5%。另外，糖的吸收还与糖的种类有关。

（2）糖的种类。从构成运动饮料的渗透压和吸收速率考虑，运动饮料中糖的种类选择应包括多种可转运糖。目前，运动饮料多选用葡萄糖、果糖、低聚糖或中链淀粉为主要原料（见表5－8）。

表5－8 运动饮料中选用糖的种类与效果

种类	葡萄糖	果糖	低聚糖	中链淀粉
甜度	高	最甜	低，口感好	低，口感好
血糖生成指数	高	低	中	中
胰岛素反应	高，间歇性降低血糖	较低	低	低
渗透压	高	高	低	低
胃肠道反应	无	摄入过多，有	无	无

不同种类的糖在小肠内具有不同的转运机制。例如，葡萄糖利用钠－葡萄糖转运体通过小肠壁，果糖依靠葡萄糖载体穿过小肠上皮细胞。由于低聚糖、中链淀粉具有甜度低、口感好、渗透压低、胰岛素反应低以及无胃肠道反应等优点，目前成为运动饮料的首选。加入低聚糖可以提高运动饮料中糖的含量，从而为运动中提供更多的能源物质；同时，辅以少量的葡萄糖、果糖，以使糖较均匀吸收进入体内，参与能量代谢。

（3）电解质的含量。运动饮料中宜含低渗电解质，与汗液浓度相当，其中钠浓度为10～30 mmol/L、钾浓度为3～5 mmol/L。

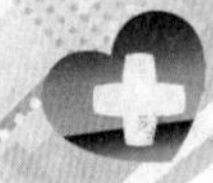

另外，运动饮料中也宜加入维生素 C 等，作为抗氧化剂，对消除运动过程中的自由基有帮助。由于维生素 C 具有酸味，可以中和糖的甜味，因而运动员喜欢饮用。添加 B 族维生素和牛磺酸对消除运动疲劳和提高神经系统的兴奋性有一定的帮助。

运动饮料温度以 8 ~ 14 ℃为宜。这种温度的饮料有利于热环境下运动时降低体温，且通过胃的速度较快。

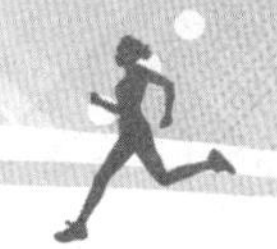

第六章 按 摩

按摩又称推拿，是运用各种不同的手法作用于机体，以提高身体机能、消除疲劳和防治疾病的一种手段。按摩简便易行，不需要特殊设备，对体育教学与训练都有较高的实用价值。

第一节 按摩概述

一、按摩的作用

按摩是通过各种手法的物理刺激，对神经系统起兴奋或抑制作用，通过神经反射调节各器官系统的功能。不同的按摩手法有不同的作用。同一按摩手法，由于运用方式不同，作用也不同。一般来说，缓慢而轻且按摩时间较长的手法，有镇静作用；急速而重且按摩时间较短的手法，则起兴奋作用。如轻推法、摩法和轻揉法可起镇静作用，叩打法、重推法和抖动法则有兴奋作用。

按摩可以引起周围血管扩张，降低大循环中血流的阻力，加速静脉血和淋巴液的回流，调整肌肉和内脏的血流量，以适应肌肉紧张工作时的需要。按摩后可使白细胞的吞噬能力提高，增强抗病能力。

此外，运动前按摩可增强肌力，增加肌肉肌腱和韧带的弹性，预防损伤。运动后按摩可以减轻以至消除肌肉酸痛和疲劳。按摩不仅对体育运动有实际意义，而且还能减轻因伤病或骨折固定过久对关节、韧带、肌肉、肌腱等造成的不良影响。

二、按摩的注意事项

第一，按摩者手应清洁，指甲要剪短，以免损伤按摩者皮肤。天气冷时，按摩者应先把手搓热再按摩。

第二，为了按摩的顺利进行，按摩者和被按摩者所取的姿势和体位必须适宜，既要便于按摩者操作，又要使被按摩者充分放松。

第三，按摩的方向一般应顺着淋巴回流的方向，淋巴结的部位不宜按摩。

第四，按摩时用力要适度，每个手法应由轻到重再到轻而结束，并随时观察被按摩者的表情，询问其自身感觉，以便调整按摩强度。关节被动活动时，要掌握在生理范围内，不可粗暴。

第五，按摩时可选用一些介质以减少按摩时对皮肤的摩擦。常用的介质有舒活酒、三七酒、跌打酒和滑石粉等。

第六，有下列情况者不宜按摩：①有出血倾向、皮肤病、淋巴管炎、不明肿物以及新伤部位不宜按摩；②闭合性损伤的急性期、骨折和关节脱位早期不按摩；③妇女月经期的腰骶部、腹部，妊娠期和产后未恢复健康者一般不做按摩；④肿瘤部位忌做按摩。

第二节 按摩手法

按摩者运用手、肘或足部刺激身体一定的部位或活动肢体，以达到保健治病目的的规范化技巧动作，称为按摩手法。按摩的手法很多，这里只介绍用于促进循环代谢，放松、调节机能状态以及消除疲劳的一般运动保健按摩手法。

一、基本手法

1. 摩法

摩法是用指或掌在体表做有节奏的环形或直线往返摩动。分为指摩法和掌摩法两种。摩法对神经系统有镇静催眠作用，一般在推拿的开始或结束时用此方法。

2. 擦法

用指、掌贴附于施术部位，做快速的直线往返运动，使之摩擦生热，称为擦法。分为掌擦法、大鱼际擦法和小鱼际擦法。

擦法主要起兴奋肌纤维、神经，加强局部血液循环，提高局部温度的作用。多用于腰背、胸腹、上臂和腿部，可治疗肌肉麻痹、萎缩、慢性损伤所产生的酸痛和风湿痛。

3. 推法

以指或掌着力于施术部位上，做单向直线推动，称为推法。分为指推法、掌推法和肘推法。推法根据用力的大小和作用的不同又分为轻推法和重推法。

轻推法对神经系统起镇静作用，重推法有促进血液和淋巴液回流的作用。多用于四肢、腰背和胸腹部，可治疗胸腹胀满、腰肌劳损和肌肉麻痹等慢性疾患。

4. 揉法

以指、掌的某一部位在体表施术部位上做轻柔灵活的上下、左右或环旋揉动，称为揉法。分为大鱼际揉法、掌根揉法、拇指揉法。

揉法有松解粘连和疤痕组织，缓和强手法刺激，减轻疼痛的作用。适用于身体各部位与多种伤病。

5. 揉捏

拇指与其余手指相对用力，提捏肌肤或肢体并施以揉动，称为揉捏。分为三指揉捏、

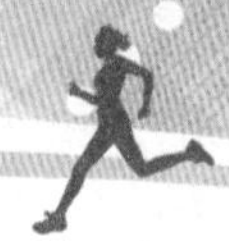

五指揉捏。

揉捏促进肌肉血液循环，消除肌肉疲劳性酸痛，解除肌肉痉挛，有松解深部肌肉、肌腱的粘连，消除疼痛、肿胀和瘀血的作用。揉捏是按摩肌肉的主要手法，多用于大腿、小腿、臀部等肌肉丰厚的部位，也可用于前臂和上臂。可用于治疗偏瘫、风湿症、肌肉劳损以及陈旧性损伤所致的瘀血肿胀不消，组织内有硬块、硬条索状病变，关节损伤后肌腱、韧带紧缩变硬等病变。

6. 滚法

以手背部、掌指关节或前臂在体表进行连续的滚动，称为滚法。分为手背滚、掌指关节滚和前臂滚。

滚法有活血散瘀、消肿止痛和松解粘连的作用。适用于颈、肩、腰背、臀部以及四肢肌肉较丰厚部位。

7. 搓法

用双手掌面夹住肢体或以单手、双手掌面着力于施术部位，做交替搓动或往返搓动，称为搓法。分为夹搓法、推搓法。

搓法有消除肌肉酸胀、疲劳，提高皮温和肌群的工作能力的作用。主要用在四肢、胸部、腰背部、肩、膝关节，多在推拿后阶段运用。

8. 按法

以指、掌等部位节律性地按压施术部位，称为按法。分为指按法、掌按法和肘按法。

指按法有镇静和止痛的作用。掌按法和肘按法可以使肌肉放松、消除疲劳，掌按法还可使轻微错位的关节复位。指按法多用于穴位和痛点，掌按法和肘按法多用于肌肉丰厚处和脊柱。

此外，腰背部及下肢也常采用踩法，以解除肌肉疲劳，消除酸痛。

9. 叩打

用手掌、拳背、手指、掌侧面叩打体表，称为叩打。本类手法包括拍法和击法。

叩打有促进血液循环，放松肌肉，消除运动后肌肉酸痛的作用。多用于腰、背、臀、下肢等肌肉丰厚的部位，头部用指尖叩击。

10. 抖法

小幅度、快速连续摆动肌肉或肢体的方法，称为抖法。分为肌肉抖动和肢体抖动。

抖法有松解粘连，滑利关节，增大关节活动范围的作用。多用于肌肉丰厚的部位和四肢关节。肢体抖动常与摇法配合使用。

11. 摇法

使关节或半关节做被动的环转运动，称为摇法。包括颈项部、全身四肢关节（上肢：肩关节、肘关节、腕关节、掌指关节和指间关节；下肢：髋关节、膝关节、踝关节）摇法。

摇法能增加关节的活动幅度，维持肌肉和韧带的柔韧性。常在各关节与肢体按摩结束时用此手法。

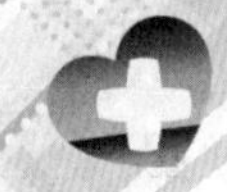

二、穴位按摩

在人体的一定穴位或经络上，运用按摩手法，使穴位受到的刺激通过经络传递到脏腑及相应的部位，以调节人体机能、消除疲劳或治疗运动性伤病的方法，称为穴位按摩。它不但具有针灸作用，同时又具有按摩功能。

穴位是脏腑经络之气输注于体表的部位。穴位一般分为十四经穴、奇穴、阿是穴三类。通常采用自然标志法、骨度分寸法和手指同身寸法定位。

十四经穴又称经穴，是指分布于十二经脉及任、督二脉上的穴位，一共有 361 个。运动实践中常用的经穴有：百会、人中、风池、大椎、天宗、肾俞、大肠俞、中脘、气海、关元、肩髃、曲池、外关、内关、合谷、环跳、委中、承山、血海、梁丘、阳陵泉、足三里、悬钟、昆仑、三阴交、太溪、涌泉等。

奇穴又称经外奇穴，是指没有归属于十四经，但有穴位名称、固定位置的一类临床经验穴位。运动实践中常用的奇穴有印堂、太阳、扭伤、落枕、膝眼等。

阿是穴又称压痛点、天应穴，这类穴位既无固定名称，又无固定位置，而是以压痛点或其他反应点作为穴位。

在运动实践中通常采用按、揉、拿、掐等穴位按摩手法以达到防治伤病的目的。取穴的原则分为近部取穴、远部取穴和对症取穴，一般每次取 3 ~ 6 个穴位，手法刺激的力量要灵活掌握，一般以局部出现酸、胀、麻、痛或温热为度，即“得气”感，“得气”后持续 5 s 左右，然后逐渐减轻压力，重复 10 ~ 20 次，最后轻揉结束以缓解疼痛刺激。

第三节　按摩在运动实践中的应用

在体育运动实践中经常进行按摩，不仅能增强韧带的柔韧性和加大关节的活动范围，而且可加速疲劳肌肉中乳酸的排除，有助于减轻肌肉酸痛，消除疲劳，对体育运动有着实际的意义。

一、运动前按摩

运动前按摩能促进人体的神经、肌肉、内脏器官和心理情绪的动员，以适应即将面临运动的生理和心理上的负担，达到提高体力，增强信心，提高运动成绩，预防伤病的目的。

运动前按摩通常应和准备活动结合起来，在训练前或比赛前 15 min 内进行为宜，按摩 2 ~ 10 min。根据运动员在运动前的表现情况不同，应分别采用适宜的手法进行按摩。

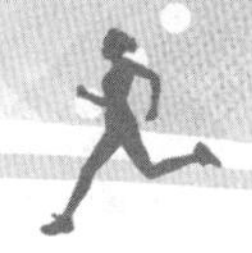

（一）赛前失眠

有的运动员在比赛前几天，由于过分紧张，晚上不易入睡，或入睡易醒，或做噩梦。重者通宵失眠，进而引起白天精神不振、烦躁不安、食欲欠佳、身体疲乏等症状。因竞技状态受到破坏，严重影响运动员参加比赛。

对赛前失眠，采用镇静安神的按摩方法可以取得显著效果。按摩在睡前半小时进行，运动员取仰卧位，肘膝微屈，全身放松。按摩者用两手自其眉间向头后分推，即从印堂推向鬓角、颞乳、安眠穴，在安眠穴上施以揉法，使头部有酸胀感，反复进行 20 ~ 25 min，然后轻揉气冲、神门等穴。手法轻缓柔和，按摩时间宜长，以在按摩过程中运动员入睡效果最好。

（二）赛前过度紧张

临赛前过度紧张时兴奋性过高，常表现为急躁、坐立不安、情绪激动、呼吸急促，或者多尿，全身微颤，感到咽喉发堵，动作协调性和准确性下降，妨碍技术动作和运动能力的充分发挥。

对此症的按摩应从两方面进行。一是按摩负荷量最大的关节和肌肉，采用抚摩、揉、推、揉捏等手法。按摩时间较长，手法较轻，接触面较大，使过度紧张的肌肉放松。二是按摩头部，主要起镇静作用，先揉印堂，再以两手拇指向两侧太阳穴分推，并揉太阳穴，随之推至两耳后部，再改为两手五指并拢向下推，止于颈部两侧，如此反复 4 ~ 5 次。又五指分开，用指端从额部经头顶向头后部推压，反复 4 ~ 5 次。然后再用一拇指沿头正中线从额部向头后推压，经上星、百会、风府等穴时，稍重用力揉，反复 4 ~ 5 次。最后轻揉云门、俞府等穴，以出现酸胀为宜。进行上述按摩时，要求手法柔和，力量稍轻，频率稍快，否则会引起过度抑制。

（三）赛前精神不振

赛前精神不振常表现为心情抑郁，情绪低落，信心不足，表情淡漠，神疲乏力，脉搏缓慢，动作变形，甚至准备活动不能完成等，严重影响比赛成绩。

进行按摩时应辅以鼓励性语言，消除思想因素，以提高运动员的兴奋性。按摩安排在一般准备活动之后。按摩时运动员取坐位，按摩者站在运动员身后或身侧，用拇指揉按风池、太阳、秉风、天宗、合谷等穴。在颈 4 到颈 7 的斜方肌外缘施行重揉手法，并由外向内侧推动，使酸胀感直达头顶或眼部，再拨动岗上肌、斜方肌，按摩时间为 3 ~ 5 min。按摩后运动员感到精神振奋，头脑清醒，信心增强，则是按摩见效的反应。

（四）皮肤发凉、肌肉僵硬

在冬季运动或寒冷地区比赛时，由于低温原因，运动员皮肤发凉、肌肉僵硬、韧带弹性降低、关节活动不利、柔韧性下降，往往影响比赛成绩，且易发生运动损伤。

按摩的重点是负荷较大的部位，用摩擦、推压、搓、摇晃等手法活动肢体，力量较大，频率较快，以促进血液循环，使皮肤肌肉有温热感，增强关节、韧带和肌肉的功能。

二、运动中按摩

在运动训练或比赛的间歇进行按摩即为运动中按摩。有些项目如投掷、跳跃等项目训练或比赛中间有间歇，在间歇中采用按摩，可以帮助消除疲劳，恢复体力，提高运动员的兴奋性，保持良好的竞技状态，有利于提高运动成绩。

运动中按摩的方法，根据运动项目的特点和间歇时间的长短而有所不同。一般用兴奋性手法，按摩时间较短（2～3 min），旨在消除肌肉的过度紧张和疲劳。按摩的重点部位是活动多、负荷大的肌群和关节，如投掷运动员的投掷臂、跳跃运动员的起跳腿、中长跑运动员的双下肢。

运动中按摩的手法要求轻快柔和，多采用揉、揉捏、搓、抖动等。按摩的方向为向心性进行。上肢从前臂开始，经肘部、上臂到肩部，配合揉按肩井、合谷等穴。下肢按摩从小腿开始，经膝部、大腿至腹股沟，配合刺激足三里、委中、环跳等穴。其目的是促进淋巴液和血液的回流，消除组织中的酸性代谢产物，缓解肌肉过度紧张，提高肌肉运动能力。一次局部按摩3～4 min。

运动中按摩的特点是手法较少，用力较轻，频率较快，时间短暂。按摩后应做一些专项准备活动，运动员不可静止休息，以保持良好的竞技状态，赛出最佳技术水平。

三、运动后按摩

运动后按摩目的是在运动训练或比赛后帮助运动员消除疲劳、恢复体力。运动后按摩所用的手法、用力的大小、时间的长短等，均应根据运动员的体重、性别、运动项目的特点，尤其是运动后机体的反应，如头昏、恶心、失眠、四肢乏力、肌肉紧张等情况来决定。因此，必须个别对待，不可千篇一律。常用的手法有抚摩、揉、揉捏、推压、抖动等。对体质强壮、肌肉丰满者，按摩力量稍重，时间稍长。反之，力量稍轻，时间稍短。运动员十分疲劳时，常用按、揉、掐、推等手法进行经穴按摩，以疏通气血，平衡阴阳，使运动能力尽快恢复，并有所提高。

（一）运动后的全身按摩

通常一周进行一次。在训练或比赛后休息2～3 h再进行或晚上睡前进行。在温水浴后进行按摩，效果最佳。按摩时，室内温度要适宜，避免疲劳的运动员着凉。按照胸、腹、上肢、下肢的顺序，沿血液、淋巴液回流的方向施行按摩。使用揉捏、推法、摇法、抖动等手法，用力由轻到重，并根据各部位的疲劳情况，循经取穴，揉、推有关经穴，以调和气血，加快疲劳消除。

全身按摩时间一般需0.5～1 h，肌肉酸痛部位按摩时间宜长一些。一般先按摩大腿，后按小腿，再依次按臀部、腰背、上肢，必要时可按头部。也可按腰背、臀部、大腿、小腿、上肢的顺序进行。

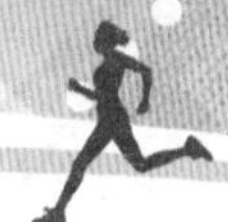

（二）局部按摩

运动项目不同，身体各部位的肌肉负荷有异，其产生的疲劳程度也有所不同。运动后对负荷量大的部位进行按摩有助于该部位疲劳的消除。

在进行局部按摩时，关节和躯干部以揉为主，四肢肌肉以揉捏为主。先按摩大肌肉，后按摩小肌肉，一侧按摩完后，再按摩另一侧。臀部、大腿后侧等肌肉丰厚的部位，可重按压，使肌肉放松，消除疲劳。在环跳、委中、承山、阳陵泉、足三里、昆仑、三阴交等穴位处点穴也有助于消除疲劳，减轻肌肉的酸痛反应。搓、抖动、叩打等按摩手法，也有助于放松肌肉，消除疲劳。

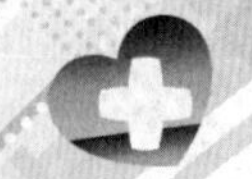

第七章　运动损伤预防和处理

所谓运动损伤，是指在体育运动过程中所造成的各种损伤。它不仅见于初参加锻炼的新手，而且多见于从事专项训练的运动员。竞技运动中造成的损伤，轻者影响运动员的训练和比赛，严重者可缩短运动员的运动生涯，甚至导致残疾和死亡；学校体育和群众体育中造成的损伤，不仅影响人们的健康、生活、学习和工作，而且可造成不良的心理影响，妨碍体育运动的开展。由运动引起的损伤与日常生活或劳动生产中发生的损伤有所不同，其损伤的部位和性质与运动专项的技术特点密切相关。正确了解运动损伤的原因、预防等基本知识有助于改进教学和科学安排锻炼。

第一节　运动损伤概述

一、运动损伤分类

（一）按损伤的病程分类

1. 急性损伤

急性损伤指组织一次性遭受直接或间接暴力引起的创伤。在直接对抗项目运动（如足球、拳击、柔道、摔跤、橄榄球等）中急性损伤往往发生率较高。此类损伤发病急，且创伤原因和症状明确，处理得当，多数病程相对较短。

2. 慢性损伤

慢性损伤包括陈旧性损伤和劳损。陈旧性损伤是指因急性损伤处理不当迁延而成的慢性损伤；劳损是指因反复超负荷或微创引起的组织微细损伤累积而成的慢性损伤，又称过度使用伤。劳损患者多有 2 年以上的正规训练史，运动员以 20～29 岁常见，非运动员以 30～49 岁常见，且多见于长跑类的耐力项目以及要求技巧或动作较单一的项目（如体操、举重等）。劳损渐渐发生，往往不能及时诊断和治疗。劳损多是运动量过大、负荷增加过快且休息不足所致。因而，调整训练量和训练手段等改变负荷方式是此类损伤的重要防治措施。另外，根据运动损伤是一次性暴力所致还是反复微创（Microtrauma）所致，损伤又可分为创伤（Macrotrauma）和劳损。创伤包括急性损伤及由它迁延而来的陈旧性损伤。通常区别创伤和劳损较容易，但少部分劳损症状常在进行某一动作时才出现，

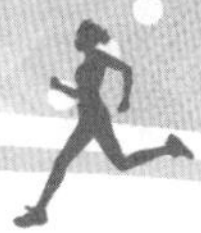

易误为急性损伤，如第二跖骨疲劳性骨折常在某次跑步时发病。

（二）按受伤后皮肤、黏膜的完整性分类

1．开放性损伤

开放性损伤指皮肤或黏膜的完整性受到破坏，伤口与外界相通的损伤。如擦伤、切伤、刺伤、裂伤等。

2．闭合性损伤

闭合性损伤指伤处皮肤和黏膜完整，无裂口与外界相通的损伤。如肌肉拉伤、关节韧带扭伤、挫伤等。

（三）按受伤组织的结构分类

1．软组织损伤

软组织损伤指皮肤、黏膜、肌肉、肌腱、韧带、筋膜、关节囊、滑囊、腱鞘、脂肪垫等组织的损伤。据北京运动医学研究所对 2 725 例（1981 年）各种运动项目损伤性质的统计，此类损伤占 55.66%，居各伤种之首。在群众体育活动中，急性软组织损伤常见；从事专项训练的竞技运动员，则慢性软组织损伤居多。另外，肌腱反复受牵拉可引发肌腱炎，但更多的是引发非炎性的腱纤维退行性变，称为腱病。其中，肌腱在骨端的附着处（又称末端或附丽区）的腱止装置（依次包括腱纤维、纤维软骨层、潮线、钙化软骨层和骨）因劳损而引发的退行性变称末端病。腱病或末端病多因过度使用引起，损伤的好发部位与运动技术动作对某一部位的特殊要求密切相关，如羽毛球、网球运动员因长期反手击球引起的网球肘；高尔夫球选手、网球选手因反复屈腕引起的高尔夫球肘；跳高、篮球运动员因反复起跳所致的髌尖末端病。

2．骨与关节损伤

骨与关节损伤包括骨、关节软骨、软骨盘（半月板、椎间盘、腕三角纤维软骨盘等）以及骨骺的损伤。急性创伤成人多为骨折，而儿童多为骨骺损伤。儿童此类损伤如发生在受压骨骺则可引发肢体畸形或长短腿等。劳损则多为与专项技术特点有关的骨软骨炎、关节软骨的退行性变或创伤性骨关节病，此类损伤易发生在负重关节（如膝关节和踝关节）对位不良、有姿势缺陷（如膝外翻、小腿过度旋前）或旧伤后关节不稳者继续从事高冲力项目等。

3．神经组织损伤

神经组织损伤包括周围神经损伤、脑和脊髓损伤。周围神经损伤，如排球运动因反复扣球可致肩胛上神经损伤；脑和脊髓损伤发生率虽不高，但对运动员的运动能力影响甚大，如拳击运动员因大脑反复被击致日后脑功能损害即“拳击脑”，跳水运动员因头部创伤引发的脑挫裂伤等。

4．内脏器官损伤

内脏器官损伤指因运动所致的心、肺、肝、脾、肾、膀胱、胃肠等内脏器官损伤。此类损伤一般为急性损伤，可由运动的原因直接引起，如腰部受撞击致肾脏挫伤；腹部受打击致肝、脾破裂。也可与骨折合并发生，如肋骨骨折致肺脏损伤。

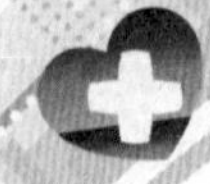

（四）按创伤的程度分类

1. **轻度**

轻度指伤后未丧失运动能力，仍能按原计划继续训练的损伤。如擦伤。

2. **中度**

中度受伤后短时间（一般1～2周）内不能按原计划训练，需要停止或减少患部活动或进行治疗的损伤。如肌肉拉伤。

3. **重度**

重度伤后较长时间完全不能训练，或需要住院进行治疗的损伤。如骨折。

二、运动损伤病理学基础知识

（一）组织损伤形态变化

组织损伤的形态变化包括变性和坏死两大类。变性是指细胞代谢障碍引起细胞或细胞间质出现异常物质或正常物质异常增多。运动损伤中，组织变性是一常见损伤病理变化，其原因往往与局部缺血、缺氧有关。消除病因后多数变性可恢复正常，但进一步发展也可变为坏死。坏死是指机体局部细胞、组织死亡。坏死多由变性逐渐发展而来，也可由创伤直接破坏组织结构、血管断裂而使组织坏死所致，是一种不可恢复的病变。坏死组织由机体通过各种方式清除，清除后形成的缺损可由邻近健康组织再生修复；如坏死组织不能清除，则可机化（指直接由肉芽组织长入取代坏死组织并形成疤痕），或被包裹、钙化，形成囊肿。

（二）组织适应性形态改变

适应是指细胞、组织或器官在环境改变或受到损害时，通过主动调节其自身的代谢、功能和结构以适应内外环境的改变。长期训练后正常人体骨骼及肌肉等软组织皆可产生适应性形态和功能改变，但停训后所有适应性变化又会渐渐消失，即去适应。适应性形态变化包括萎缩、肥大、增生和化生。

萎缩是指发育正常的器官、组织或细胞体积缩小。萎缩有生理性和病理性两种。运动损伤引发的萎缩都属病理性，如骨折固定、伤后制动可引发肌肉、软骨、肌腱韧带萎缩，一旦去除病因后萎缩多能恢复正常。

肥大是细胞、组织或器官因适应环境的改变而体积增大。肥大类型有生理性肥大和病理性肥大。力量训练常可引发生理性肌肉肥大。

增生是器官或组织内细胞数量增多，使该组织器官体积增大。增生类型有生理性增生和病理性增生。创伤愈合过程中结缔组织增生是一重要反应。

化生是一种分化成熟的组织，由于适应环境改变或受理化因素刺激而转变为另一种相似性质的组织的过程。如骨骼肌挫伤因血肿有时并发骨化性肌炎，即是由于肌组织化生成骨组织。

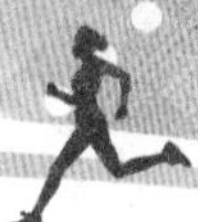

（三）炎症

炎症是富含血管的组织对各种损伤刺激引起的损害所发生的一种以血管反应为中心的、以防御为主的反应。炎症是运动损伤中最常见的病理过程，是损伤修复反应的基础，与损伤和修复性病变交织在一起。红、肿、热、痛、功能障碍是炎症局部临床表现的五大征象。炎症基本病理变化则包括变质、渗出和增生。

变质是炎症局部组织的变性以至坏死，属于损伤变化。渗出是炎症局部组织发生一系列血管反应，使血流改变和血液成分渗出进入组织内的过程，其中白细胞渗出至变性坏死组织部位称为炎性浸润，是炎症的标志，而液体大量渗出时则可造成炎性水肿。渗出既是对损伤的反应，又同时为修复提供了条件。增生是在致炎因子的作用下和代谢产物的刺激下局部纤维母细胞、毛细血管内皮细胞和巨噬细胞增生，属于修复过程，但增生过度也会带来危害。在炎症过程中这些病理变化按一定顺序发生，通常早期以变质渗出为主，后期以增生为主。

炎症按病程可分为急性炎症和慢性炎症。急性炎症早期多以变质渗出为主，如运动中急性软组织创伤早期；慢性炎症多以变性和增生为主，如劳损。运动创伤后炎症通常可痊愈，但有时致炎因子持续存在也可迁延不愈形成慢性炎症。

（四）损伤的修复

细胞、组织缺损后往往由邻近健康细胞再生来修补恢复，称为组织修复。组织缺损后由结构和功能相同组织修复为完全再生，组织缺损后由肉芽组织完成修复为不完全再生。肉芽组织是指由新生毛细血管与成纤维细胞构成的无神经纤维的幼稚的结缔组织。肉眼表面呈颗粒状，红而湿润，镜下显示由大量毛细血管、成纤维细胞及散在的炎性细胞组成。肉芽组织填补缺损后，血管渐退化消失，成纤维细胞变为纤维细胞，局部由胶原纤维取代形成瘢痕。不同组织细胞再生能力不同，通常上皮组织、结缔组织再生能力较强，而肌细胞、软骨细胞、神经细胞再生能力较弱。影响修复因素除组织再生能力外，还取决于损伤部位、性质、程度、血液供应、感染、异物等局部因素以及体质、年龄、营养、免疫力、心理、药物等全身因素。

（五）运动损伤病理过程

1. 软组织损伤及修复病理过程

急性软组织创伤后病理过程一般分四个阶段：组织损伤及出血、炎症反应、肉芽组织增生、瘢痕形成。急性软组织损伤后局部出血，随后出现炎症反应。一般 24 ~48 h 内出血完全停止，炎症反应则持续 3 ~5 天。炎症反应时毛细血管扩张通透性增加，渗出液增加，组织出现水肿，并多在 1 ~2 天内达高峰。2 ~3 天后缺损处即开始形成肉芽组织，第二周胶原纤维开始增多，2 ~6 周后完全愈合。最后，瘢痕改建以适应功能需求。

劳损的病理过程大致可分为三个阶段：早期表现为功能障碍，形态上无明显变化；中期以组织变性和增生为主；后期组织因严重变性、营养不良、局部血管阻塞可出现坏死。

2．骨损伤愈合过程

骨组织再生能力很强，骨折后经复位固定可完全恢复正常结构和功能。骨折愈合通过骨膜成骨细胞再生完成，影响其愈合因素除复位固定外还与年龄、营养、健康状况等全身因素以及局部血液供应、异物、感染等局部因素有关。骨折愈合可分以下四个阶段：①血肿形成期：骨折时，局部血管破裂出血，通常在伤后 4～8 h 即可在两断端间形成血肿，同时出现无菌性炎症反应。②纤维骨痂期：骨折后的 2～3 天，从骨内膜和骨外膜增生的含成骨细胞的肉芽组织长入血肿并将其取代，形成纤维性骨痂，将断端连接，但不牢固，此期为 2～3 周。③骨痂形成：在纤维骨痂基础上，成骨细胞分泌大量骨基质，形成无钙盐沉积的骨样组织，称为骨样骨痂，之后成骨细胞发育为骨细胞，形成骨小梁，骨基质钙化，进而形成骨痂，此时骨断端已牢固结合，此期为 4～8 周。④骨痂改建：按照 Wolff 定律，健康人或动物骨骼会随其承载的压力发生改变，如果无压力存在，则骨会被吸收；如果施加于骨骼的压力增加，骨骼则会强化自身形态以适应压力增加。因此骨折在骨痂形成后，随着骨承受负荷的增加，骨小梁不断改建以适应功能需求，最后恢复到与原来骨组织一样的结构和功能，甚至更好。

【知识扩展】

软骨损伤愈合过程

软骨由软骨组织及其周围的软骨膜组成，主要包括透明软骨（如关节面软骨）、纤维软骨（如半月板、椎间盘、腕三角纤维软骨盘）和弹性软骨（如耳廓）三种类型，运动中皆可损伤。软骨尤其是远离软骨膜及软骨下骨的部位一般无血液供应，主要靠吸收关节液获取营养。关节面软骨负载时，尤其是较长时间的静力负荷有利于将软骨内代谢废物排出（快速动力负荷效果相对较差），而卸载时则吸收营养，因此负载和卸载循环对维持关节面正常代谢十分重要。然而由于关节软骨较弱，常承受不住单次或反复的较大冲击性应力，这是运动员日后骨关节炎发病率高的重要原因，如关节扭挫伤、脱位等常可伤及软骨。据统计，踝关节外侧副韧带损伤有 2/3 伴有微细软骨损伤，前交叉韧带损伤有 1/5 伴有局部软骨损伤。通常关节面损伤后并不会引起出血或启动炎症反应，另外损伤邻近部位的软骨细胞虽可增生，但由于被包裹并不能迁移入缺损部位，因此无血供的软骨缺损部位几乎不能修复，且损伤后最终可致骨关节炎。不过关节面软骨损伤波及软骨下骨时，则在伤后 6～8 周可通过成纤维细胞迁移修复缺损区，但纤维性修复不能像正常关节面那样具有耐磨损和缓冲应力功能，也易引发骨关节炎。

三、运动损伤原因

超负荷运动是运动训练的一项基本原则。通常机体承受可接受的超负荷时，负载的组织有耐受变形和应力的能力，组织最终会因特定功能需求而重塑其形态结构和功能；但当负荷超出组织适应能力，组织终将出现不可逆变形而引发损伤。引起运动损伤的危险因素可分为两大类（见图 7－1）：一是运动者自身的因素（内因），如性别、年龄、先

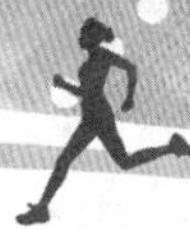

天的解剖生理弱点、身体条件和遗传特点的限制以及心理素质等。二是运动者外部的因素（外因），包括训练项目、训练方法、运动量和强度安排的合理性，医务监督情况以及场地、器材、服装和气候条件等。通常运动中引发创伤危险因素以外因为主，而产生劳损则内因往往也是重要因素。

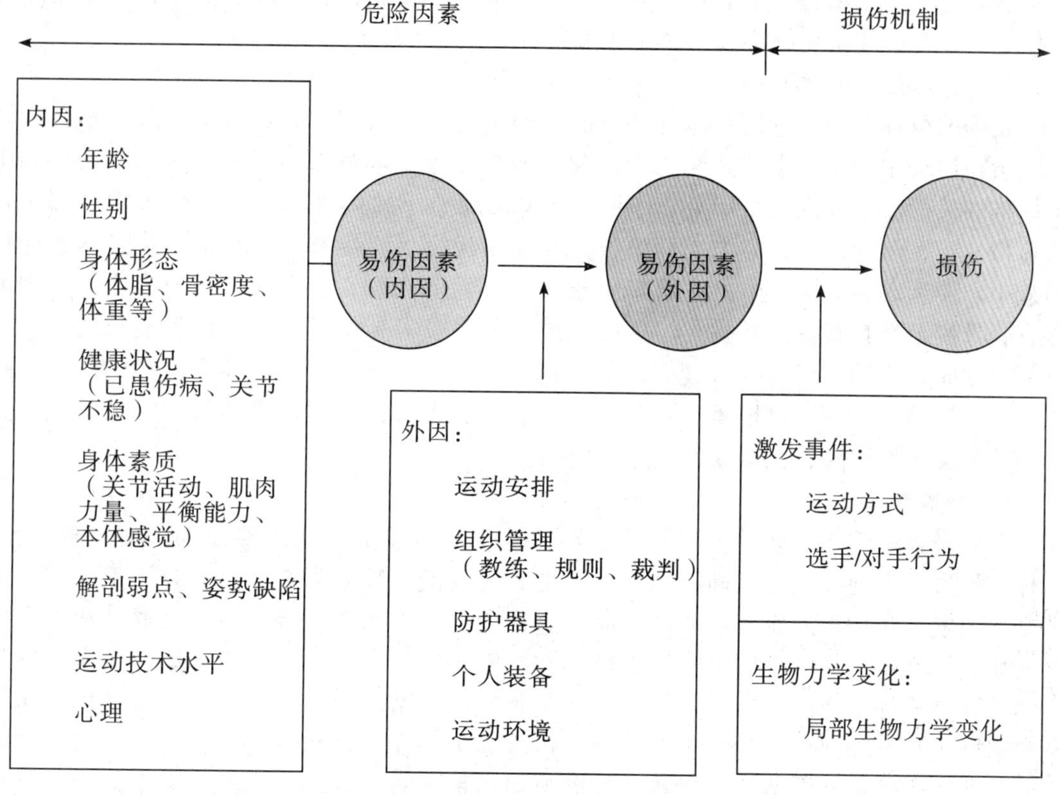

图 7－1　运动损伤原因

（引自 Bahr R & Krosshaug T，2005，略有改动）

（一）内因

1. 年龄

不同年龄的人，运动损伤各有其特点。儿童少年由于骨骼发育不完善，骨骺的骺板尚未封合，再加上后者的组织结构比肌腱、韧带还要弱好几倍，在运动中当关节部位遭受外力作用时，容易发生骨骺骨折或骺板分离，与成人易发生肌腱或韧带的损伤不同。青春发育期的少年由于大脑皮层的兴奋过程占优势，表现为活泼好动，对自己的能力估计过高，容易盲目冒失地进行运动，因而急性运动损伤的发生率在这一年龄阶段相对较高。中、老年人由于骨质疏松，骨与关节软骨发生退行性改变等原因，运动中更易发生骨折和骨关节病。

2. 性别

男性由于体内雄性激素的作用，骨骼、肌肉的发育明显比女性发达，在相同外力的

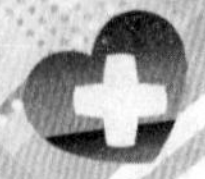

作用下，女性更容易发生骨折。女性上肢的肩带肌比男性弱，运动中容易引起肩关节韧带损伤和关节脱位。女性下肢比男性更多见轻度膝外翻畸形，由于力线不准确，跑步时容易绊倒，易发生胫骨疲劳性骨膜炎；而且这样的形态，股内侧肌力因拉长而较弱，使髌骨易被提高到外上方，从而改变了髌骨正常的活动轨迹，造成髌骨与股骨相互摩擦挤压受伤。男子的性格特点多表现为易冲动、好冒险，因而在参加激烈的、有一定危险性的体育项目中，比女性更容易发生急性创伤。

3. **身体形态和姿势**

正确的身体形态，可使身体各部位的空间位置处于最佳省力状态。相反，不良的姿势则会在运动中产生异常的生物力学变化，额外加重身体某部位骨骼、肌肉、韧带等组织结构的负荷。扁平足、弓形足、O 形腿、X 形腿、小腿内外旋等，都可影响足部正常的负荷分布，从而改变受力方向而诱发损伤。如扁平足，足底韧带松弛，足弓的缓冲作用减小，使运动中身体的重力主要集中于脚和小腿的内侧，长期反复的应力作用，则易造成胫骨疲劳性骨膜炎、髌腱炎、跟腱炎或跖筋膜炎等劳损性疾患。体型瘦长的人，肌力一般较弱，运动中肌肉容易疲劳，引发创伤或劳损。身体肥胖、体重过大的人，在跑跳运动中下肢的负荷相对增重，容易发生膝、踝和足部的劳损。身体过于笨拙的人，其协调性和灵活性下降，也容易发生运动损伤。

4. **身体素质**

全面身体素质或运动员专项素质不够，是引发运动损伤的重要原因。耐力素质差，身体容易过早出现疲劳，致神经肌肉协调性和应变能力变差亦是致伤重要因素，如许多运动损伤发生在训练或比赛快要结束时，这往往与肌肉耐力下降有重要关联。速度和力量素质差，影响运动中身体腾空的高度和在空间翻转的速度，进而引起动作失误或落地不稳，导致意外损伤的发生。本体感觉、灵敏性、平衡能力差的人，在从事动作技术复杂的运动项目，如体操、技巧等练习时，也容易因动作失误而致伤。另外，在身体训练中只注意与运动成绩相关的素质练习，而忽视与损伤有关的功能训练也是引起损伤的重要因素，多表现为肌力不平衡，如肩袖肌肌力与三角肌肌力不平衡、肩内旋肌与外旋肌肌力不平衡、股四头肌与腘绳肌肌力不平衡、股内侧肌与外侧肌肌力不平衡、身体对称部位同名肌不平衡，或是核心稳定性差等。

5. **解剖弱点**

人体运动时整个运动链系统往往存在先天的或潜在的薄弱环节或解剖生理弱点，而一些运动专项特殊的技术要求又使这些弱点充分暴露。这个矛盾可成为导致运动损伤发生的重要因素。如运动中跌倒肩后伸手撑地时，肱骨头就容易从肩关节薄弱的前方脱出，导致肩关节的前脱位；青少年跳水运动员压水花动作致桡骨远端骨骺炎。又如运动中许多技术动作，要求膝关节经常处于 30°～50°的半屈曲位，而此角度正好暴露了膝周韧带松弛、关节稳定性最差的解剖生理弱点，从而使该关节容易发生异常扭挫而受伤。

6. **心理素质和体育道德**

运动员心理素质不良，表现为自控能力差、易激惹、注意力不集中或集中注意的时间不持久，在一些大型的比赛中心情过度紧张或高度亢奋、求胜心切致精神压力过大，或者胆怯畏惧对手、害怕或逃避竞争、被迫参赛，致精神过于压抑等。上述不良的心理

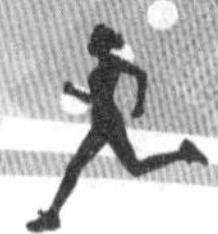

状态会使拮抗肌和原动肌皆紧张，降低关节柔韧性、损害动作协调性，使损伤的概率增加。在一些要求身体相互接触的激烈运动，或动作复杂、技术难度要求较高的个人项目中，损伤的危险性更突出。不良的体育道德，如比赛中故意撞击、蹬踏对手，则更易造成严重的伤害事故。

7. 健康及生理状态

旧伤、关节不稳往往是职业运动员引发新伤的重要因素。已有的旧伤或关节不稳往往迫使运动员改变动作模式，使部分负荷转移至运动链的其他部分，从而引发其他部位损伤。另外生理状态不良时，如睡眠不足、休息不好或身体疲劳时，肌肉力量、动作的准确性和身体的共济协调能力都会下降，即使是技术纯熟的运动员，也易因动作失误而受伤。

（二）外因

1. 训练方法不当

（1）准备活动不合理。首先，常见有运动前未做准备活动或做得不够充分，使神经系统和内脏器官没有充分动员以适应运动的需要，身体缺乏协调性，肌肉的张力和弹性不足而致伤。其次，准备活动的内容与运动的基本内容脱节，缺乏专项准备活动，使运动负荷集中部位的机能未得到改善和提高，以致局部负荷相对增重而致伤。再次，准备活动的量过大，在正式练习前机体已先疲劳使机能下降导致损伤，或准备活动与正式运动之间的时间间隔太长（超过 20 ~ 30 min），如比赛时间因故推后，破坏了原来准备活动的作用，削弱了准备活动的效果，等于缺乏准备活动，也易致伤。

（2）局部负荷过量。运动量安排过大，特别是“单打一”训练，使局部负荷量超过机体所能承受的生理限度，是从事专项训练的运动员致伤的主要原因。

（3）违背训练原则。忽视循序渐进原则，运动量和强度的安排不是由小到大，掌握技术不是先易后难逐步提高，而是出成绩心切，训练中操之过急，运动过频，拔苗助长，致使运动负荷与训练水平和机能状况不相适应而致伤。训练中个别对待不够，学校体育教学中未进行健康分组或分组不合理，都可能使年龄小、体质差、训练水平低、技术不娴熟者招致损伤。中断训练后恢复训练时未按循序渐进原则也易引发损伤。如停训后恢复力量训练，肌肉往往能较快速适应从而较快恢复运动能力，但肌腱韧带要慢些，而肌腱附丽区则常需更长时间恢复（见图 7 - 2），这样恢复训练时短期快速提高负荷后反而可能造成附丽区的劳损。忽视全面训练的原则，致使运动员身体某些素质或某些部位出现薄弱环节，运动中就容易发生局部负荷增重，导致损伤。

（4）训练手段错误或技术动作错误。如在训练腹肌时采用仰卧位、屈体直膝、足跖屈的方法，不仅腹肌锻炼效果不好，而且易使腰背部负担加重，引发腰部疼痛。再如体操教练协助运动员进行柔韧性练习时，用力过大、过猛，不但容易引起肌肉拉伤，严重者还会发生撕脱性骨折。运动中技术动作错误，既违反身体解剖结构和生理特点，又不符合运动的生物力学原理，因而易发生损伤。如低肩投掷（投掷时肱骨远端低于肩）可以使肘内侧结构受到过度应力作用而受伤；又如正确的跑步姿势是以脚掌完全着地并过渡到前脚掌，此时足底三支撑点同时吸收冲击力而起到缓冲作用，否则直接用前脚掌着

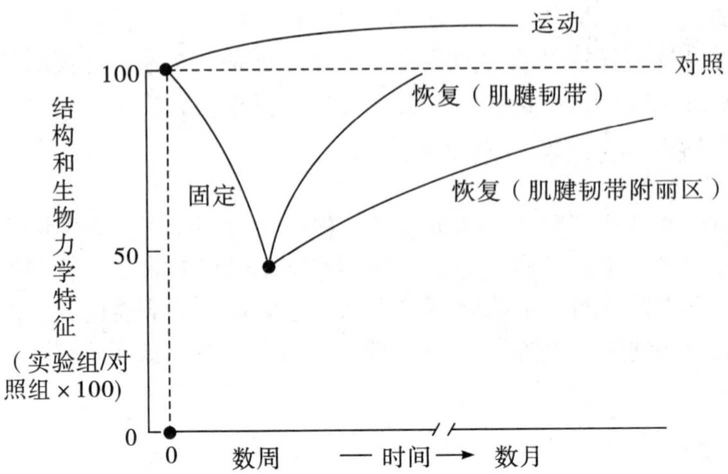

图 7－2　肌肉骨骼组织固定不动、恢复活动时肌腱韧带结构生物力学变化特性

（引自 Peterson & Renström，2000）

地时形成足跟在悬空下蹬伸易引发足底筋膜炎。

2．个人运动装备不当和防护措施不足

运动服过紧，鞋过大、过小或运动器具不恰当、质量低劣，无保护器具或保护器具质量低劣等皆可增加运动损伤危险性。如鞋过小易引发跖痛症，摩擦力过大会增加膝、踝关节损伤，摩擦力过小则易摔跤；网球运动时拍子大小不当、握拍不正确、弦太紧等也会增加握拍侧肘部负荷从而诱发肘部损伤；运动中缺乏保护与帮助，或保护方法不当，学生未掌握正确的自我保护方法，如摔倒方式不正确也容易受伤。劣质器具在运动时断裂，则可成为伤害自己或他人的祸源。

3．运动环境不良

环境因素，如自然环境（季节、气候、天气情况、海拔高度等）或人工环境（运动场地、器械、照明等设备）不良时皆可引发损伤。

（1）气候条件不良，如雨天路滑，黄昏、黎明或雾天运动光线太暗，影响运动员视力，使其反应迟钝。气温、湿度过高常易造成准备活动充分的假象而实际不足。气温过低，特别是在冬季或风雨中运动，由于肌肉僵硬、弹性变差，也易致伤。

（2）场地、器材设备不符合卫生要求。如跑道过硬，地面不平或有石块、金属等硬物未及时清除。器材年久失修，锈蚀老化，未及时更换，其重量和大小不符合运动者相应年龄、性别的要求。运动场照明条件差、采光不足，或距离观众席太近等均可致伤。

4．组织管理不当

进行体育比赛时缺乏严格的医务监督，如赛前体格检查不严，或不遵从医生的意见，让有伤病的学生参加训练或比赛。患病或机能状况不良的学生在运动中极易受伤。竞技比赛时不合理的比赛规则、不公正的裁判也可诱发运动损伤。

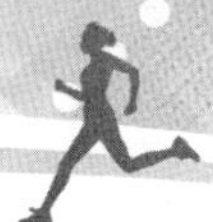

四、运动损伤预防

（一）强化健康教育和防伤意识

强身健体是一般人参加体育运动的重要目的。对于运动者，尤其是中、小学生，应对其加强与运动有关的健康教育，提高其主动防伤的意识。让运动者了解各项运动有可能存在的、潜在的损伤危险，可激发其防伤的自觉性和积极性。若他们对常见损伤的原因和受伤机制有所知晓，就会在运动的过程中，尽可能避开致伤的因素，并采取切实可行的自我防护措施，主动预防损伤的发生。

（二）加强身体的全面训练

1. 针对解剖弱点加强易伤部位的训练

从运动损伤的发病规律和特点可见，创伤的好发部位大多是某专项负荷量集中的部位，或身体潜在弱点的部位。因此，要预防损伤的发生，必须在体育教学和训练中，根据各专项的特点，有针对性地加强易伤部位的肌力和伸展性练习，以提高薄弱部位的生理机能。如短跑、跨栏、足球运动员要预防常见的大腿后肌群拉伤，在平时应注意加强大腿后肌群离心肌力和柔韧性的练习，以提高肌肉的张力和弹性。篮球、排球运动员要预防常见的膝关节损伤，要注意股四头肌、股后肌群和小腿三头肌的协调发展，以共同维持膝关节的稳定，使其在各种复杂的技术动作中免遭损伤。

2. 加强身体素质

加强全面身体素质、专项技术战术的训练，以及预防损伤的功能锻炼是提高运动能力、减少损伤的重要环节。青少年运动员，尤其要注意加强力量、速度、耐力、柔韧性和灵敏等素质的全面训练，矫正功能性异常姿势，协调发展原动肌与拮抗肌之间的肌力，以增进全身各器官机能及各机能相互协调配合能力，使之与不断提高的运动技术水平相适应。对于专项运动，要注意分析专项能量代谢特征、动作特征、骨关节所承受的机械负荷、肌肉作用、运动时力的速度和方向，进行相应体能训练时加强专项所需的专项体能（如有氧能力、无氧能力、爆发力、速度、灵敏性等），另外也要了解专项常见损伤，从而有目的地强化预防相应损伤的功能素质。

3. 培养良好的心理素质和体育道德精神

对运动员加强注意力、意志力的训练，培养其正确的竞争意识，积极应对挑战，使其既具有顽强拼搏的思想，又避免为一己之利而故意伤害对方。

（三）科学合理安排锻炼

1. 认真做好准备活动

准备活动的内容和量应根据教学、训练或比赛的具体内容、运动者的身体特点、气候条件等情况合理安排。年纪小、训练水平低、专项训练及比赛项目持续时间长或夏季，准备活动的强度应减小且时间稍短；反之，准备活动的强度可稍大，时间应略长些。应

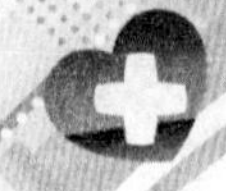

针对运动的项目和内容做与其相应的专项准备活动。训练中不同内容安排换项时，应补充做有关的准备活动。禁止不做准备活动就进入正式训练或比赛。运动中负担较大和容易受伤的部位，更应做好准备活动。

准备活动的内容应包括：一般准备活动，主要是徒手体操及慢跑等低强度有氧活动；专项准备活动，主要是相关肌群伸展性练习及肌肉抗阻练习；专项练习。准备活动的量以身体稍发热、微出汗为宜。时间一般为 15 ~ 30 min 即可。准备活动和正式运动间隔的时间约 5 min。

2. 合理安排教学、训练和比赛

严格遵守训练原则，在教学和训练中注意做到循序渐进和个别对待。学习动作应由易到难，由简单到复杂。先学分解动作，再学连贯动作。难度高、负担大的内容，应安排在课的基本部分的前面或中间进行。注意运动后的休息和恢复，切忌在身体疲劳的情况下，从事强度大的激烈运动或进行高难度动作的练习。儿童少年从事早期专项训练，必须在全面身体素质训练的基础上进行。不容许儿童少年过多、过早地参加比赛，尤其是与成人一起比赛。

合理安排运动负荷。大到整个周期训练，小到每堂课的训练，皆应张弛有度，避免进行使局部负荷量过重的“单打一”训练。运动量、强度和动作难度的安排必须与训练水平和机能状况相适应。少年运动员、女运动员、训练水平低和机能状况欠佳者，运动量的安排尤其应该谨慎。加强专项技战术训练，应掌握正确的动作要领，避免或尽量减少错误动作的发生，以预防运动损伤的发生。

加强运动中的保护与帮助。保护与帮助的方法要得当，教师应教会学生掌握各种自我保护的方法和技巧。如从高处摔下或落地时，必须屈膝、屈髋，脚踝保持紧张，双腿并拢相互保护，以免扭伤膝、踝关节。学会正确的摔倒技术及各种滚翻动作，以缓冲身体与地面的撞击。如排球倒地救球时的侧身滚翻；跳伞落地时的前、后滚翻；自行车、摩托车翻车时的跳车技术；等等。

（四）适宜的个人运动装备和运动环境

1. 个人运动装备和防护措施

锻炼时应选择适宜的运动服，禁止穿着不符合卫生要求的服装进行运动。如不同的运动项目一般有各自所要求的运动鞋，除了鞋码适宜，鞋底厚而软、弹性好外，最好鞋底有气垫，这样可有效地缓冲跑、跳时地面对足和下肢的应力作用。进行篮球运动时，应穿鞋帮较高的球鞋，以较好地保护踝关节，可在一定程度上减少踝部的损伤。对于一些需要使用器械的运动项目，选购器材时应特别注意器材的质量和牢固性能。如武术的刀、三节棍等，若在对练时断裂就容易误伤对方。此外，有些运动器具还有不同年龄的区别，如铅球，少年儿童不宜使用成年人的器械，以免发生损伤。

运动员还须掌握各种保护支持带的使用方法，训练和比赛中易伤部位或已伤部位应佩戴护具或支具，特别是那些身体能相互接触、对抗性强、竞争激烈的运动项目，教练和裁判均应在赛前认真做好护具的检查工作，以预防运动中意外损伤的发生。如羽毛球、网球运动需戴护腕，排球宜戴上护腿、护膝，足球运动宜戴护膝、护腿板，篮球运动宜

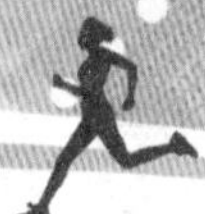

戴护踝，摩托车、滑雪、越野自行车宜戴上头盔，攀岩宜系好安全绳，冰雪运动宜戴上护目镜，击剑、冰球运动宜戴上面罩，等等。

2. 适宜的运动环境

适宜的运动环境是保证运动安全的先决条件。如进行室内运动时，照明和通风的条件要好，空间也不宜过于狭小。进行室外运动时，良好的场地卫生可有效预防运动中意外伤害事故的发生。如跑步或球类运动，场地宜平坦、无碎石等杂物，且不宜太滑，以免在落地时致重心不稳，引起损伤。游泳则宜选择水质有保证，有救生人员和急救设备、管理良好的游泳场所进行，除了可预防感染红眼病、肝炎等传染性疾病外，还可在发生溺水等意外时，得到及时、正确的救治，以保证运动者的生命安全。

（五）加强医务监督和组织管理工作

定期进行体格检查，参加重大比赛前应进行补充检查。禁止体检不合格者参加比赛。伤病初愈参加训练，应在医生的指导下合理安排。从事专项训练的运动员，应认真做好选材工作。避免选拔有伤病或某些影响日后系统训练的先天畸形者，参加不适宜进行的专项训练。针对专项技术的特点，应定期对易伤部位进行检查。

密切观察运动员在运动中或运动后的身体反应，特别是运动器官的局部反应。一旦发现异常，应及时调整运动量，改进训练方法。可采用一些特殊的检查方法，对运动员进行定期检查，及早发现某些专项多发创伤，并进行及时治疗。如用“单足半蹲试验”检查髌骨软骨病；用“后蹬试验”检查胫腓骨疲劳性骨膜炎；等等。

对已患创伤者的训练工作要加强监督和管理。凡严重创伤，如颅脑损伤、骨折、脱位、肌腱和韧带断裂等，未经医生许可，不准进行练习。针对运动损伤的性质和伤情轻重，合理安排康复的时间：一般急性肌腱、韧带损伤需 3 ~4 周才可恢复；脱位恢复期需 6 周左右；骨折的愈合和功能恢复则需 8 ~ 12 周或更长时间。过早或过晚进行恢复训练，都对病情不利。

第二节　运动创伤的现场救护

现场救护是指在事发现场对伤病员实施及时、有效的初步救护，是立足于现场的救护。运动中发生急性创伤，轻者造成体表损伤，引发疼痛和出血；重者引发骨折、肌肉韧带断裂，甚至引发危及生命的危重症，如休克、内脏器官损伤、颈椎骨折和大脑损伤等。救护者通常可根据神志、呼吸、循环、功能障碍、局部情况立即进行验伤判定伤情，以决定是否需紧急救护、是否需停止运动处理或是简单处理仍可以继续运动。一般在体育教学或健身俱乐部等场所，运动现场救护通常是由体育教师或教练等第一目击者完成，因此体育专业学生、教师或教练必须熟练掌握现场救护技能。

一、运动创伤现场救护目的和原则

现场救护目的是保护伤员生命安全、防止损伤加重、减轻患者痛苦、预防并发症，并为伤员的快速转移和进一步治疗创造条件。出现危重症时如不进行现场救护而直接送医院往往会丧失最宝贵的几分钟、十几分钟的“救命黄金时间”，造成不可挽回的损失，以至危及生命，因此现代救护强调第一目击者在现场对发生意外伤害者进行快速、正确、有效的初步救护。所谓第一目击者即在现场为突发伤害、危重疾病的伤病员提供紧急救护的人。

运动创伤现场救护原则：急救时必须抓住主要矛盾，分清轻重缓急，先救命后治伤、先重后轻、先救后送，同时也要注意自身的防护和安全。

二、运动创伤现场检查与救护程序

1. 现场评估判断伤情

使运动者在运动过程中倒地不起的，既可能是创伤性疾病，也可能是晕厥、猝死等非创伤性病症，救护者必须立即快速地在原地进行初步的检查以评估伤情。

（1）首先检查是否有危及生命的伤害，包括检查神志是否清醒，气道是否通畅，是否有颈椎骨折，呼吸、脉搏、体温等生命体征是否正常，是否有大出血，同时要注意面部表情、四肢末梢是否冰冷等。如伤员倒地不起，应立即询问姓名，回答清晰表明神志清楚，气道畅通；回答不清或发出呻吟声、喘息声、咕噜声表明气道不通畅；如刺激也无反应则是昏迷。

（2）如无上述威胁生命的伤害，应随即根据受伤史或某处突出征象重点检查有无威胁肢体的伤害，包括检查头、脊柱、胸、腹、骨盆、四肢等有无骨折、关节脱位、神经损害。具体内容包括：

①头颈部损伤检查。保持伤病员平卧位，用指腹从上到下按压颈部后正中，询问是否有疼痛感，如提示颈椎骨折情况时须注意固定头颅再检查。注意检查瞳孔大小；耳道、鼻孔有无血液或脑脊液流出，如有则可判断发生颅底骨折。

②脊柱及脊髓功能检查。保持脊柱沿轴线侧翻伤病员，用指腹从上到下沿后正中线按压，询问是否有疼痛感，如有则可判断发生脊椎骨骨折。令伤病员活动手指和足趾，如运动消失，则可判断发生瘫痪。

③胸部检查。询问疼痛部位，观察胸廓的呼吸运动、胸部形状。救护员双手放在伤病员的胸部两侧，然后稍加用力挤压伤病员胸部，如有疼痛则可判断发生肋骨骨折。

④骨盆检查。询问疼痛部位，双手挤压伤病员的骨盆两侧，如有疼痛则可判断发生骨盆骨折。

⑤四肢检查。询问疼痛部位，观察是否有肿胀、畸形，如有，则可判断发生骨折、关节脱位；手握伤病员腕部或踝部轻轻活动，观察是否有异常活动，如有则可判断发生骨折、关节脱位。

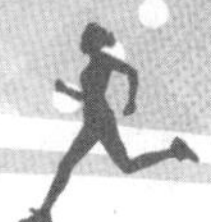

2. 现场救护的程序

（1）现场评估如有危及生命的征象，如呼吸心跳停止、窒息、大出血、休克征象时表明伤势危重，需立即抢救。首先应紧急呼救：拨打120急救电话，报告地点、伤员伤势、特殊援助及联系方式。同时进行下述急救：

如有呼吸、心跳停止时，立即进行心肺复苏；如有气道阻塞、意识障碍者要立即保证呼吸道通畅；如有休克立即抗休克；如有大血管损伤出血时应立即止血。整个急救期间皆需稳定头颅，如考虑有颈椎损伤，应立即用衣物或颈托固定颈部。

（2）如无威胁生命的伤害，根据有无威胁肢体的伤害进行救护。现场评估存在威胁肢体的伤害，则进行相应的下述急救处理：

①怀疑脊柱骨折或提示有颅脑损伤应立即安全转移至担架。

②开放性损伤应妥善包扎伤口。优先包扎头、胸、腹部伤口，然后包扎四肢伤口。

③四肢骨折、关节脱位则立即固定。

④安全、有监护地迅速转运伤病员到最近的医疗机构进一步诊治。

（3）如无威胁生命及威胁肢体的伤害，则可移至场边进一步深入检查或立即进行PRICE处理（具体见本章第三节“运动创伤现场处理——PRICE”）再检查。运动员如仅为软组织扭挫伤或擦伤，则处理后经功能测试确定能否立即重返赛场。

三、休克急救与现场处理

休克是指机体受到有害因素强烈刺激，导致有效循环血量不足和细胞急性缺氧时呈现的一种急性全身性病理过程。如不及时纠正，会导致死亡。在运动损伤中，一旦发现有可能发生休克的情况时，要积极预防，如已发生休克则应立即积极进行抢救。

（一）运动中休克的常见原因和机制

失血、脱水、创伤和心功能衰竭等多种原因都可以导致运动中休克的发生。运动创伤所致的休克多因大失血和剧烈疼痛引起。休克在临床上以急性周围循环衰竭为特征，有效循环血量锐减是该综合征中的主要矛盾。由于有效循环血量绝对或相对的显著减少，导致微循环灌注不足，使全身各组织器官缺血缺氧，最终使机体发生一系列代谢紊乱和功能障碍，严重者甚至可引起死亡。无论何种休克，发展到一定程度，其临床表现、病理生理过程和预后都是一致的。与运动创伤密切有关的休克有下列两种。

1. 失血性休克

急剧的大量出血，是运动损伤后发生休克的常见原因。严重的软组织挫伤并发肝、脾破裂，多发性骨折，骨盆骨折或股骨干骨折等，通常都伴有较多的失血。正常健康成人，每公斤体重平均血量约为75 mL（肌肉发达的运动员约90 mL），总血量为4 000～5 000 mL。当一次急性失血量不超过总血量的1/4（约1 000 mL）时，机体可通过神经体液的调节和代偿机制，将血压维持在基本正常的水平。如果出血量达全身血液总量的1/3（1 500 mL）或以上，血压下降，有效循环血量骤减，就会导致微循环灌注严重不足而发生休克。

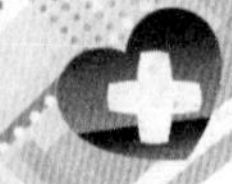

2. **创伤性休克**

严重创伤除引起大量失血外，还会发生剧烈疼痛，这一强烈的痛觉刺激传至大脑皮层，可反射性地引起中枢抑制，致使血管广泛扩张，大量血液瘀滞在扩张了的周围血管，使有效循环血量相对不足，从而引起全身各组织器官缺血缺氧，引发休克。脊柱骨折可引起脊髓损伤，后者可阻断血管运动中枢与周围血管的联系，从而使血管扩张，亦可致有效循环血量骤减，引起休克。

如果在发生休克的同时，伴有呼吸道梗阻、循环机能障碍、组织大量坏死，或长时间使用止血带突然松解以及疲劳、饥饿、寒冷、甚至精神过度紧张等情况，都可能加重休克的病理进程。

（二）休克的征象

根据休克的病理发展过程，可将其分为休克早期（代偿期）和休克期（失代偿期）。

休克早期表现为神情紧张烦躁、面色苍白、口渴、出冷汗、手足湿冷、心率快、气促等，这时血压正常或稍低，脉压差降低（低于 30 mmHg）。此期为轻度休克，时间较短，易被忽略，但却是抢救休克的关键时期。如果处理得当，轻度休克可以很快得到纠正；若处理不当，则会进入休克期，即中度休克、甚至重度休克。

休克期患者表现为神志淡漠、反应迟钝，口唇及肢端发紫，皮肤苍白、发冷，脉搏细弱，颈静脉塌陷，血压持续下降。通常收缩压降至 90 mmHg 以下，脉压差小于20 mmHg是运动中休克存在的表现。若病情进一步恶化，表现为神志模糊，甚至昏迷，可出现进行性呼吸困难或咯出粉红色泡沫样痰，心跳、呼吸停止，最终死亡。

（三）休克的现场急救

运动中一旦发生严重损伤，要随时观察伤员的情况。休克现场判断注意：一看，看意识、肤色、颈静脉、呼吸和甲床；二摸，摸肢体温度、湿度和脉搏。当出现休克早期的征象时，应立即针对引起休克的原因，迅速进行现场急救。

（1）安静平卧或休克体位（上半身抬高 20°～30°，下肢抬高 10°～15°），有呼吸困难者采用半卧位，保暖，保持呼吸道畅通，周围环境通风，并进行必要的安慰和鼓励，以消除伤员心理负担，提高其战胜伤痛的勇气。在急救过程中应尽量减少搬动或移动伤员，以免造成更大伤害。在不影响伤肢或伤口的情况下，尽可能将伤员穿着的潮湿运动衣除去，并覆以毛毯或大毛巾以保暖。在炎热天气时应注意防暑降温。对于清醒的伤员可喂食少量的淡盐水。

（2）昏迷者侧卧位，并可针刺或点掐急救穴，如人中、百会、涌泉、内关、合谷等。对于神志模糊或者昏迷的伤员，则禁止喂食饮料或任何流质的食物，以免因误吸入气管导致窒息。

（3）积极消除病因：出血者采取有效方法止血，骨折者宜立即固定等。

（4）呼吸、心跳暂停者，应立即进行人工呼吸和胸外心脏按压。

（5）边现场急救、边迅速送医院或及时呼叫“120”，请急救中心前来救治。

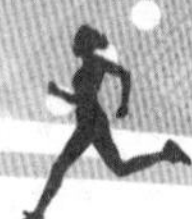

第三节　运动伤害救护技术

运动时如出现危及生命或肢体的征象，如呼吸心跳停止、窒息、大出血、骨折、关节脱位时需立即进行救护。常用救护技术包括心肺复苏、止血、包扎、固定、搬运。

一、心肺复苏

心肺复苏（CPR）是针对心跳、呼吸骤停患者而采取的急救措施。胸外心脏按压和口对口人工呼吸是现场急救心跳、呼吸骤停最简便、有效的处理措施。

（一）现场救护的“生命链”

运动时出现呼吸心跳停止时，现场的救护与患者生命得失攸关。通常心脏骤停 3 s 即会头晕，10 s 可发生晕厥，30 s 可发生抽搐，45 s 瞳孔散大，60 s 呼吸停止、大小便失禁，4 ~ 6 min 大脑细胞即可发生不可逆性损害，因此心脏骤停需在 4 min 内开始心肺复苏。复苏越早，成功率越高。一般 4 min 内启动心肺复苏，成功率可超 50%；而4 ~ 6 min，则成功率仅为 10%；超过 6 min，则成功率不足 4%。

“生命链”是近 20 年来在国际上出现的一个急救专有名词，它是针对现代社区、生活模式而提出的，以现场第一目击者为开始至专业人员到达进行抢救的一系列活动而组成的“链”（见图 7 – 3、图 7 – 4）。“生命链”有五个相互联系的环节序列：迅速识别心脏骤停并启动急救系统；尽早进行心肺复苏，着重于胸外按压；快速除颤；有效的高级心血管生命支持；综合的心脏骤停后治疗。其中前三个为现场急救措施，是基础生命支持系统，由第一目击者完成，后两个为高级生命支持系统，由专业医生完成。

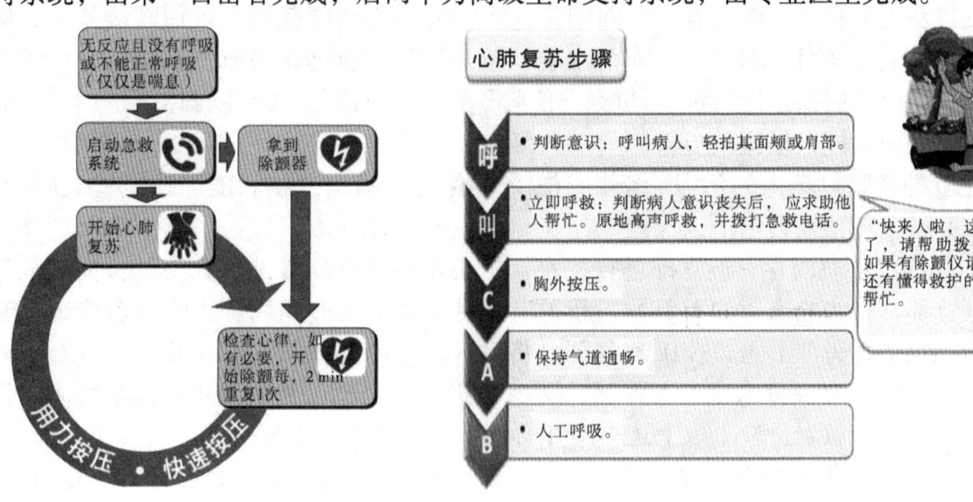

图 7 – 3　基础生命支持流程　　　　图 7 – 4　心肺复苏步骤

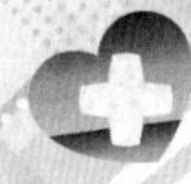

（二）心肺复苏术流程

运动时非创伤性地突然倒地不起，第一目击者应立即轻拍其双肩，在两侧耳朵呼唤观察有无反应，并检查呼吸和心跳（普通急救者可不检查心跳）。意识不清，不能回答，无活动，对刺激无任何反应（如眨眼或肢体移动等）即为无反应；呼吸检查时看胸部有无起伏，并将自己耳朵或面颊贴近患者嘴鼻，如胸部无起伏、耳听无气流、面部感觉无气息即可说明呼吸停止。检查无反应并且无呼吸或无正常呼吸（即仅有喘息），就要假设患者发生了心脏骤停并且立即启动紧急反应系统，即拨打120急救电话，随即按CABD程序进行心肺复苏。

（1）C（Compression）——胸外心脏按压。通过按压胸骨可建立暂时的人工血液循环，为大脑和心脏提供血供以维持生命，并为心脏自主节律恢复创造条件。胸外心脏按压较常见并发症为肋骨骨折，继而可损伤心、肺、肝或脾，应尽量避免。

（2）A（Airway）——开放气道。其目的是维持呼吸道通畅，保证气体自由进出气道。开放气道对口对口吹气至关重要。

（3）B（Breathing）——人工呼吸。借助人工方法维持气体交换以改善缺氧并排出CO_2，为自主呼吸创造条件。口对口人工呼吸是现场最简便有效的通气方法。

（4）D（Defibrillator）——心脏除颤。当心脏即将停止前，多会出现心肌纤颤现象，早期对患者实施心脏除颤，就能够及时恢复心脏自主跳动，避免心肌细胞坏死。

首先进行30次心脏按压，随即开放气道，并进行2次人工呼吸，然后成人按30∶2（儿童为15∶2）循环进行心脏按压和人工呼吸，每5个循环（2 min）检查颈动脉搏动（少于10 s）一次，直至呼吸、心跳恢复。如有除颤器则尽早使用。复苏有效时患者的口唇、甲床转为红润，散大的瞳孔逐渐缩小，最终自主心跳、呼吸恢复，神志清醒。

（三）溺水的急救

溺水时，水经口鼻进入肺内造成呼吸道阻塞或因呛水、惊恐、寒冷等刺激反射性引起喉、气管、支气管痉挛而窒息，时间稍长即可引起心脑功能受损，进而呼吸停止，随即心跳停止，危及生命。不习水性而落水者，不要惊慌，应迅速采取自救措施：仰浮于水面，尽量使口鼻露出水面，进行呼吸，不能将手上举或挣扎，以免身体下沉。溺水者救上岸后应立即实施以下抢救步骤。

（1）立即清除口鼻内的污泥、杂物、假牙，保持呼吸道通畅。随即快速检查呼吸、心跳。

（2）如呼吸心跳尚存，应立即进行控水。把溺水者放在斜坡地上，使其头向低处俯卧，压其背部，将水控出。如无斜坡，救护者一腿跪地，另一腿屈膝，将患者腹部横置于屈膝的大腿上，头部下垂，按压其背部，将口、鼻、肺部及胃内积水倒出（见图7－5）。溺水者一般仅有少量水会进入肺部，溺水者获救后之所以会喷出水，通常是来自溺水者胃部的积水。救生员应采取上述措施让胃部积水自然流出来。

（3）对呼吸已停止的溺水者，应立即进行人工呼吸。注意此时吹气量要大，要足以克服肺内阻力才有效。

(4) 如呼吸、心跳均已停止，应立即进行人工呼吸和胸外心脏按压。

(5) 急救过程中，必须注意溺水者有否颈椎损伤，以免急救不当造成严重后果。

对溺水者的现场急救处理不要轻易放弃，宜直到医生到达现场或边抢救边送医院。

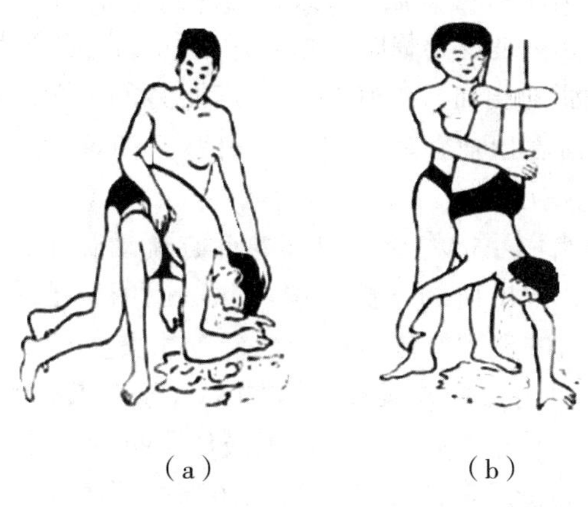

(a) (b)

图 7-5 控水方法

二、运动创伤现场救护基本技术

(一) 止血

出血是创伤常见的突出表现，大出血可使伤员迅速陷入休克，甚至致死，因此必须及时止血。

1. 出血分类及特点

血液是维持生命的重要物质，约占自身体重的 8%。出血的危害与出血速度和数量相关。当突然失血占全身血量的 20%（约 800 mL）以上时可造成轻度休克，失血占全身血量的 40%（约 1 600 mL）以上时可造成重度休克。

出血按出血部位可分为外出血和内出血。外出血是指血液从体表伤口处流向体外的出血。这种出血比较直观，出血量也较易估计。内出血是指体表没有伤口，血液从损伤的血管流向组织间隙（如皮下组织、肌肉间隙等）、体腔（如颅腔、胸腔、腹腔等）或管腔（如呼吸道、消化道等）的出血。这种出血不易发现，若处理不及时，易发展成大量的内出血，引起失血性休克，甚至导致死亡。

按受损的血管不同，出血又分为动脉出血、静脉出血、毛细血管出血和混合出血。动脉出血特点：血色鲜红，呈喷射状、间歇性地从伤口射出。由于动脉出血的流速快，流量大，若为大动脉的出血，止血不及时，可迅速引起死亡。静脉出血特点：血色暗红，呈持续性从伤口涌出。其出血速度虽相对较缓慢，但大的静脉血管出血（如大隐静脉、颈静脉等），如若不及时止血，仍有生命危险。毛细血管出血多见于皮肤表层擦伤，其特点：血色红，血液从伤口渗出，正常人一般可自行凝固止血。因运动损伤引起的出血，少有单一血管的出血，多为静脉、毛细血管或小动脉混合性出血。

2. **止血方法**

止血方法主要有直接压迫法、加压包扎法、间接指压法、加垫屈肢法、填塞法、止血带法，另外患肢抬高法作为上述止血方法的辅助手段应用。

（1）直接压迫法，是指用敷料覆盖伤口后直接用手压迫出血部位的止血方法。适用于中小静脉和毛细血管出血，是现场临时止血常用方法。但面积大的损伤，难以止血。

（2）加压包扎法，是指对出血部位在施加一定压力的情况下进行包扎的方法。适用于细小动脉、静脉和毛细血管出血，此法简单、有效。伤口无异物时可直接加压包扎止血，有异物时用间接加压包扎止血。

（3）间接指压法，是指用手指将身体浅部的近心端动脉压在相应的骨面，暂时中断血流，以止住该动脉供血部位出血的止血方法。此法适用于动脉出血时的临时急救。大动脉出血时此法是挽救生命的关键措施，可以结合包扎法止血。

（4）加垫屈肢法，是指用棉垫或柔软的衣物垫置于关节窝后屈肢进行包扎的方法。此法通常用于肘、膝关节以下部位大出血，且无肢体骨折者。

（5）填塞法，是指用消毒棉球或纱布垫填充伤部的压迫止血方法。适用于伤口较深较大，出血多，组织损伤严重的现场急救。常用于鼻部外伤所引起的出血。另需注意填充物应塞紧，充填后止血效果不佳，或因鼻骨骨折引起的出血，应立即送医院处理。

（6）止血带法，是指用止血带对出血伤口近心端的肢体进行捆扎的止血方法。常用的止血带有橡胶管、橡皮带及充气止血带等。急救时如无现成的止血带，也可用布条、尼龙长丝袜等替代。此法止血效果虽好，但易造成远端肢体的缺血性坏死，因此只在上述其他方法无法止住的四肢大出血时才使用。上止血带后应定期松绑，上肢一般每隔 20 ~ 30 min 放开 30 ~ 60 s，下肢每隔 40 ~ 60 min 放开 2 ~ 3 min，以避免发生肢体坏死。远途运送患者时，应在止血带上标明捆绑的时间，以方便护送人员途中松绑。

对于出血的伤口有异物或骨折时，不可采用直接压迫或直接加压包扎止血，而需采用间接加压包扎法或间接指压法。

（二）现场包扎

包扎是现场急救不可缺少的重要组成部分，它可以起到快速止血，保护伤口，防止污染，支持伤肢或固定敷料或夹板的作用，有利于转运和进一步治疗。包扎材料有纱布绷带、弹力绷带、三角巾等，常用包扎方法包括：

（1）环形包扎法。适用于粗细较均匀的损伤部位，如额部、手腕，以及其他包扎开始与结束。

（2）螺旋形包扎法。适用于粗细相差不大的损伤部位，如上臂、躯干。

（3）反折螺旋包扎法。适用于粗细相差很大的损伤部位，如前臂、大腿、小腿。

（4）“8”字形包扎法。适用于关节部位的损伤，如肘关节、踝关节。

（5）三角巾包扎法。用于头、肩、胸、腹、手、足的损伤部位。

（6）三角巾悬吊。适用于上肢损伤。

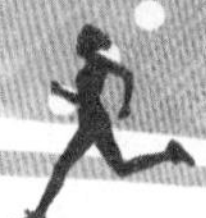

（三）骨折、关节脱位的临时固定

临时固定是骨折、关节脱位现场急救处理最重要的措施。正确良好的固定能减轻疼痛，减少出血，避免骨折端移位损伤周围组织，防止闭合性损伤变为开放性损伤，并便于运送。

1．骨折临时固定

骨的完整性遭受破坏或骨的连续性中断称为骨折。在运动损伤中，骨折并不十分常见，但一旦发生，多为严重损伤，应在受伤现场立即展开急救。

（1）运动中骨折的主要原因。

①直接暴力。骨折发生在暴力直接作用的部位，常伴不同程度组织损伤。如体操运动员动作失误，胸部撞击在器械上导致的肋骨骨折。

②间接暴力。骨折发生在暴力作用点以外的部位，常通过传导、杠杆、旋转等作用引起。如快速跑动时不慎跌倒手掌撑地肘过伸，导致桡骨远端骨折或（儿童）肱骨髁上骨折。

③肌肉猛烈牵拉。肌肉突然猛烈收缩，尤其是多关节肌突然猛烈收缩遇阻，可将肌肉附着处的骨块撕脱，多见于青少年男孩。常见部位有髂嵴（腹肌/腰方肌）、髂前上棘（缝匠肌）、髂前下棘（股直肌）、坐骨结节（腘绳肌）、股骨小转子（髂腰肌）和肱骨内上髁（前臂屈肌）等。如青少年劲踢受阻时股直肌强烈收缩，可导致该肌起点处的髂前下棘发生撕脱性骨折。

④长期应力作用。应力是指来自于支撑面的反作用力。运动中，某些专项的技术特点往往使应力过分集中于骨骼的某一部位，若该部位在运动中长期承受的应力过大，最终有可能引发骨折。此类骨折被称为应力性骨折或疲劳性骨折。如发生于从事跑、跳项目运动员的胫腓骨疲劳性骨折，发生于竞走运动员的第二、第三趾骨的疲劳性骨折。

（2）骨折的分类。

①根据骨折是否与外界相通划分。

闭合性骨折：骨折处皮肤和黏膜完整，骨折端不与外界相通。

开放性骨折：骨折附近的皮肤或黏膜破裂，骨折端与外界相通。此类骨折若处理不当，容易引起感染，处理时应尤其小心。

②根据骨折的程度及形态划分。

不完全骨折：骨的完整性和连续性仅有部分中断的骨折。其中，骨组织虽断裂，但骨皮质的连续性完好的骨折称为青枝骨折，多发生于儿童。

完全骨折：指骨的完整性或连续性全部中断的骨折。管状骨骨折后形成远近两个或两个以上的骨折段，根据骨折线的方向又可分为横型骨折、斜型骨折、螺旋型骨折、粉碎性骨折、嵌插性骨折、撕脱性骨折、压缩性骨折等。

（3）骨折的现场判断。

骨折，突出表现为局部疼痛，移动时剧痛，当时可闻及响声，不动时疼痛减轻。骨折部可呈现肿胀、功能障碍，伤处有压痛。如有骨折典型畸形、假关节活动或骨擦音（移动时产生的骨摩擦声音）三个特有体征之一即可判断有骨折。一般根据受伤史、疼

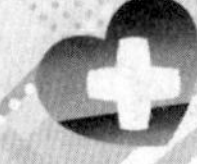

痛程度和压痛点位置可现场判断有无骨折。

（4）骨折的临时固定。

骨折的临时固定是限制伤情发展，保证伤员安全，为医生的进一步处理创造良好条件的重要措施。在进行急救时必须根据骨折的类型和轻重程度正确处理。

凡怀疑有骨折的伤员，均应按骨折进行临时固定，并随即送医院进一步诊治。对开放性骨折的患者，需对其伤口进行包扎止血。

（5）几种常见骨折。

①锁骨骨折。好发于青少年，多为间接暴力引起，常见为侧方摔倒时肩部着地或手臂伸展着地。表现为伤后局部疼痛、肿胀，患肩下垂，上臂贴胸不敢动，常用健手托患肘，头偏向患侧。如骨折移位则可摸及骨折断端。无移位时现场用三角巾悬吊，移位时可用横“8”字绷带固定（见《运动医学实验指导》），随后送医院诊治。

②桡骨远端骨折。是指发生于桡骨远端距腕关节约 3 cm 以内的松质骨骨折。多发生于体操、足球、篮球、滑冰等项目，女性多于男性，从事健身运动的老年人跌倒时更常见。在运动中不慎跌倒，在前臂旋前、腕背伸的姿势下手掌撑地，因间接暴力的传导作用可致伸展型骨折，又称 Colles 骨折，此时桡骨远端多向背侧或背、桡侧移位；另外身体跌倒时，偶可因前臂旋后、腕掌屈、手背撑地引起屈曲型骨折，又称 Smith 骨折。表现为伤后腕关节明显淤血、疼痛、肿胀和腕关节功能障碍，可有典型的“银叉样”和“枪刺状”畸形（见图 7－6）。伤后立即用夹板置于患肢前臂掌侧，经包扎固定后送医院进行手法复位。

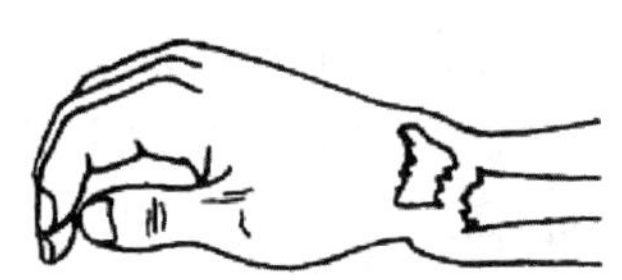

（a）“银叉样”畸形

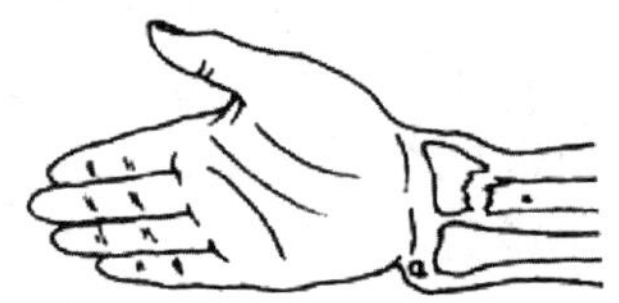

（b）“枪刺状”畸形

图 7－6　桡骨远端骨折典型畸形

③股骨颈骨折。多发生于中老年人，常见为摔倒时身体扭转倒地，间接暴力传递致股骨颈骨折。表现为摔倒后局部疼痛，移动大腿时局部剧痛，不能站立和行走即应怀疑为股骨颈骨折。如骨折有移位，下肢会缩短和外旋。可现场用夹板固定后送医院诊治。

④小腿骨折。多为胫腓骨同时骨折，也可单独发生。这些骨折常由直接暴力引发，多见于身体接触直接对抗项目。主要表现为外伤后局部剧痛，常可触及或看见骨折端。现场用夹板固定后送医院诊治。

2. 关节脱位临时固定

关节脱位是指关节面失去正常的对合关系，又称“脱臼”。以青壮年多见，儿童和老年人较少发生；多见于上肢关节脱位。运动损伤中，以肘关节后脱位和肩关节前脱位最为多见，好发于体操、摔跤、柔道、球类等项目的运动员。

（1）运动中关节脱位的主要原因。

运动中发生的关节脱位大多因间接暴力引起，常由于力的传导或杠杆作用，使远离

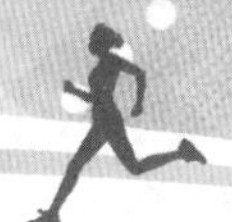

暴力作用点的关节发生脱位。如运动中摔倒，手撑地导致的肘关节脱位或肩关节脱位等。由直接暴力导致的关节脱位较少见。

（2）关节脱位的分类。

①按脱位产生的原因分类。

损伤性脱位：指因外界暴力的致伤作用所引起的关节脱位。由运动引起的关节脱位，绝大多数属于此类。

习惯性脱位：指复位后屡次再发的关节脱位。常因伤后处理不当或恢复训练过早引起。

除此之外，还有先天性脱位和病理性脱位。

②按脱位程度分类。

完全脱位：脱位后两关节面完全失去对合关系。

不完全脱位：脱位后两关节面部分失去对合关系，又称半脱位。

③按脱位后的时间分类。

新鲜脱位：一般指未满 3 周的关节脱位。

陈旧性脱位：指时间超过 3 周仍未复位的关节脱位。

（3）关节脱位的现场判断。

关节脱位时可有局部疼痛、肿胀、压痛和功能障碍等非特征性表现。关节脱位特征表现为畸形、关节腔空虚和“弹性固定”，有此三者中任何一个征象即可判断有关节脱位。关节脱位时由于关节囊、韧带的牵拉和肌肉的痉挛性收缩，使伤肢保持在一特殊的位置，被动活动该关节，可感到弹性抗力，此现象称为“弹性固定”。

（4）关节脱位的临时固定。

关节脱位后或怀疑有关节脱位的伤员，均应进行临时固定，固定后应尽快将伤员转送医院，争取尽早复位。没有整复技术和经验的救护者，不可随意做试图复位的动作，以免加重伤情。

（5）常见关节脱位。

①肩锁关节损伤伴脱位。在摔跤、柔道一类项目中较多见。常见受伤机制主要为摔倒时肩外侧着地，或肩峰上方受到直接打击，直接暴力致肩锁关节损伤或脱位。表现为伤后肩上方疼痛、肿胀、肩活动疼痛加重，疼痛常与损伤程度成正比例。检查局部压痛，用手指按压锁骨外端有弹性感。应现场三角巾悬吊后送医院诊治。

②肩关节脱位。肩关节脱位中 95% 是前脱位，通常由间接暴力引起。运动中常见受伤机制为向后摔倒时手臂外展外旋后伸着地，也可是向后摔倒时上臂后方直接撞到硬物上，产生前向的直接暴力形成前脱位。表现为伤后局部疼痛、肿胀，患侧上臂外展外旋位不敢动，伤者常用健手托患肢前臂，头偏向患侧。检查可有方肩畸形（见图 7－7）、肩峰下空虚、上臂弹性固定特殊体征；杜格氏（Dugas）征阳性：即肘紧贴胸壁时，手掌不能摸到健侧肩部或手掌搭在健侧肩部时，肘部不能贴近患侧胸壁。有特殊体征或杜格氏征阳性即可判定有肩关节脱位，应现场立即用三角巾悬吊送医院诊治。

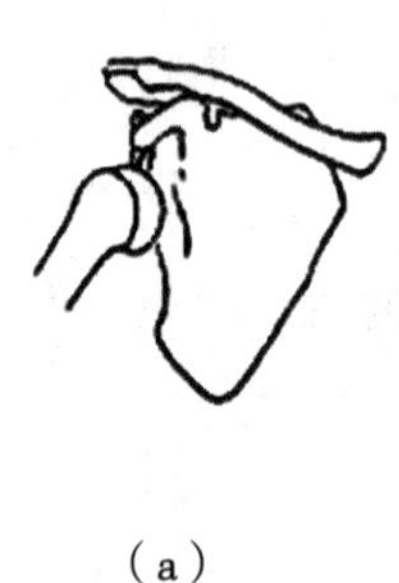

（a）

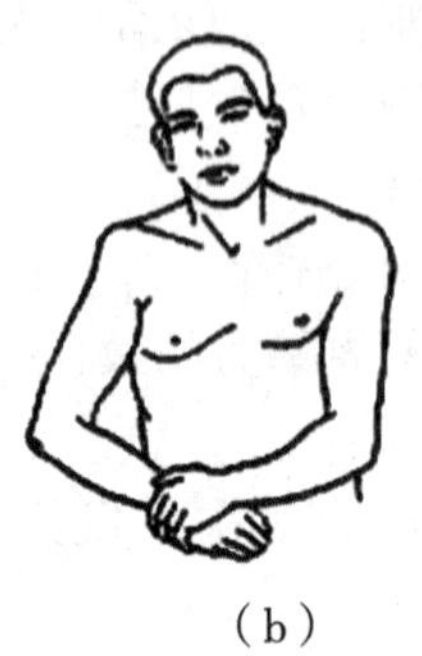

（b）

图 7－7　方肩畸形

③肘关节脱位。常见受伤机制为肘关节处于半伸直位摔倒时，前臂旋后，腕背伸，手掌着地，暴力上传，在尺骨鹰嘴处产生杠杆作用，前方关节囊撕破，肱骨脱出造成肘关节脱位。如举重运动员在进行抓举或挺举练习时，上挺支撑肘力量不足，致使杠铃重量向后下压，或柔道运动中迫使对手认输的反关节技术，令肘关节强力后伸，也可致肘关节脱位。此外，肘关节处于屈曲位肘后方遭受直接暴力或处于内翻/外翻时遭受直接暴力可发生肘关节脱位。表现为伤后肘部疼痛、肿胀，患侧前臂半屈位。检查可有肘后突畸形、关节腔空虚、弹性固定特殊体征。如有肘后三角（尺骨的鹰嘴突、肱骨内上髁和肱骨外上髁三个骨性标志点连线）关系改变即应考虑有肘关节脱位存在，应现场立即用三角巾悬吊送医院诊治。

（四）创伤搬运

伤员经止血包扎固定等处理后，要将其搬运和护送到救护站或医院进行进一步治疗。搬运时要根据不同的伤情和条件，采用正确、合理的搬运方式，让伤员尽快离开受伤现场。

正确的搬运方法能减少伤员的痛苦，防止损伤加重；错误的搬运方法不仅会加重伤员的痛苦，还会加重损伤。因此，正确的搬运在现场救护中显得尤为重要。常用搬运方法有：

1. 徒手搬运

徒手搬运是适用于转运路程较近，病情较轻，无骨折的伤员所采用的搬运方法，如扶行法、抱持法、背法。

2. 担架搬运

担架是现场救护搬运中最方便的用具。需 2～4 名救护人员，救护人员按救护搬运的正确方法将伤员轻轻移上担架，需要的话，应做好固定。

三、运动防护技术

运动中使用必要的防护措施对预防损伤或防止损伤后再伤具有重要辅助作用，而且伤后使用防护措施，有利于尽早开展康复训练。常用的有各种贴扎技术或直接购买现成

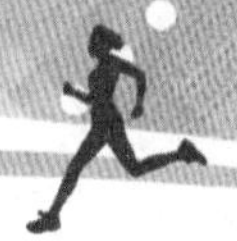

的护具和支具穿戴（见图7-8）。

（一）贴扎防护技术

贴扎术是一种将胶布贴于体表以达到保护肌肉骨骼系统、促进运动功能的非侵入性辅助治疗技术。贴扎防护的目的是通过限制关节的异常活动范围，保持和增强关节稳定性；促进肢体或关节的本体感觉；给薄弱关节韧带、肌肉以支持，减轻肌肉、肌腱、韧带所承受的压力，从而起到预防损伤或防止再伤的作用。目前常用的贴扎术有弹力绷带包扎、粘膏支持带贴扎和肌贴贴扎。

1. 弹力绷带包扎

弹力绷带包扎适用于肌肉肌腱等软组织的防护以减轻肌肉肌腱、韧带所承受的压力，预防受伤或防止再伤。如网球肘、胫腓疲劳性骨膜炎、大腿和小腿肌肉拉伤等伤后训练时均可用弹力绷带包扎进行防护。

2. 粘膏支持带

粘膏支持带又称运动胶布，主要有白贴（无弹性，黏性较强）、弹贴（又分轻弹贴和重弹贴，略有弹性，黏性中等或较弱）、雷可贴布（即 McConnell 贴布，略微有弹性，黏性较强）。白贴主要用于关节部位的防护以限制关节的异常活动范围，保持关节稳定性，以防再伤，尤其适用于踝关节、腕关节、手指等这类周围软组织较少的关节进行防护。粘膏支持带一般在激烈运动后10～20 min之后防护作用会减弱，对于膝关节不稳的运动防护效果不佳。重弹贴具有压迫和支持软组织的作用，可以适度地提供较长时间的支撑力，主要用于关节活动幅度较大且肌肉相对较多的部位，如膝、肩、肘、髋部位防护；轻弹贴一般作为固定护垫、辅助固定重弹贴或白贴使用，多在贴扎结束时作为覆盖贴布。另外使用粘膏支持带时可配合使用助黏剂，如有皮肤敏感者可用皮肤膜。

另外，最近20余年来尚有较为广泛应用的具有特殊治疗目的的 McConnell 贴扎法和 Mulligan 贴扎法等。McConnell 贴扎技术由澳大利亚物理治疗师 Jenny McConnell 于1984年发明，主要用雷可贴布贴扎以矫正异常力学关系。它是近年来流行的一种纠正和固定髌骨位置的方法，对髌骨软骨病有一定作用。Mulligan 贴扎法是新西兰物理治疗师 Brian Mulligan 发明，并于1989年著书介绍的一种贴扎法。该方法是在有疼痛刺激的姿势下通过手法松动关节并矫正对位不良或位置不正，然后用无弹性贴布固定。该方法对网球肘患者运动时防护有较好效果。

3. 肌贴贴扎

肌贴贴扎由日本 Dr. Kenzo Kase 于1980年首创的软组织贴扎疗法，经欧美改良后应用于运动医学领域。肌贴，又称肌内效贴，主要由防水弹力棉布、医用压克力胶、离型材料组成，相对于运动胶布，它弹力好（可拉至原长的140%～160%），防水透气且不易引起皮肤过敏。临床上主要有促进淋巴和血液循环、止痛，协助肌肉收缩或放松，改善感觉输入、促进软组织功能活动及矫正姿势等作用，同时不妨碍身体正常活动。目前在运动医学领域，此贴扎法主要用于肌肉拉伤、肌腱炎、肩峰撞击综合征、跖筋膜炎、髌骨劳损、胫骨粗隆骨软骨炎、颈肩腰痛等患者运动时防护，但激烈竞技运动中的防护作用目前尚不确定。

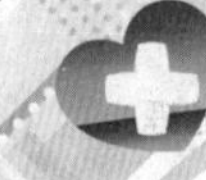

（二）护具和支具

护具是一类主要用于减轻身体各部位受到过大冲击力的预防性保护器材，是预防损伤最好的措施之一。一般可分为护头、护肩、护手、护肘、护腕、护腰、护腿、护膝、护踝等。不同运动项目根据需要选择适当的护具，如打篮球时可戴上护腕、护膝、护踝，踢足球时可戴上护膝、护踝和护腿板。

支具主要是一类矫形器具，常用于踝关节和膝关节，在肩关节、肘关节、腕关节等部位目前也越来越常用。与贴扎术相比，支具保护效果恒定，但短时间使用费用高，往往较笨重，规格也不一定刚好适合自己。支具通常可分为预防性支具、康复性支具和功能性支具，其中功能性支具允许关节在功能范围活动，限制可能会引发伤害的活动范围从而起到运动防护作用。

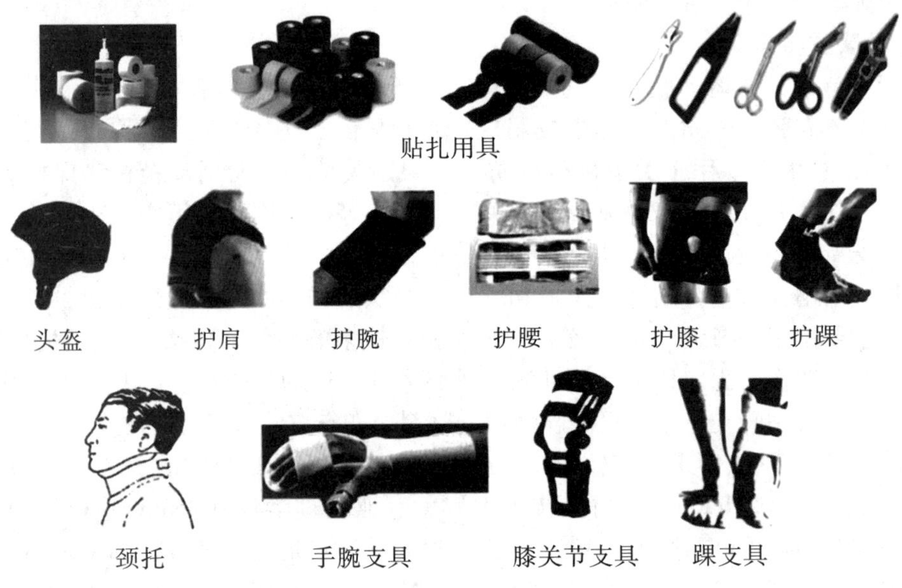

图 7－8　贴扎用具及部分护具和支具

四、运动创伤现场处理——PRICE

PRICE 措施是目前国际上公认的处理急性闭合性软组织损伤的常规治疗方法。急性闭合性软组织损伤后一般皆会立即疼痛和出血，而肌肉损伤 30 s 后就会形成血肿，韧带断裂后数分钟内也会出现血肿。一般损伤后第一目击者快速检查排除威胁生命的伤害及骨折、关节脱位后，应立即开始 PRICE 处理以制止出血，减轻痛疼，30 min 后再进行较详细检查。

P（Protection）——指防止进一步损伤。损伤后应将患肢置于有利于受伤组织恢复的恰当位置，必要时可使用拐杖、助行器或充气夹板一类的支具等，以防损伤加重。怀疑有肌肉、肌腱或韧带断裂的患者，须用棉花夹板先固定伤肢后再送往医院做进一步处理。

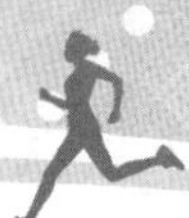

R（Rest）——指制动休息（见图7－9）。停止患部的活动，有助于防止进一步损伤，限制伤情的发展，减轻疼痛。

I（Ice）——指冷冻疗法（见图7－9）。冷冻具有止血、止痛、防肿和解痉的作用。其中冷冻喷雾治疗是目前运动现场最常使用且效果最好的冷冻疗法。使用内含氯乙烷或氟利昂等具有制冷作用的喷雾剂（如：云南白药气雾剂），可使伤部迅速降温。使用时局部喷射时间约20 s，伤处出现一层白霜即可。多用于躯干与四肢部位损伤的现场处理。冰疗和冷水浸浴是较为经济实用的冷疗方法，一般在运动现场或运动员离开运动场后及早使用。冰疗是将冰冻袋置于伤处，时间为15～30 min，可用于身体任何部位。冷水浸浴是将患处直接浸泡在冷水中，浸浴时间每次10 min，可重复2～3次。一般用于手腕、肘、足踝部损伤。

C（Compression）——指加压包扎（见图7－9）。受伤处用海绵或棉花等软物垫置，再用弹力绷带稍加用力进行包扎，具有止血、防肿作用。加压包扎可直接在伤后即刻使用，也可在冷冻疗法同时或之后使用。

E（Elevation）——指抬高患肢（见图7－9）。将伤肢适当抬高，可减少伤部动脉供血，促进静脉和淋巴液的回流，具有止血、防肿作用。肢体抬高的幅度要求，应使伤处高于心脏30～50 cm。常用于四肢部位的损伤。多在伤后即刻或冷冻疗法和加压包扎后使用。

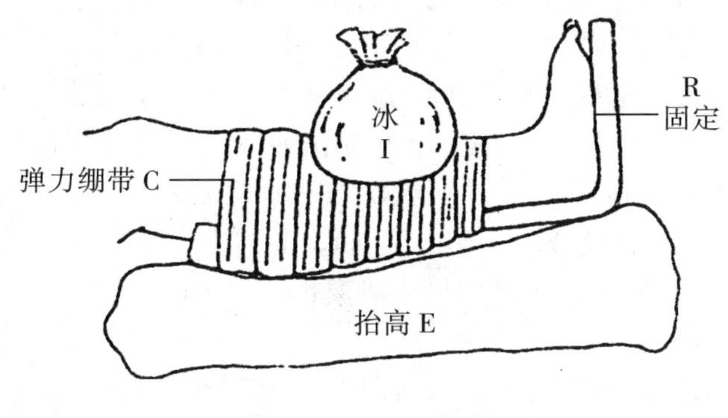

图7－9　RICE处理

第四节　运动损伤保守治疗常用方法

运动损伤保守治疗也即非手术治疗，常用手段一般包括物理疗法、药物疗法和中医传统疗法。

一、物理疗法

应用自然的或人工的各种物理因子作用于机体，达到预防和治疗疾病的目的的处理方法称物理疗法，简称理疗。理疗是利用各种物理能量（包括电能、光能、热能、机械能等），直接作用于机体，或通过神经反射和神经体液调节机制，促进患部的血液循环，改善组织营养，最终达到促进损伤组织修复目的的治疗方法。随着医疗器械科学技术的迅速发展，新的、疗效显著的理疗设备不断被研发并广泛应用于临床，使理疗成为治疗运动损伤的重要方法。

根据物理因子的来源，理疗分为自然物理因子类（常用的有日光疗法、大气疗法、气候疗法、海水浴、矿泉疗法、沙疗、泥疗等）和人工物理因子类（常用的有冷冻疗法、温热疗法、电疗、光疗、超声波疗法和水疗等）。运动损伤治疗中常用的几种理疗方法及其应用如下。

1. 冷冻疗法

冷冻疗法是指采用低于人体体表温度的致冷源来治疗疾病的方法。常用的致冷源为冷水、冰、冰水、氯乙烷或氟利昂等。

（1）冷敷法。将毛巾浸入冷水或冰水后敷于患处，可持续数小时甚至1天。

（2）冰敷法。将碎冰置于橡皮袋内或使用化学冰袋外敷，可持续15～30 min。

（3）冷水浸浴。将肢体浸入10～15 ℃的冷水或冰水中浸泡。冷水浸浴可持续5～15 min，冰水浸浴则每次可浸泡1～2 min，出水片刻后再浸泡，重复2～3次。

（4）冷冻喷雾。市售有内含氯乙烷等致冷源的冷冻喷雾剂。使用时在距离患处约10 cm处喷射，持续时间为20～30 s，见局部起一层白霜即可。

冷冻疗法主要用于急性闭合性软组织损伤早期的治疗或者带伤训练后止痛消肿。不过冷冻疗法对较深组织损伤效果有限。急性损伤的中后期和慢性损伤仍有肿痛者采用冷热交替疗法有较好效果。冷热交替时一般伤肢在运动后可冷水（10～15 ℃）浸浴5～10 min，再热水（40 ℃左右）浸浴10～15 min，交替3～4次，每次以热疗结束，每日进行2～3次；若在非运动后可先热疗，再冷热交替。

2. 传导热疗法

传导热疗法是指以各种热源为介体，将热直接传导于人体用以治疗疾病的方法。常用的传导热源有蜡、沙、泥、热空气、蒸汽、坎离砂、化学热袋等。不过传导热疗法对深部组织损伤作用有限，其传导深度多不超过2 cm。

（1）热敷法。用热毛巾或热水袋外敷于患处。每次可数小时甚至1天。

（2）热水浸浴。将患部置于热水（水温约40 ℃）中浸泡。可在水中加入少量盐、硫酸镁等，以加强疗效。每日1～3次，每次20～30 min。

（3）石蜡疗法。将医用石蜡隔水融解成液态，根据治疗部位的需要，选用蜡饼法（盘法）、浸蜡法或刷蜡法进行治疗。

①蜡饼法。将蜡液置于浅盘中冷却成蜡壳后敷于患处。适用于躯干和四肢部位的损伤。盘的尺寸可根据损伤部位的大小选择。

②浸蜡法。待蜡液冷却至60 ℃左右时，将患部直接浸泡于蜡液中，使蜡液在体表形成一层薄薄的蜡膜，然后迅速取出，冷却片刻后再浸入蜡液，反复数次，直至蜡膜增厚成厚度为0.5～1 cm的蜡壳即可。适用于手、足部位损伤的中后期。

③刷蜡法。将冷却至60 ℃左右的蜡液用排笔刷在患部，形成1～2 cm厚的蜡壳即

可。适用于四肢关节部位损伤中后期。

上述蜡疗方法每次治疗 30 ~ 40 min，每日或隔日 1 次。注意在制成蜡饼或蜡壳后应用厚棉垫包裹保温，以维持较长时间的热效应。

（4）中草药熏洗。方法详见中药治疗。此方法适用于各种损伤中后期的治疗。

3. 手法治疗

手法治疗是我国中医伤科治疗传统疗法。目前在国外，手法治疗也是运动损伤常用处理手段，包括软组织松动术、关节松动术等。

4. 理疗仪器治疗

理疗仪器治疗包括电疗法、超声波疗法、光疗法、磁疗法、牵引疗法等。目前有许多便携式理疗仪器，一些带电脑的治疗仪也内置有许多治疗处方。治疗时应在医生的指导下根据损伤部位及伤情恰当选用。每种理疗仪器都应注意其禁忌使用的范围。

二、药物疗法

药物疗法是利用内服或外用药物达到治疗伤病目的的医学处理方法。药物治疗可单独使用，也可与其他方法配合使用。目前国内医学界普遍采用中、西药结合的方法治疗运动创伤，取得良好的疗效。随着医药事业的不断发展，新药的研发和剂型的更新换代亦较为频繁，以下介绍的是目前运动创伤临床一般常用的药物。需要指出的是，任何药物都有严格的适用范围，且大多数药物都具有不同程度的毒副作用，因此，药物的使用应在医生的指导下进行。

（一）西药

1. 内服药

西药内服药主要为非甾体类消炎镇痛剂，目前临床上使用较多的是芬必得、布洛芬、扶他林等缓释剂型的消炎镇痛药，广泛应用于治疗创伤引起的慢性无菌性炎症和缓解疼痛。但需要注意的是上述药物有一定副作用，不宜长时间服用。

2. 外用药

一般常用的有外用皮肤消毒剂和外用消炎镇痛剂。

（1）外用皮肤消毒剂。

① 红药水（2%红汞）。具有较好的抑菌作用，用于黏膜的消毒和皮肤擦伤的处理。

② 碘酒（2%碘酊）。具有较好的杀菌作用，但对伤口有较强的刺激作用。常用于皮肤的消毒和小面积擦伤的处理。

③ 0.1%新洁尔灭溶液。无色无刺激，可用于面部擦伤的处理。

④ 75%酒精。用于伤口周围皮肤的消毒。

⑤ 生理盐水（0.9%氯化钠）。常用于伤口的清洁。

⑥ 0.1%雷佛奴尔液。具有较强的抑菌和杀菌作用，常用于感染伤口的处理。

（2）外用消炎镇痛剂。

外用消炎镇痛剂主要成分为非甾体类消炎镇痛类药物，采用一定的渗透技术，使其达到较深的治疗部位。代表药物有扶他林乳胶剂、芬必得软膏、曼秀雷敦摩擦膏等。

3. 注射剂

用于运动创伤的西药注射剂主要有肾上腺皮质激素类及麻醉类药物。

（1）肾上腺皮质激素类。此类药物具有抗炎、抗过敏和免疫抑制作用，运动创伤治疗主要利用其抗炎作用。目前临床常用的药物有：强的松龙、地塞米松、确炎舒松－A等。一般与1%～2%的普鲁卡因混合痛点注射即所谓的封闭，用于治疗创伤性滑囊炎、腱鞘炎、肌肉筋膜炎、肌肉拉伤、脂肪垫损伤等。由于此类药物有使组织脆性增加的作用，因而不宜直接将其注射于肌腱或韧带内，同一部位也不宜连续使用2次以上，以免引起组织断裂。另外，此药还能使关节软骨的变性加重，故患髌骨软骨病、足球踝、投掷肘的患者须慎用。

（2）麻醉类。主要药物有1%利多卡因和1%～2%普鲁卡因。此类药物具有麻醉止痛、扩大药物弥散范围的作用，可用于运动创伤的检查和治疗。单纯使用上述药物，常用于比赛前的临时止痛或损伤的鉴别诊断检查。与肾上腺皮质激素类、维生素 B_{12} 等药物混合使用，除镇痛外，还具有扩大药物作用范围的作用。

（3）其他药物。透明质酸钠及爱维治注射液关节腔内注射，可以有效保护关节软骨，治疗骨性关节炎。透明质酸酶能暂时降低细胞间质黏性，使注入药物易于扩散和吸收，具有消肿和消炎作用。该药也能有效防止组织粘连，常用来作为局部注射的辅助用药。

（二）中药

中药治疗是我国传统医学宝库中具有独特疗效的医学处理方法。中药疗法经过了数千年历史的积淀、继承和创新，不仅形成了一套完整的中医治疗学理论体系，而且在方剂组成和剂型改善方面都有了很大的发展。目前，中药在运动创伤临床的使用已非常普遍。中药治疗，特别是中、西药结合治疗，具有十分广阔的应用前景。

1. 内服药

治疗损伤的常用传统汤剂有：桃红四物汤、定痛和血汤、舒筋活血汤、活血止痛汤、八珍汤等。中药汤剂注重辨证施治，组方常因人、因病、因时而有所区别。药味和剂量针对损伤的性质、具体部位和病情可随症加减。

中成药有散、片、胶囊、丸、酊等剂型。常用于损伤治疗的有：云南白药，术桂散，三七伤药片，龙血蝎胶囊，大、小活络丸，壮骨关节丸，赤雹酊，等等。

2. 外用药

选用具有活血化瘀、消肿止痛、软坚散结等作用的中草药，制成一定的剂型，外用于伤部。

（1）揉擦剂。多为由中药调制成的酊剂、油剂、粉剂或凡士林油膏。常用的有展筋丹、椒盐酒、舒活酒、消肿止痛酊、新伤药水、活络油、红花油、正骨水、豆蔻膏等。可直接涂擦于患部，也可作为按摩介质使用。

（2）外敷剂。常用有糊剂、膏药和干敷剂。糊剂是将中草药粉碎研磨后，加蜂蜜、水或白酒等调制成糊状，直接外敷于患部。目前国内运动界广泛使用的外敷糊剂，是由我国著名的中医运动创伤学专家郑怀贤教授组方的系列外敷伤药。除此之外，渗透药酒、

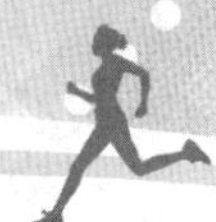

化骨药、消肿敷药等也有较好的疗效。干敷剂是用现代科学方法，经特殊加工制成，将其直接敷于患部后，利用自身的温度产生热效应，达到治疗效果，又称自加热干敷剂。常用有坎离砂等。膏药市售的品种较多，可根据病情选用。常用的有 701 跌打镇痛膏、麝香风湿止痛膏、伤湿止痛膏、新伤药膏等。

（3）熏洗剂。将中草药放置于水中煮沸，先熏后洗患部，多用于四肢关节和软组织损伤的中、后期。常用的有伸筋活血洗方、海桐皮熏洗药、关节洗药等。可根据受伤部位和性质选用不同组方的熏洗药物。

3. **注射药**

注射药均为中药提取液，多用于局部注射。创伤临床常用的主要有复方当归注射液、野木瓜注射液、雪莲注射液、复方川芎注射液等。

三、中医传统疗法

中国传统医学治疗手段通常指中医中药、针灸、拔罐及推拿疗法。由于其疗效显著、费用低廉，且副作用少，尤其受广大体育界人士的青睐。目前已广泛应用于运动创伤的临床治疗。鉴于有关中药的内容在上文已做介绍，以下主要介绍针灸、推拿和拔罐疗法。

1. **针灸疗法**

针灸疗法是我国医学的瑰宝之一。针刺法和灸法是两种不同的治疗方法。针刺法是利用特制金属针，刺入身体的一定部位（穴位），达到医治疾病目的的处理方法。灸法则是用艾柱或艾条，点燃后熏烤穴位，用以治疗疾病的方法。针和灸可单独使用，也可结合使用。

2. **推拿疗法**

推拿是指医者以手或运用专门的手法，作用于患者身体的一定部位，达到治疗伤病目的的医学处理方法。推拿又称按摩，是中国传统医学的重要组成部分，也是目前治疗运动创伤的常用手段之一。

3. **拔罐疗法**

拔罐疗法是利用火的燃烧造成罐内负压，使之吸附于腧穴或应拔部位的体表达到治病作用的治疗方法。常用的火罐有玻璃罐、瓷罐和竹罐。将竹罐浸泡在中草药中经熏蒸和煮沸后再使用，称为“药罐”。拔罐应根据治疗部位选择适宜的火罐和拔罐方法。

第五节　开放性和闭合性软组织损伤处理

在体育教学与训练中，软组织损伤最为常见。根据伤口是否与外界相通分为开放性软组织损伤和闭合性软组织损伤。学习并掌握开放性和闭合性软组织损伤的处理原则和方法，对于伤员的预后和运动能力的恢复具有重要意义。

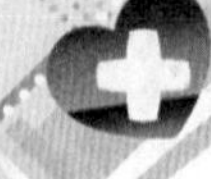

一、开放性软组织损伤

开放性软组织损伤是指皮肤或黏膜的完整性受到破坏，伤口与外界相通的软组织损伤。运动中开放性软组织损伤一般可分为擦伤、刺伤、切伤和撕裂伤几种类型。损伤后，轻者，如擦伤，仅皮肤表层损伤；重者，如撕裂伤，不仅皮下组织撕裂，还可能引起该处的肌肉、肌腱、神经、血管等组织出现合并损伤。开放性损伤的伤口不但有出血和渗液，而且与外界相通，容易造成感染。因此，开放性软组织损伤的处理原则应以止血、清洁并保护伤口、预防和治疗感染为主。

（一）擦伤

擦伤是指身体与粗糙的物体相互摩擦所引起的皮肤表层的损伤。运动中多为跌倒时身体与粗糙的地面相撞，或身体与器械、服装摩擦所致。擦伤时皮肤表层剥脱，创面见点状渗血、渗液。若身体某部在裸露的情况下，被不洁的物体擦伤，伤口处还可能黏附有灰沙、泥土等不洁物，易发生感染。感染的伤口创面可见脓性分泌物，或形成脓痂覆盖在创面。

1. 处理方法

根据擦伤所在的部位、面积大小与深浅，以及伤口是否被污染等情况，处理的方法有所不同。伤口面积小而浅且无污染时，用生理盐水清洁伤处后，可直接涂上皮肤外用消毒剂，如2%红汞、2%碘酊或0.1%新洁尔灭液等。伤口面积大而深且有污染时，应上医院处理，清洗伤口后用凡士林纱条或0.1%的雷佛奴尔湿敷包扎。

2. 注意事项

除关节部位外，一般小而浅的擦伤尽可能用暴露疗法，以利于创面的干燥结痂和愈合。而关节部位由于经常活动易致伤口燥裂，为避免继发关节内感染，擦伤时最好不要使用暴露疗法。避免红汞与碘酊同时使用，面部擦伤最好用0.1%新洁尔灭液，以免因使用红汞、碘酒等药物致面部遗留色素沉着。

（二）刺伤、切伤和裂伤

刺伤是指尖锐细物刺穿皮肤及皮下组织器官的损伤。如击剑、标枪、飞镖等可在运动中发生刺伤。刺伤特点是伤口小而深，可引起深部组织器官的损伤。若被不洁的利器刺入，易合并细菌的感染，而其中以破伤风杆菌的感染对人体生命安全的威胁最大。

切伤是指被利器切割所引起的皮肤和皮下组织的损伤。如武术双人对练时可引起刀切伤。切伤特点是伤口规则且呈直线，出血多。若暴力作用大，切口深，可伤及皮下的肌肉、肌腱、神经、血管等组织，甚至引起骨折。

裂伤是指身体某部受到钝性暴力作用所引起的皮肤和皮下组织的撕裂伤。裂伤多见于身体相互接触的球类运动或器械运动，如篮球、足球运动中发生的眉弓、头皮或小腿撕裂伤，裂伤中以头部裂伤最多见（占61%），眉弓、颧弓、下颌、小腿等都是常见裂伤的部位。裂伤特点是伤口边缘多不整齐，创面皮开肉绽，出血多，组织破坏较严重。

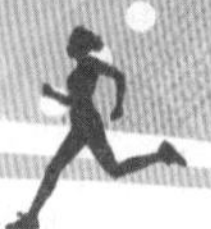

1. **处理方法**

伤口小、污染轻的切伤和裂伤，先用碘酒和 75% 的酒精给伤口周围皮肤消毒，用生理盐水清洁创面后，再用创可贴包扎。伤口大而深、出血严重时，应采用间接指压法或止血带法在现场先紧急止血，同时用消毒敷料覆盖伤口，加压包扎后，送医院进行清创、止血、缝合等处理。

刺伤由于创面小而深，其创口很快被血凝块封合，一般在常规消毒伤口及伤口周围后，用消毒敷料覆盖伤口，再加压包扎。伤员应在 24 h 内常规注射破伤风抗毒素以预防有可能引起的破伤风感染。必要时还需要口服或注射抗生素以预防细菌感染。

2. **注意事项**

无论刺伤、切伤或裂伤，若患者出血多或伴有休克时，都应先紧急止血或采取抗休克措施，然后再处理伤口。凡被刺入或切割深者，应注意仔细检查伤处，以确定有无合并神经、血管、肌腱损伤。无论有无合并损伤，凡伤情严重者，应立即送往医院进行诊治。被不洁利器切割或裂伤伤口疑有污染时，也要预防破伤风杆菌感染。

二、闭合性软组织损伤

闭合性软组织损伤是指皮肤或黏膜的完整性未被破坏，伤口与外界不相通的软组织损伤。在体育教学和运动训练中发生的损伤，大多数属于闭合性软组织损伤，约占运动损伤总例次的70%。常见有挫伤、肌肉拉伤、关节韧带损伤、滑囊炎、滑膜炎、腱鞘炎、肌腱腱炎和腱围炎等。

（一）急性损伤

急性损伤大多是由一次过大的直接或间接暴力所引起的组织损害。其临床表现特点为发病急、病程短，病理变化和症状反应明显。根据急性软组织损伤的病情发展过程，可将其处理分为早期、中期、后期三个阶段。

1. **早期**

早期即急性炎症阶段，通常指伤后 24 ~ 72 h 以内。主要病理表现为组织出血和局部的急性炎症反应。临床表现为患处出现红、肿胀、发热、疼痛和功能障碍的局部症状。此期处理原则是止血、防肿、镇痛、制动和减轻炎症反应。处理方法是立即采用 PRICE 措施。如仍明显疼痛则可每隔 2 ~ 4 h 冰敷一次（15 ~ 30 min），48 h 后一般可采用冷热交替治疗。一般 24 ~ 48 h 后可移除加压包扎的绷带，改用保护支持带限制某些方向的运动。

早期除采用 PRICE 措施外，若伤员疼痛剧烈，必要时可口服非甾体类消炎止痛药物，或可通过针刺或点掐有关穴位诱导止痛。另外，郑氏新伤药属于中药糊剂，可外敷伤部后加压包扎，此药具有止血、防肿和止痛的功效。云南白药具有止血、止痛的作用，也可应用于早期。

2. **中期**

中期即再生修复阶段，又称恢复期，通常指伤后的 24 ~ 72 h 以后至第 2 ~ 6 周。此时患部出血停止，损伤所引起的急性炎症反应逐渐消退，但伤处依然存在淤血、疼痛和肿胀。此时肉芽组织开始形成，损伤组织进入完全再生或不完全再生的修复阶段。此期处理原则是改善伤部的血液和淋巴循环，促进组织的新陈代谢，使淤血、渗出液尽快吸收，加速损伤组织的完全再生，减少瘢痕修复，防止粘连形成。处理方法一般多采用综合性的治疗措施，包括热疗、电疗、离子导入、按摩、针灸及活血生新中药等，同时此期即应积极开始康复锻炼。

3. **后期**

后期即重塑阶段，又称功能期，通常在伤后 2 ~ 3 周或 1 ~ 2 个月后进入此期。此时损伤局部的肿痛已基本消失，但功能尚未完全恢复正常。主要表现为患部软弱无力，肌肉的力量、肌腱和韧带的柔韧性、关节的活动度等都尚未恢复到伤前水平，伤处还可能因疤痕修复或组织粘连出现功能受限。此期处理原则是促进损伤痊愈，恢复并增强患部的肌肉力量和关节的正常功能。处理方法以功能锻炼为主，辅以药物、按摩、理疗等综合治疗方法。

后期的处理方法基本与中期相同。中药的外用药多选用郑氏旧伤药外敷、海桐皮洗剂熏洗患处等。按摩对于消除组织的粘连有较好的疗效，手法应以柔和揉捏为主，配合分筋、弹拨、运拉等。蜡疗、水疗等理疗结合按摩和功能练习具有软化疤痕、松解粘连的功效。

（二）慢性损伤

慢性损伤多由急性损伤久治不愈迁延而成，或因局部长期负荷过重，组织细微损伤积累所致。前者为陈旧性损伤，后者又称劳损。慢性损伤早期多无自觉症状，或仅有酸困不适感，故常被患者忽视。待出现疼痛、组织肥厚、变硬等征象，病情已进入中期。晚期则因损伤局部血管损害严重，除疼痛加重外，还会出现局部发凉、温度下降等症状。

慢性损伤的处理原则主要是改善伤部血液循环，促进组织的新陈代谢，合理安排局部负荷量。处理方法基本与急性闭合性软组织损伤的中、后期相同。

第六节　伤后康复训练

运动损伤康复目标是促进损伤组织愈合，让伤者恢复理想的活动水平，尽早地重返赛场，并保持和重新获得更加优异的运动成绩。常用康复的手段包括物理疗法、传统中医疗法、康复训练、石膏矫正、粘膏保护支持带及各种支具等，其中伤后康复训练是指在损伤后所进行的以促进损伤组织结构和功能恢复为主要目的的运动练习和功能锻炼。

一、伤后康复训练的意义

一是促进损伤组织结构愈合，提高愈合质量和促进功能恢复。损伤后的出血和渗液

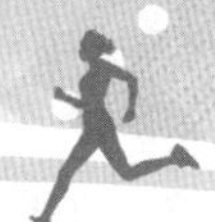

容易使相邻组织发生粘连，伤部的制动或因固定引起的局部废用又可导致肌腱、韧带或关节囊的挛缩和肌肉的萎缩，运动可以防止组织粘连，避免因挛缩引起的关节僵硬、活动幅度减小，以及肌肉力量和伸展性下降。功能锻炼还能保持伤部神经、肌肉适当的紧张度，减轻废用程度。运动不仅通过改善伤部的血液循环促进损伤组织的修复，而且对受伤组织实施合理的压力刺激也能加快加强伤处愈合，提高在愈合过程中形成的机体组织的质量，提高损伤组织对运动的适应性，促使运动员最终更早重返训练。

二是防止“停训综合征”。参与系统训练的运动员因伤病突然停止运动，在大脑皮层原来所形成的各种条件反射联系及动力定型会遭到一定程度的破坏，致使伤员出现一些身体机能紊乱的现象，诸如头晕、失眠、心悸、食欲减退、记忆力和注意力下降等，严重者会发生心律不齐等征象。由于这些由停止系统训练所引起的一系列临床表现涉及多个系统，故被称之为“停训症候群”或“停训综合征”。而伤后进行适当的体育锻炼，可以预防有可能发生的“停训症候群”。

三是康复训练可防止因伤停训而增加体重。这对于那些需要控制体重的体操、技巧等专项运动员，或者按体重划分比赛级别的摔跤、柔道等项目的运动员来说具有重要意义。

二、伤后康复训练评估内容

伤后康复训练评估内容一般包括关节活动度、柔韧性，肌力（力量、耐力和爆发力），本体感觉、平衡稳定性（包括核心肌群），神经肌肉功能及运动专项能力评估（参见配套教材《运动医学实验指导》）。

三、伤后康复训练内容

1. 健康教育

损伤患者应了解以下内容：导致损伤的原因；损伤后的理想结果和可能后果；损伤后不同时期的功能限制；正确技术动作；日常姿势（避开疼痛位置）；损伤防护及注意事项（包括防止再伤）；等等。

2. 恢复关节活动度、柔韧性

创伤后的康复训练应以恢复关节活动度为优先，只有伤处所涉及的关节能够进行正常的、无痛的、全范围的活动之后，受伤部位的肌肉力量和耐力才有可能完全恢复。关节活动度练习可采用被动、助力和主动形式的活动，其中助力活动可通过利用健肢、棍棒、绳索、滑轮装置等协助患肢完成。肩关节摆动练习即是一个以被动活动为主、辅以主动活动的例子。柔韧性练习通常在伤后中期、后期进行，采用静力牵伸和本体感觉神经肌肉易化技术（PNF）牵伸。肌肉牵伸时既要注意单个肌肉牵伸，又要注意复合牵伸（对角线模式牵伸）。

3. 恢复肌力

肌肉力量的下降和肌肉萎缩是损伤后患者所面临的最常见的问题。因此，在不影响损伤组织愈合的前提下，应通过必要的练习方法尽可能保持肌肉的适度活动，以提高肌肉的张力和应激性。伤后的肌力训练可按先助力活动，后主动活动、抗阻活动依次进行。当受伤肌力在 2 级以下时，一般选用助力活动。当肌力达到 3 级时可进行关节全范围的主动活动，肌力达到 4 级时则可按渐进的抗阻训练原则进行康复训练。练习顺序安排应由静力练习过渡到动力练习，由被动练习过渡到主动练习，由不负重/不抗阻练习过渡到负重/抗阻练习，由周期性练习过渡到非周期性练习。康复肌力练习内容在安排上应注意：既要单个肌肉锻炼，又要多肌肉协同神经肌肉练习（如采用对角线模式 PNF 练习）；既要开链练习（即近端固定，远端肢体可自由活动，可仅某一个关节或肌肉活动），又要闭链练习（即远端相对固定，只能多关节或多肌群同时协调运动）；既要向心收缩练习，又要离心收缩练习；同时还需注意动作速度，避免憋气和替代动作。

4．恢复平衡和本体感觉

任何损伤都有可能影响患者的本体感觉功能，从而影响身体的协调性。神经肌肉协调性的恢复是伤员重返运动场的重要前提条件之一。如踝关节损伤的患者在返回训练之前，宜先进行睁眼的单脚（患足）站立平衡训练，然后进行闭眼的单脚站立平衡训练；患有膝关节损伤的球类运动员在重返赛场前，必须进行有球的各种变向活动，以达到恢复协调性的目的。通常下肢本体感觉、灵敏性康复练习主要方式有：单脚平衡站立（睁眼、闭眼）、平衡板练习、变向走和跑（前向、后向、侧向、交叉，含不同方式走，如脚跟碰脚尖走、足跟走、足尖走）、变向双脚和单脚跳、变速跑（慢速到全速，加速、减速再加速）等。上肢本体感觉、灵敏性康复练习主要方式有：利用悬吊进行肩关节不同方向的动力性练习、不同体位时双手接球、抛球练习等。

5．重返赛场前恢复专项运动能力

没有接受渐进性功能训练和专项运动能力康复，重返赛场，突然承受大负荷时通常又易引发损伤。因此，重返赛场前还应根据运动项目特征进行渐进性恢复功能性运动和专项运动能力，如需爆发力项目应进行牵伸—缩短练习，即快速的离心收缩与向心收缩转换练习，又称超等长练习（Plyometric Training），每周 2 次；需灵敏性练习项目应进行“Z”字跑、“8”字跑、单足固定后身体变向练习等。

另外为避免再伤，康复后期及在重返赛场前需注意整体动力链恢复。大多数部位的损伤皆需注意加强躯干核心稳定性练习。

6．保持心肺耐力

在康复训练过程中，应进行必要的有氧训练，以尽可能地保持原有的体能状态，有助于缩短康复的进程。如上肢损伤时可用下肢步行、慢跑、爬楼梯、蹬固定自行车等；下肢损伤则可选择游泳、划船、手摇功率车等练习。

四、伤后康复目标、康复训练计划制订原则和安排

1．伤后康复目标

一般包括控制肿胀，控制疼痛，改善血液循环，恢复关节运动幅度，恢复肌肉力量、肌肉耐力和爆发力，重新建立神经肌肉控制，恢复姿势控制和稳定性，保持心肺耐力，

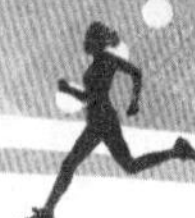

最终达到身体机能和功能完全恢复，并防止运动后再次受伤。

2. 康复训练计划制订原则

康复训练计划制订首先需了解：① 该损伤修复的病理过程，以免不恰当地过早干预。② 该损伤的生物力学机制，以避免或减少受伤动作而影响修复。③ 运动链的状况，以免仅关注局部，而忽视了整体的康复。如下腰痛可影响下肢的运动，而下肢的问题也可引发下腰痛。所谓运动链是指人体若干环节通过关节按一定顺序连接而成的、具有相互协同功能完成某一动作的运动系统。④ 运动损伤康复的心理因素和特征，以增强康复信心。⑤ 能够使用的所有运动康复和治疗的工具，以便根据个人需要，合理选择康复手段。然后根据受伤后的功能评估情况，制订相应的康复计划和锻炼方法。

康复训练计划制订同样需符合体育锻炼身体基本原则，即运动效果的特异性原则、超负荷原则、循序渐进原则、运动效果的可逆性原则等。在具体实施时应按照伤后的不同病理阶段，确立康复目标，选择适宜的功能练习方法。总体上应先恢复一般功能，然后对伤员所从事运动专项的相关素质进行重点恢复。

3. 急性损伤康复训练安排

（1）急性炎症期。康复目标为防止进一步损伤，控制疼痛，限制肿胀，最大限度地减少功能的丧失。通常在炎症得到控制之前，不宜开始康复训练。一旦疼痛和肿胀开始减轻，即可进行轻缓的无痛范围和方向的关节活动度练习和肌肉的静力性等长收缩练习。

（2）恢复期。康复目标为促进创伤愈合，强调增加关节活动度、肌力和肌肉耐力、神经肌肉功能。从此期开始应积极进行康复锻炼，包括采用关节活动度练习，采用开链或闭链等张练习增进肌肉力量，进行神经肌肉康复练习强化本体感觉和平衡，进行各种有氧运动以保持或恢复心肺耐力。

（3）功能期。康复目的为进一步恢复肌肉、韧带的功能及耐受负荷的能力，逐渐过渡到专项技能练习，全面恢复身体的各项素质和运动专项所要求的运动技能，包括整个动力链的功能训练，重建肌力平衡，使伤员尽快重返赛场。练习手段除继续采用静力或PNF牵伸及渐进的抗阻力量练习外，还应同时进行协调性和本体感觉功能的训练，强调离心力量练习、牵伸—缩短练习，以及专项运动技能的训练。

4. 慢性运动损伤的康复训练安排

（1）运动训练的安排。

可根据创伤性质、症状情况、伤后的恢复特点及项目的技术要求进行训练和负荷安排。例如肩关节撞击综合征，仅做某一特定动作时才痛，而准备活动后不痛者，可在使用保护支持带下正常训练；平时痛准备活动时不痛者应该减量训练；准备活动后也痛者应局部停训。

（2）训练内容的安排。

① 纠正错误动作的练习。如“投掷肘”多是由于错误的投标枪动作引起的，伤后应强调纠正投枪时的“出枪动作”，改为前臂旋前、屈腕、屈肘出枪，以防肘在投枪时的过伸和过度外展。

② 改变技术动作发展代偿功能的练习。如投掷肘，肘已不能伸直者，应改变训练内容，重点发展前臂、肩、腰、腹及膝的爆发力，这样常常能够继续提高运动成绩，减轻

伤痛。腰椎峡不连或椎体缘离断症的运动员，应减少腰部的过度后伸的训练动作，发展肩、上胸及髋关节的代偿作用，体操、投掷及排球运动员既可较好地完成“下腰”“扣球”及“反弓投枪动作”，也可以减轻伤痛。

③ 加强伤部肌力的练习。如投掷、体操及排球等运动员易发生肩峰撞击综合征，伤后肩不能用力。加强肩袖肌的肌力练习可消除症状继续训练。

④ 消除粘连，改善局部血液循环的练习。如跟腱腱围炎的晚期，腱围和腱粘连较紧，较好的康复方法是全脚掌着地慢跑，由 100 m 渐增至每日跑 2 000 m，粘连多被拉长而症状消失。

⑤ 改善关节活动的训练。影响关节活动的原因除骨性阻挡外，主要是由于关节内粘连、关节囊、韧带与肌肉挛缩所致。前者多需被动运动及推拿解决，而肌肉的挛缩则需牵伸练习将肌肉拉长。

⑥ 肌力协调性的训练。主动肌和拮抗肌力量比例失调，易引起肌肉损伤。如大腿后部腘绳肌拉伤，常由于训练时只注意股四头肌力量的训练，忽略了腘绳肌的训练，致使比例失调，因此伤后应注意有计划协调性地进行训练。

⑦ 矫正畸形的练习。射击、射箭运动员易发生脊柱姿势性侧弯，继发腰痛，影响训练及成绩，发生后应根据项目和侧弯方向的不同拟定矫正练习方案。

五、伤后康复训练需要注意的问题

1. 尽量保持全身和未伤部位的训练

损伤的早期或因伤情需要必须对患部进行制动时，未伤部位和全身应尽可能保持一定的活动，以避免因停训引起身体机能和健康状况的下降，影响损伤组织的修复。如上肢损伤可练下肢；左侧肢体损伤可练右侧；无法站立的患者可进行卧位练习或在助力下进行练习；某一关节受限时可进行相邻关节的活动等。康复训练的运动量尤其要安排适当，注意不要把患肢的负担量加在健肢上，避免健肢因过度使用引起劳损。

2. 负荷安排要循序渐进

运动负荷安排注意从小负荷开始，不要导致加剧或恶化受伤症状，如果伤处肿胀增加、疼痛增加、力量减少、关节活动幅度减少、韧带松弛增加，这都说明负荷过大。

3. 注意整体康复

在功能康复训练阶段要注意伤部整个动力链系统的康复。通过动作功能评定并与健侧对比找出存在的薄弱环节及时予以纠正，预防再伤。

4. 加强伤后训练的医务监督和防护

伤后训练前要做好充分的准备活动，特别是患伤部位的准备活动尤其要做充分。合理使用保护支持带，如各种弹力护具、粘膏支持带、支具等，以增强患部的防护能力和关节的稳定性能，避免再次受伤。注意观察伤部在训练后的反应，根据情况及时调整运动量或改变训练内容。加强训练前后的按摩和自我按摩，或在练习后进行有助于患部康复的物理治疗。

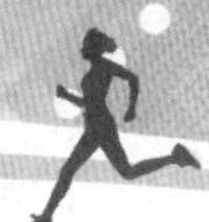

第八章　常见运动损伤防治

运动中常见的损伤为骨骼肌急性损伤、关节韧带扭伤以及各种劳损性病变。熟悉体育运动中一些常见伤病的现场处理、伤后康复训练及预防措施对体育教学和训练具有重要意义。

第一节　肌肉及其附属结构损伤

肌肉及其附属结构损伤是运动中较常见的损伤。肌肉附属结构通常包括筋膜及覆盖于肌腱表面的腱围、包裹肌腱的腱鞘，以及位于肌肉或肌腱周围的滑囊、籽骨。在运动过程中，这些结构既可发生急性创伤，也可发生劳损。本节主要介绍骨骼肌急性损伤、肌腱损伤、肌腱腱鞘炎和损伤性滑囊炎。

一、骨骼肌急性损伤

骨骼肌急性损伤主要包括肌肉挫伤和肌肉拉伤，是体育运动中常见的损伤，占所有运动损伤的10%～30%，但由于伤后大多不影响日常生活，伤者往往忽视了对其处理，过早恢复运动，以致造成不良后果。

（一）解剖生理、生物力学机制

人体肌肉众多，形状各异，但基本结构相似，由肌腹和肌腱两部分构成。整个肌腹外包有结缔组织形成的肌外膜。肌外膜发出纤维性间隔进入肌腹将其分隔形成较小的肌束，包被肌束的结缔组织称肌束膜。肌束则由众多具有收缩能力的肌纤维构成，每个肌纤维外又包有一层薄结缔组织膜，即肌内膜。骨骼肌含丰富的血管，运动时由于血管开放、血流量大，一旦损伤往往出血较多，易造成血肿。如肌外膜无损伤，可发生肌肉内出血；如连带肌外膜受损，血液则从肌肉内外溢，形成肌肉间出血，在伤后1～2天后伤部远端皮肤可呈现淤紫。一般肌肉内出血需较长时间康复。

肌纤维按组织学和生理特征可分为Ⅰ型（红肌或慢肌纤维）和Ⅱ型（白肌或快肌纤维）肌纤维。Ⅰ型肌纤维富含线粒体及肌红蛋白，但肌原纤维较少，以脂肪为主要能源进行有氧代谢，对低强度运动反应较好，耐受疲劳的能力较强。Ⅱ型肌纤维线粒体及肌红蛋白含量较少，但肌原纤维较多，以糖为主要能源，进行无氧代谢，对高强度、爆发力运动反应较好，但容易疲劳。通常人体肌肉都是由混合型肌纤维组成，但快肌纤维含量高的多关节肌在运动中存在较大的损伤风险。肌肉急性损伤既可由直接暴力引起肌肉挫伤，也可由间接暴力引起肌肉拉伤。

1. 肌肉挫伤

挫伤是指人体某部位遭受钝性暴力作用而引起该处及其深部组织的闭合性损伤。常由于接触性项目中碰撞或踢打所致。轻者仅伤及皮肤及皮下组织，重者可伤及深部的肌肉、骨、内脏或脑组织等。肌肉挫伤指局部受到钝性物体的直接撞击致肌肉损伤，好发于股四头肌、胫骨前肌和腓肠肌。损伤部位多位于靠近骨的深部肌组织，但也可发生于较浅表的肌肉组织。

2. 肌肉拉伤

肌肉拉伤是指肌肉主动强烈收缩或被动拉长超过了肌肉的承载能力造成肌纤维或/和结缔组织的断裂。肌肉拉伤多发生在跑跳等爆发力项目，致伤动作主要是运动中突然减速、加速、急停、变向，尤其是加速、减速（向心收缩、离心收缩）迅速转换。准备活动不足、身体疲劳、技术动作错误、气温过低、湿度过高等外因，以及肌肉的柔韧性不足、力量差或肌力不平衡等内因皆是肌肉拉伤的重要诱因。当肌肉极度离心收缩或被动过度拉长，尤其肌肉被动不足时，超过了肌肉所能伸展的限度即会造成肌肉拉伤，此时拉伤部位多位于近端肌腹/肌腱交界或腱止点；另外，当肌肉强烈向心收缩，尤其肌肉主动不足时，超过了肌肉允许的抗张强度也可致肌肉拉伤，此时拉伤部位多位于肌腹或远端肌腹/肌腱交界。拉伤的肌肉多为快肌纤维比例高的多关节肌群，如腘绳肌、股内收肌。根据肌肉断裂程度，肌肉拉伤可分为三度：

（1）轻度（Ⅰ度）肌肉拉伤。仅有很少肌纤维撕裂，没有或仅有少量的力量下降和活动受限，不过主动收缩或被动牵伸时会有轻度疼痛或不适感，但是轻微的肌肉拉伤也可能使运动员感到很痛苦。

（2）中度（Ⅱ度）肌肉拉伤。肌肉有撕裂，但没有完全断裂，肌力明显下降。肌肉收缩时疼痛明显。

（3）重度（Ⅲ度）肌肉拉伤。肌肉完全断裂，功能完全丧失。

（二）征象

明显的挫伤史或肌肉拉伤史，伤后局部疼痛、肿胀、皮下淤血和压痛；肌肉拉伤时患者自觉伤处有被击打了一下似的感觉或有剧痛（近端拉伤多引起剧痛，远端拉伤通常疼痛较轻，有时疼痛次日才较明显）；肌肉主动收缩或被动拉长时疼痛加重。检查：活动受限，肌肉抗阻试验阳性（疼痛或肌力减弱）。如肌肉完全断裂则当时可闻及响声，剧痛，断裂处凹陷，肌腹形成肿瘤样畸形或收缩时形态异常。常见肌肉挫伤和肌肉拉伤有以下几种。

1. 股四头肌挫伤

股四头肌挫伤多见于足球、篮球、摔跤等身体对抗项目。大腿撞伤后局部疼痛、肿胀、僵硬、跛行。膝关节活动度检查，如膝主动活动度小于90°，多为肌肉内出血，严重者膝主动活动度小于45°，不能行走。

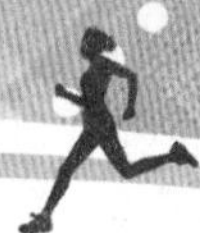

2. **股直肌拉伤**

股直肌拉伤多见于短跑、足球、跳跃等速度项目。致伤动作主要为剧烈的屈髋伸膝，如正脚背踢球。损伤多位于肌腹或远端肌腹/肌腱交界。表现为局部撕裂感或闪痛、肿胀、跛行，如俯卧膝屈幅度大于90°多为轻度拉伤，小于90°多为中度拉伤，小于45°多为重度拉伤。

3. **大腿后肌群拉伤**

大腿后肌群又称腘绳肌，由股二头肌、半腱肌和半膜肌组成。多见于需要突然加速奔跑的运动项目（如短跑、跨栏和足球）。损伤动作主要是髋关节极度屈曲时膝关节猛烈伸展，如冲刺或正脚背踢球动作，或是剧烈的屈膝伸髋，如后蹬、踏跳动作。损伤多位于近端肌腹/肌腱交界或腱止点。表现为局部剧痛，被迫终止活动，肌力下降，无法快速跑步。

4. **大腿内收肌拉伤**

大腿内收肌群位于大腿内侧，包括浅层的耻骨肌、长收肌和股薄肌及深层的短收肌和大收肌。多见于足球、短跑、骑马、体操、健美操、武术、跨栏等专项训练。致伤动作常见为髋关节过度外展外旋，如足球中的断球动作，或是大腿猛烈内收，如脚背内侧踢球。损伤部位多见于耻骨的腱止点或近端肌腹肌腱交界。表现为腹股沟处突然剧痛或闪痛，活动后疼痛明显，伤后2～3天局部肿胀，青紫，抗阻试验阳性。

5. **小腿三头肌拉伤**

小腿三头肌拉伤多见于跳跃和速度为主的运动项目，如网球、足球、羽毛球、篮球、排球、跨栏、中短跑等。致伤动作常为膝伸直、踝过度背屈的同时突然踝关节猛烈跖屈，如小腿后蹬发力。损伤部位多位于腓肠肌内侧头肌腹或远端肌腹/肌腱交界。伤后突感局部有球或物体击打样闪痛，局部肿胀、压痛，不能用脚尖行走。

6. **髂腰肌拉伤**

髂腰肌拉伤多见于足球、跳高、跨栏和划船等项目。致伤动作主要为猛烈屈髋时突遇阻力。损伤多位于远端肌腹/肌腱交界。表现为腹股沟处疼痛，屈髋活动诱发疼痛，肿胀，抗阻试验阳性。

7. **腹直肌拉伤**

腹直肌拉伤多见于网球、举重、足球和划船等项目。致伤动作主要为强烈挺腹/收腹动作，如足球射门、网球发球等。损伤多位于远端肌腹/肌腱交界。表现为局部剧痛，抗阻试验阳性。

（三）现场评估和处理

有明显挫伤史或肌肉拉伤史，伤后局部疼痛或闪痛，应迅速采用PRICE处理20～30 min（在冰块拿来之前可先用中指指腹压住痛点并点振）。现场处理后，处理方案可根据检查受伤的程度而定。如果是完全断裂或有明显血肿者应送医院；如为轻中度损伤，则继续采用PRICE治疗，24～48 h内可每隔1～2 h冰敷一次，同时在无痛范围尽早进行轻缓的滑摩和负重以促进愈合质量。进行PRICE治疗时应将受伤肌肉固定于轻度拉长位，并局部制动休息2～3天，如大腿挫伤，髋关节和膝关节宜保持在屈曲位固定。之后按闭合性软组织中后期处理方法，其中康复练习最重要，而按摩、牵引、电疗等物理疗法有助于促进伤部血肿吸收，减少局部瘢痕形成。对于肌肉挫伤及有明显血肿者禁止早期按摩，以防诱发骨化性肌炎。

（四）伤后康复训练

在受伤 2～3 天疼痛明显减轻后开始进行康复练习。轻度拉伤和较轻的肌肉血肿采用弹性绷带来保护，并尽早负重，同时开展关节活动度及肌力训练。康复练习开始时进行无负重的静力练习，待肌肉活动不引起疼痛时即可过渡到动力练习，从不负重练习，如水中行走、骑功率车，至负重的动力练习，但要注意控制负荷，循序渐进，优先采用肌肉耐力练习，然后是肌肉力量练习，最后是爆发力练习。其间训练前可热疗，训练后进行局部的冷疗或进行冷热交替治疗。在热疗的同时进行不产生疼痛的主动或被动的牵伸练习。恢复期伤后力量练习应当是全方位的，即开链与闭链运动、向心与离心运动相结合，并应与牵伸练习结合。功能期应注意神经肌肉练习，重返训练前强调离心练习、爆发力练习及整个动力链的康复，并在教练员和体能教练监督下开始渐进性专项训练。一般肌肉之间出血者 2～4 周可重返训练；而肌肉内有明显出血者多要 6～12 周才能恢复。

（五）预防

肌肉挫伤预防：易伤项目的运动员在训练和比赛中，尤其应注意针对专项技术的特点，有选择地佩戴必要的保护用具（如头盔、护腿板、护肘、护肩、护腕等）；加强对裁判员业务水平和执法力度的监督和检查，以减少运动中因人为的非正常的身体接触所造成的挫伤。体育管理部门和教练员应对运动员加强思想品德的教育和个人修养的正确引导，增强运动员的自律意识和对体育法规的认知。提倡良好的体育道德风尚和文明的比赛作风。

肌肉拉伤预防：根据专项技术的特点对易伤肌群进行有针对性的增强肌力和柔韧性训练，特别应重视加强薄弱肌群的肌力练习，肌力练习时要注意离心收缩练习、主动肌与拮抗肌平衡。运动前合理的准备活动和充分的肌肉伸展性练习是预防关键。在身体疲劳、生病等机能状态不良的情况下，不应勉强参加大强度的训练和比赛。运动员自觉肌肉发紧、僵硬时，应注意减小运动的强度，避免进行肌肉过度牵拉的活动。

二、肌腱损伤

肌腱基本功能是将肌纤维产生的力传递至骨，从而产生动作并维持关节稳定。一些肌腱周围常有腱围或腱鞘保护。肌腱连同腱围或腱鞘都是较容易发生劳损的组织，既可单独发生，也可合并发生。肌腱劳损出现的疼痛传统上认为是由炎症引发，但目前形态学检查劳损肌腱较少发现炎症细胞，而是存在腱纤维退行性变，并建议用“腱病”取代“腱炎”，不过腱病初期炎症可能仍是重要原因。目前建议分四种类型：①腱旁炎，指仅腱围或腱鞘存在炎症；②肌腱炎，指肌腱存在炎症；③腱病；④腱旁炎合并腱病。

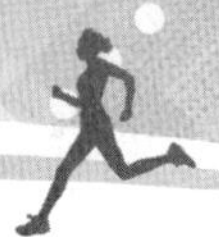

（一）解剖生理、生物力学机制

肌腱是由肌腹中的肌内膜、肌束膜和肌外膜向两端延伸形成的圆柱状或扁平状胶原纤维束结构。部分肌腱表面有腱围或腱鞘覆盖以保护肌腱。腱围位于肌腱和深筋膜之间，由覆盖于肌腱表面的疏松结缔组织构成，又称润滑层，呈层状分布。每层都有各自独立的血管供血，各层之间由结缔组织相连，其间有血管相通。润滑层之间可相互移行滑动，具有营养和保护肌腱的作用。肌腱没有收缩能力，却有很大的抗张力作用，但不能抵抗剪切力。肌腱腱纤维相互交织呈辫状小腱束，再由其构成网状抵止于骨。肌腱较肌腹坚韧，但较细，含血管少，且血供随年龄增长有减少趋势，尤其是较长肌腱的中段。正常情况下肌腱纤维呈波浪状，拉长 2% 波纹消失，拉长 4% ~8% 腱纤维微细损伤，拉长 8% ~10% 以上腱纤维急性完全断裂（见图 8 -1）。

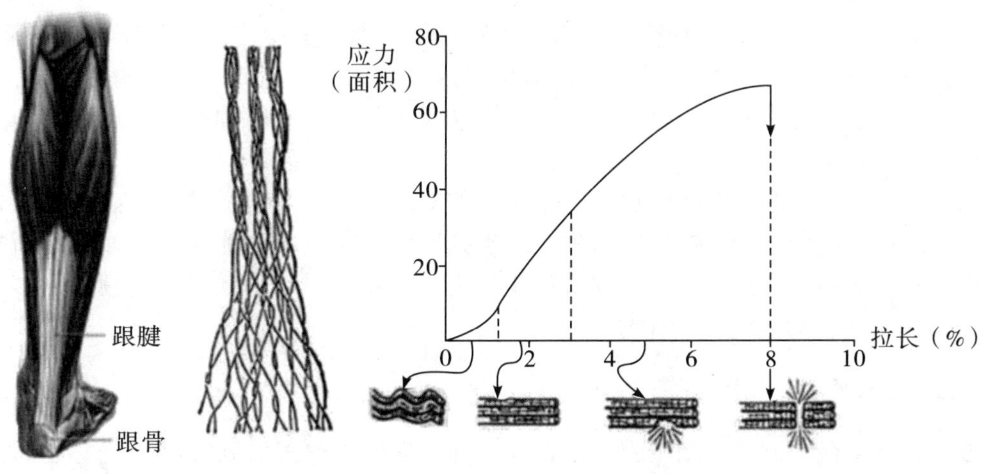

图 8 -1　肌腱结构及生物力学特性

（引自 Peterson & Renström，2000）

由于肌肉比肌腱通常会更快适应负荷刺激，因而过快过大地提高负荷或急性骨骼肌拉伤后过早重返运动是造成肌腱或其腱止点劳损的重要原因。另外，技术动作变形、运动装备问题（如球拍、跑鞋）、场地过硬、天气寒冷等也是重要外因；而解剖学异常姿势（如扁平足）、肌力弱或不平衡、柔韧性差、年龄、性别、代谢紊乱等是重要内因。劳损机制：一是反复超出生理范围（4% ~8%）的牵拉肌腱，造成微细损伤，反复微细损伤累积超越了自我修复能力；二是反复牵拉使腱内或腱围血管受损，引起血管腔变窄、血管硬化，使肌腱或腱围的血供减少，缺氧致腱纤维或腱围组织出现变性、增生等。运动中较常见的肌腱劳损有跟腱腱病、髌尖末端病及前述的常见骨骼肌损伤（肌腱）等腱病。损伤部位多在肌腱中部或肌腱附丽区（即末端病）。有时在劳损基础上，突然过大负荷动作则可造成急性肌腱炎，肌腱部分或完全断裂。

（二）征象

主要症状是疼痛。晨起时肌腱僵硬和不适是早期典型症状。疼痛可分以下几个递进阶段：疼痛仅在大运动负荷后出现；准备活动时疼痛，活动开后疼痛消失，运动后又出现；活动时和活动后疼痛，但能参加训练和比赛；活动时和活动后疼痛，无法参加正常训练；疼痛持续，甚至休息时仍疼痛。检查相应肌肉抗阻试验呈阳性。

常见肌腱腱病有：

1. 跟腱腱病

跟腱是小腿三头肌的肌腱，其背面有腱围。多见于体操、技巧、羽毛球、网球、跑步、跨栏等，损伤部位常在肌腱中部或跟腱末端，可伴腱围炎，有时可致跟腱撕裂。检查肌腱或腱围有压痛，肌腱增粗变形，踝背伸 20°用力蹬地疼痛加重。

2. 髌腱腱病

髌腱腱病又称跳高膝。髌腱是股四头肌肌腱，其前面有腱围。多见于排球、篮球、跳高等需下肢爆发力的弹跳项目，损伤部位多在髌尖末端（此时又称为髌尖末端病），可伴腱围炎。伤后下楼梯或长时间膝屈坐时易诱发疼痛，检查膝伸时局部压痛、伸膝抗阻在 90°时疼痛加重。

另外出现以下情况应考虑肌腱断裂：①受伤时听见响声或自觉被击打感；②患处疼痛剧烈，肿胀、淤紫；③肌腱外形消失，断裂处凹陷；④肌肉功能丧失，如跟腱断裂检查时捏小腿三头肌无踝跖屈动作，捏股四头肌无膝伸动作。肌腱断裂常无预兆，多见于 30～50 岁者参与需爆发力的动作时发生。

（三）处理

改变训练手段，调整运动量，矫正错误动作、异常姿势或装备，减少或必要时停止致伤动作等以减轻肌腱承受的负荷。保守治疗主要是采用离心训练结合冲击波等手段，也可采用低度激光、离子导入等物理治疗以及按摩、中药熏洗等辅助手段。对于肌腱部分或完全断裂者应将伤部固定后送医院处理。

（四）伤后康复训练

离心训练是治疗和预防腱病的重要手段。如跟腱腱病离心练习，患者站立在台阶边缘，前足承受重力，足跟悬空。允许足跟在重力作用下下降，低于台阶。每次进行 3 组 15 次的重复练习。最后 15 次练习会有一些不适，但整个过程中不应有明显疼痛，或疼痛不应剧烈，每日 2 次。开始时整个过程中两足承受重力相等，慢速放下，逐步过渡到患腿承重，增加放下的速度，最后还可以增加肩部重量。髌腱腱病离心练习，患者开始可在 20°向下斜坡上，下蹲至膝关节屈曲约 90°（慢下快起，维持约 2 s），每日 2 次，每次 3 组，每组 15 次，然后逐步增加坡度及下蹲速度。另外肌肉的牵伸应作为练习时整理活动的常规内容。

运动训练前可热疗；运动训练时合理使用保护支持带保护受伤肌腱以减轻肌腱承受的张力；运动训练后冰敷或冷盐水浸泡 5～10 min，冷热交替，并注意加强肌肉的放松性

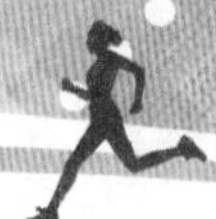

按摩。

（五）预防

发展有关的肌肉力量（尤其是肌肉离心力和爆发力）和伸展性，避免局部负荷增加过大过快是预防的关键。研究认为，发达的肌肉可吸收运动中产生的能量，从而减少对肌腱和腱止点的牵拉。因此从事竞技训练的运动员，应注意发展与其专项技术有关的肌肉力量，如超等长力量练习。同时运动前做好准备活动，注意运动装备，矫正错误动作及异常姿势等。另外，尽早发现问题及时调整对预防腱病的发生具有重要作用。

三、肌腱腱鞘炎

腱鞘炎在运动员中非常多见，约占运动损伤的16%。其发生与运动项目和训练组织不当致使局部过度使用密切相关。运动中较常见的腱鞘炎有桡骨茎突腱鞘炎、肱二头肌腱鞘炎、拇长屈肌腱鞘炎，以及胫前肌、胫后肌、腓骨肌、趾长屈肌、趾伸肌等肌腱腱鞘炎等。这类损伤大部分位于关节的周围，有时易被误诊为关节韧带扭伤。

（一）解剖生理、生物力学机制

腱鞘是套在肌腱表面的鞘状结构，常位于跨越腕关节、踝关节等需肌腱改变方向的部位（见图8－2）。腱鞘由结缔组织膜构成内外两层：内层为脏层，紧贴于肌腱表面；外层又称壁层，附着于肌腱周围的骨与韧带上。在腱鞘套管的一侧的脏、壁两层之间，有腱系膜连接，营养肌腱的血管从此处通过，但其不影响两层之间的相互滑移。腱鞘两层的腔隙内有少量滑液分泌。腱鞘有润滑和保护肌腱，减少运动时肌腱与骨及韧带相磨损的作用。腱鞘还与由深筋膜增厚形成的环状或扁平状支持带一起约束肌腱于一固定位置，避免肌肉收缩使肌腱移位。由于腱鞘被夹在坚韧的肌腱和骨与韧带之间，因此易于磨损。

腱鞘炎的发生与运动项目的技术要求和腱鞘的局部解剖特点有关。当运动量安排不当，局部过劳时容易发生。运动中某些专项的技术特点要求有关肌肉经常反复用力收缩，再加上肌腱的转弯，令其被约束在骨与韧带形成的狭窄管道内，并受到来回滑动的肌腱的摩擦、挤压和牵拉，使之出现充血、水肿、变性、增生等炎症性病变，致鞘管变窄，阻碍肌腱的滑动。屈指肌腱腱鞘炎活动时或用力扳屈手指时常可发生弹响，故又称弹响指或板机指。

（二）征象

劳损早期常表现为局部晨僵和不适，活动后症状消失，以后可持续疼痛，有时活动时可发出弹响。检查时局部有压痛。急性期则疼痛明显，范围广，可向其他部位放射，肌肉活动时疼痛或活动受限。常见腱鞘炎有以下几种。

1．桡骨茎突部腱鞘炎

桡骨茎突部腱鞘炎是拇长展肌及拇短伸肌腱的腱鞘在桡骨茎突部长期受到摩擦发生

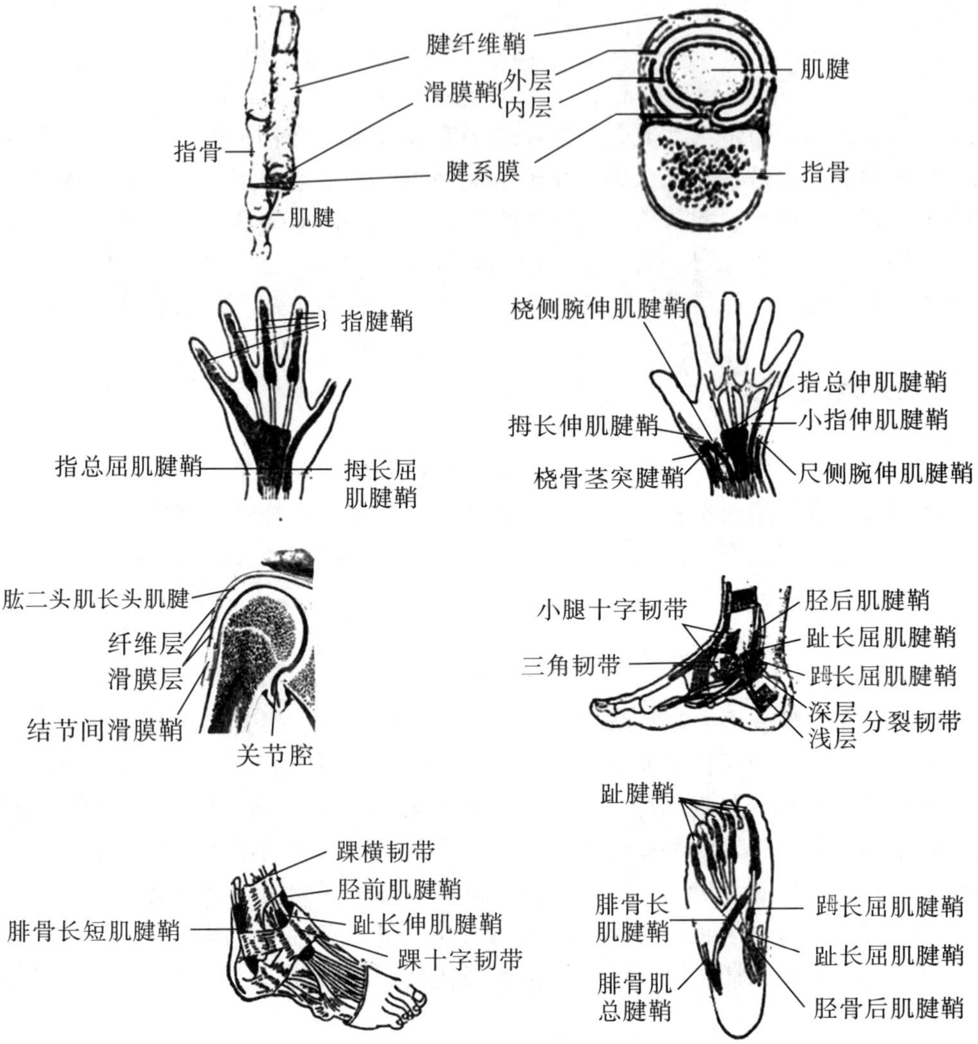

腱纤维鞘
滑膜鞘{外层 内层}
肌腱
指骨
腱系膜
指骨
肌腱

指腱鞘
桡侧腕伸肌腱鞘
指总伸肌腱鞘
拇长伸肌腱鞘
小指伸肌腱鞘
指总屈肌腱鞘
拇长屈肌腱鞘
桡骨茎突腱鞘
尺侧腕伸肌腱鞘

肱二头肌长头肌腱
纤维层
滑膜层
结节间滑膜鞘
关节腔
小腿十字韧带
胫后肌腱鞘
趾长屈肌腱鞘
三角韧带
踇长屈肌腱鞘
深层
浅层
分裂韧带

趾腱鞘
踝横韧带
胫前肌腱鞘
腓骨长短肌腱鞘
趾长伸肌腱鞘
踝十字韧带
腓骨长肌腱鞘
踇长屈肌腱鞘
趾长屈肌腱鞘
腓骨肌总腱鞘
胫骨后肌腱鞘

图 8－2　腱鞘结构及分布

的慢性炎症。常见于腕部活动较多的举重、射击、体操、乒乓球、网球、羽毛球等项目。拇短伸肌腱及拇长展肌腱在经过桡骨茎突时，通过此空间狭小且无弹力的鞘管到第一掌骨，折成大约 105°的角度。在拇指和腕部活动时，该角度是导致桡骨茎突部腱鞘与走行于其内的肌腱相互磨损的重要原因。该病起病缓，大拇指伸和外展时桡骨茎突部疼痛，提重乏力，局部压痛，有时可触及米粒状硬结。屈拇握拳尺偏试验呈阳性（见图 8－3）。

2．肱二头肌长头腱鞘炎

肱二头肌长头腱起于肩胛骨盂上结节，经肱骨大、小结节之间狭窄的结节间沟出关节囊，是全身唯一走行在关节内的肌腱。在结节间沟内，

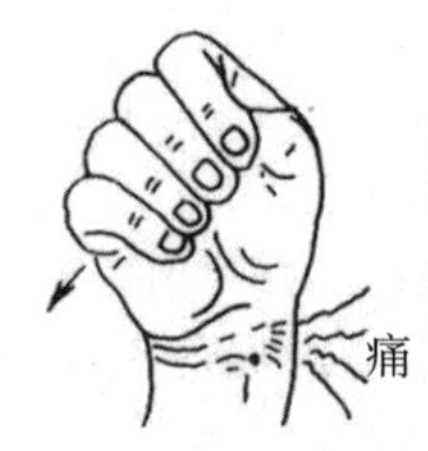

操作：患者拇指屈曲，其余四指包住拇指握拳，主动尺偏手腕，桡骨茎突部疼痛为阳性。

图 8－3　屈拇握拳尺偏试验

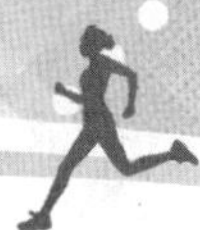

该腱被长管形的腱鞘包裹。本病好发于从事标枪、吊环、单杠、举重、排球等项目的运动员。肩关节反复进行超常范围的转肩活动，使位于结节间沟的腱鞘受到骨与韧带的摩擦和挤压，由于反复的磨损使腱鞘发炎。慢性劳损多无明确受伤史，仅三角肌部疼痛，除肩外展、上举、后伸做反弓动作时疼痛加剧外，肩关节其他方向的运动多无疼痛。检查：在肩前肱骨结节间沟处有明显压痛。部分患者上肢于外展90°位，沿肢体纵轴旋转时可听到响声。叶加森试验（Yergarson Tet）、斯比德氏试验（Speed's Test）阳性（见图8－4）。

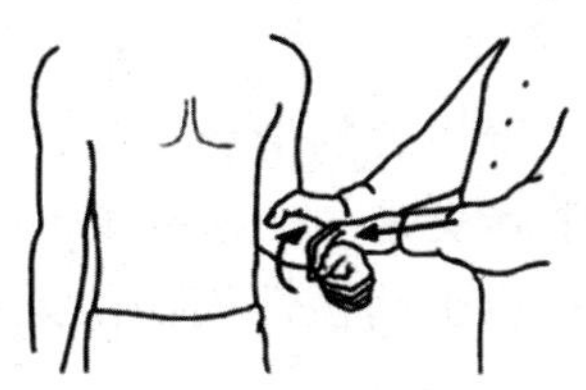

（a）叶加森试验

操作：患者曲肘90°，前臂旋前，然后嘱患者前臂旋后，检查者对此活动施加阻力对抗，如肩前内侧疼痛为阳性。

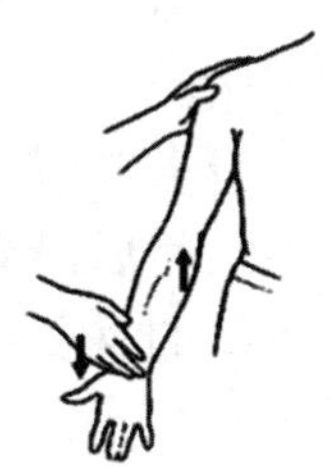

（b）斯比德氏试验

操作：肘伸，前臂旋后，嘱患者肩前屈60°，检查者抵抗前屈如出现肩痛为阳性。

图8－4　叶加森和斯比德氏试验

（三）处理

急性期应强调保守治疗，如冷敷、封闭和用可活动的可塑性或充气性塑料夹板固定，保证运动时不会引发损伤。之后可采用热敷、理疗或针刺压痛点配合艾灸有一定疗效。如症状持续则应去医院。对于劳损可采用按摩（推揉、理筋、分筋手法）、热敷、理疗、封闭等治疗措施。

（四）伤后康复训练

一旦症状缓解，可在保护支持带下循序渐进活动，包括无痛范围各方向关节活动度练习，牵伸相应肌腱及加强相应肌肉力量练习。

（五）预防

合理安排运动量，做好充分的准备活动，避免局部负荷过重，增强与易伤腱鞘有关肌肉的力量练习及伸展性练习，运动后按摩或热敷局部，对肌腱腱鞘炎的预防至关重要。运动员如转向技术训练要求某部位必须过度使用时，训练时可以佩戴防护用具或者使用肌内效贴。

四、损伤性滑囊炎

损伤性滑囊炎是指由于暴力或反复的机械摩擦引起的滑囊急性或慢性炎症。运动员以慢性滑囊炎居多，多影响肩、髋、膝、肘等部位滑囊。

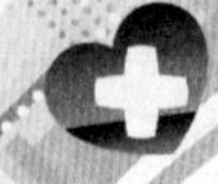

（一）解剖生理、生物力学机制

滑囊是由结缔组织构成的密闭小囊，囊内有少量滑液，位于关节附近，多介于肌腱或韧带附着处与骨隆突之间，或关节凸面及韧带易受压部位的皮下。滑囊是一种缓冲结构，具有减少骨与软组织之间摩擦，使肌腱和韧带易于滑动的作用。

人体滑囊有恒定滑囊和附加滑囊。恒定滑囊部位固定，附加滑囊是为适应局部摩擦或压力而产生的，如坐骨结节滑囊。另外人体一些滑囊可与关节腔相通，如髌上囊，因而滑囊炎可引发整个关节肿胀。

急性滑囊炎为暴力挫伤滑囊壁所致，多见于位置浅表的滑囊。如运动中跌倒膝跪地致髌前皮下滑囊炎，肘碰地致肘后滑囊炎。慢性滑囊炎是由于滑囊所在部位的关节活动频繁，使滑囊壁受到周围组织的反复机械摩擦和挤压引起慢性创伤性炎症，多与受其保护的肌腱一同发病。

（二）征象

急性滑囊炎局部疼痛剧烈，尤以关节屈伸和旋转时疼痛加重。压痛敏锐，浅表处滑囊可见局限性肿胀，触之有波动感。

慢性滑囊炎疼痛不明显，多在做某一特定动作时才痛，活动开后疼痛减轻或消失，运动后疼痛加重，休息后又减轻。慢性期滑囊肿胀的程度与运动量有关，大运动量训练后肿胀明显，经休息肿胀减轻或消失。浅表部位的慢性滑囊炎因囊壁增厚，局部可摸到大小不一、界限清楚的囊状肿物，压之疼痛。运动中常见的几种损伤性滑囊炎（见图 8 –5）：

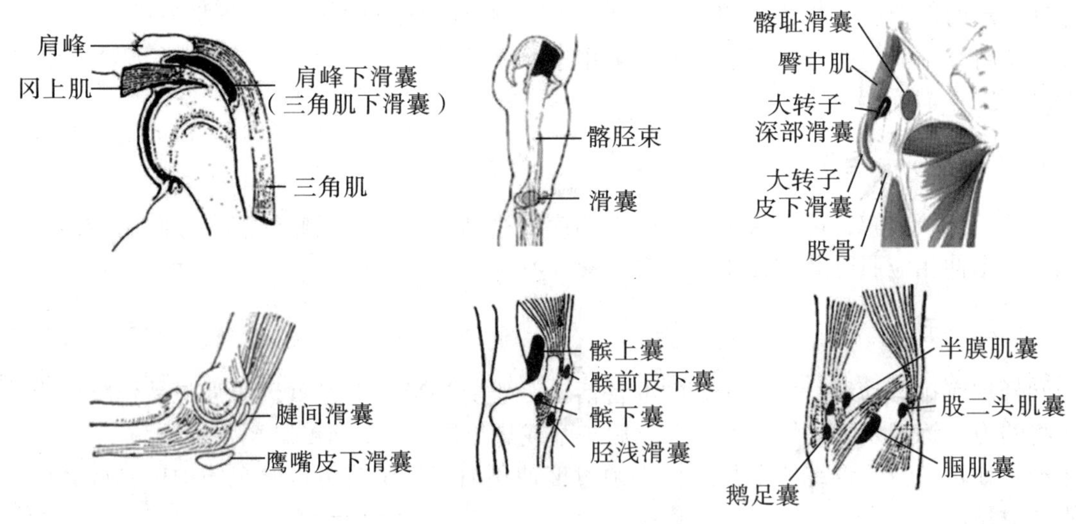

图 8 –5　常见损伤性滑囊炎部位

1. 肩峰下滑囊炎

肩峰下滑囊又称三角肌下滑囊，位于肩峰/三角肌与肩袖肌腱之间，多由于肩过多地外展外旋，使肩峰下滑囊受到肱骨大结节和肩峰的相互挤压所致。常见于体操、举重、

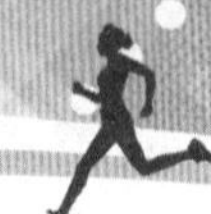

投掷、排球运动员。表现为肩痛，尤夜间痛显著。患者多置上臂于肩内收和内旋位以减轻疼痛。肩外展动作疼痛加重，上臂被动外展 70° ~90°且内外旋转时可触及摩擦音，撞击试验阳性（见本章第四节“肩峰下撞击综合征”）。

2. 髌前皮下滑囊炎

髌前皮下滑囊位于髌前皮下与髌骨之间，多为摔倒膝着地直接撞击所致。表现为局部疼痛、肿胀，有波动感。

3. 鹅足滑囊炎

鹅足是在胫骨近端前内侧由缝匠肌、股薄肌和半腱肌的肌腱共同构成扁而薄的肌腱。鹅足滑囊位于鹅足腱与胫骨之间，多为过度使用所致。常见于中长跑运动员。表现为运动时膝关节内侧疼痛，跑步时不敢用力蹬地，内侧胫骨平台下方压痛，被动外旋小腿症状加重。

4. 大转子滑囊炎

大转子滑囊位于髂胫束与股骨大转子以及臀中肌与大转子之间，浅表可直接撞击损伤，多为过度使用所致。慢性损伤表现为跑步时局部疼痛、肿胀、压痛，可有弹响。髋屈 90°时被动内收，或健侧侧卧时患侧大腿外展抗阻可引发疼痛。

5. 髂耻滑囊炎

髂耻滑囊又称腰大肌下滑囊，位于髂腰肌与髋关节前部之间，该囊与髋关节相通。多为过度使用所致。常见于跨栏、马拉松运动员。表现为腹股沟前部疼痛、肿胀，髋关节屈和旋转可诱发疼痛。

6. 髂胫束摩擦综合征

髂胫束摩擦综合征又称跑步膝。髂胫束与股骨外髁之间存在一滑囊，径赛运动员长期膝关节在一定范围内反复屈伸，使髂胫束前后滑动，并与股骨外髁相互摩擦，致髂胫束及其下滑囊磨损。表现为膝屈伸活动时膝外侧疼痛，局部压痛。髂胫束压迫试验阳性：即患者仰卧，屈髋屈膝 90°，按住股骨外上髁，患膝被动或主动伸直到 30°，患处疼痛为阳性。

（三）处理

急性滑囊炎应立刻冷敷、加压包扎和调整活动量以阻止损伤。允许患者在保护下继续参加活动。肿胀较大时，应到医院就诊。可通过穿刺抽吸术抽出滑液，并囊内注射肾上腺皮质激素类药物，然后进行加压包扎。同时进行理疗（如超短波、微波等），促进炎症消退。

慢性期应控制受伤滑囊局部关节的负荷量，减少加剧摩擦的动作。局部外敷活血散瘀的中药、理疗或针灸都有一定疗效。若反复发作、经久不愈且影响训练和日常生活者，可考虑去医院做手术。

（四）伤后康复训练

急性损伤需局部休息，尽可能在症状消失后再重返训练。急性期过后和慢性期可加强相关肌群的伸展性练习。

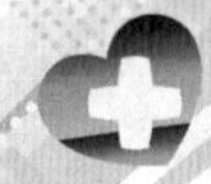

（五）预防

充分做好准备活动，使滑囊内的滑液分泌适当增多，以减少囊壁腱间摩擦。易被撞击部位浅表滑囊注意佩戴护具。合理安排运动量，避免关节局部负荷过重。训练后易伤滑囊处热敷或进行必要的预防性热疗。加强易伤滑囊部位相关肌肉拉伸和力量练习、矫正异常姿势也是较有效的预防方式。

第二节　骨骺损伤

骨骺是儿童生长发育时的重要组织结构。现代竞技体育大都从儿童抓起，因此，骨骺部的运动损伤便成为突出的问题。此类损伤在从事早期专项训练的运动中较为常见，尤其多见于体操运动员和杂技、舞蹈演员等。

一、解剖生理、生物力学机制

人体在早期胚胎时期，全身骨骼先形成软骨雏形，随胚胎发育，在长骨中段最先开始软骨周骨化（形成后来的骨干），随之在骨干中央的软骨开始骨化，称为原发化骨中心，两端未被骨化的软骨称为骨骺。一般出生后，两端的骨骺也出现骨化，称为次级化骨中心。骨干两端膨大的部分为松质骨，称为干骺端，次级化骨中心与干骺端间未被骨化的软骨板称为骺板。等到骨骺全部化骨时，骺板消失，骨骺与骨干变成一个完整的骨骼。

骨骺有两种类型：受压骨骺和牵拉骨骺（见图 8 – 6）。受压骨骺位于长骨的两端，构成关节，又称关节骨骺，承受自关节传来的压力，其骺板提供骨的纵向发育。运动中一旦受伤，处理不当，有可能影响骨的长度发育和关节的外形。牵拉骨骺不构成关节，也不提供骨的纵向发育，其受伤不影响骨的长度发育和关节形态，但它是大肌肉或韧带的起止点，承受肌肉收缩时产生的拉力。

骨骺的血管供应有两种方式：直接进入和间接进入（见图 8 – 6）。直接进入是指滋养血管在远离骺板处直接穿透骨骺边缘进入骨骺的供血方式。间接进入是指滋养血管通过骺板边缘进入骨骺的供血方式。人体所有的牵拉骨骺和绝大多数受压骨骺都属于直接进入的供血方式，只有股骨头、肱骨内髁、肱骨外髁和桡骨小头属于间接进入的供血方式。因这四个骨骺又都属于受压骨骺，所以一旦其骺板受损，若处理不当，易致肢体的变短畸形和关节变形。

骺板的相对强度比肌腱、韧带弱 50% ~ 80%，也不如关节囊牢固。因此，相同外力作用于关节时，儿童少年发生骨骺损伤的概率远大于发生肌腱、韧带等软组织损伤。骨骺损伤既可以是急性损伤，也可以是劳损。

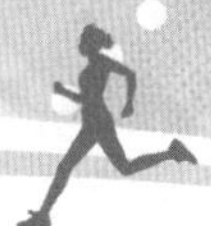

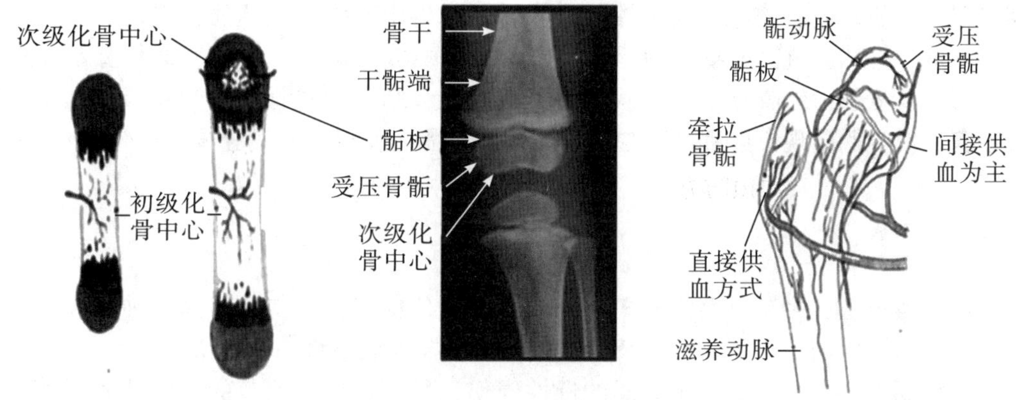

图 8-6　骨骺及其血液供应

1. 急性骨骺损伤

急性骨骺损伤包括骺板分离和骨骺骨折。骺板分离是指在外力作用下骺板从骨的干骺端发生撕离的损伤。骨骺骨折是指骨骺的连续性中断或完整性遭到破坏的损伤。以上两种损伤可单独发生，亦可同时存在。急性骨骺损伤的发病率较高，占少儿骨折的 15% 左右。其中上肢多于下肢，远端骨骺多于近端骨骺，男多于女，青春发育高峰期的少年多于其他年龄组。好发于体操、技巧、武术、篮球、足球、排球和田径等项目的少儿运动员。骨骺骨折多见于指骨和桡骨远端，骺板分离常见于肱骨内上髁、胫骨粗隆、髂前上棘、髂前下棘、坐骨结节及跟骨结节等部位。

损伤机制：运动中关节受到过度扭曲、遭受外力打击或受到肢体远端的冲撞时所产生的剪切力、劈力和挤压等暴力作用，可致受压骨骺损伤；而肌肉的猛烈主动收缩或过度被动伸展以及关节脱位所产生的牵拉暴力，可导致骺板从组织结构最为脆弱的干骺端撕脱，导致牵拉骨骺撕脱骨折。此外，某些疾病如维生素 C 缺乏症、内分泌障碍、佝偻病所引起的 X 形腿和 O 形腿者，由于骨的营养代谢障碍或力学结构的异常，更容易发生骨骺损伤。

2. 慢性骨骺损伤

慢性骨骺损伤是指由于骨骺的血液循环障碍所引起的骨发育不良症。又称骨软骨炎、骨骺炎、骨发育不良病、骨软骨病、骨骺缺血性坏死等。骨软骨炎多发生于长骨的次级化骨中心，也可发生于短骨的原发化骨中心。发病情况为男多于女，下肢多于上肢，运动员多于一般人，儿童更为多见。常见部位有股骨头、胫骨粗隆、坐骨结节、跟骨结节、第二跖骨头、肱骨小头、桡骨远端、月骨、足舟骨等。

损伤机制：运动员多数因局部负荷过重或慢性细微损伤积累所致，也可因一次急性损伤或者由急性损伤迁延而成。外伤或炎症使骨骺内的血管阻塞或损伤，骨骺因缺血发生营养性代谢障碍，致骺软骨变性、坏死和骨软骨发育不良。上述改变不仅使其容易发生病理性骨折，还可能影响骨骺的外形，而关节内受压骨骺外形的异常，则是日后继发骨关节病的重要隐患。运动员骨软骨炎发生的部位，往往是专项运动负荷集中的部位。

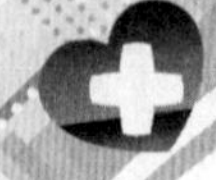

如体操、技巧等运动项目，其技术动作以上肢的支撑跳跃或翻腾为主，使肱骨小头骨骺长期受到反复的碰撞、挤压，致该骨骺血液循环障碍出现无菌性坏死，引起肱骨小头骨骺炎；篮球、排球和跳高等项目的运动员经常要完成起跳动作，作为完成伸膝动作的股四头肌需要反复强力地收缩，致使髌腱附着点的胫骨结节舌状骨骺，受到外伤性牵扯和血管损害，使骨骺出现不同程度的缺血性改变或骨骺的变形，引发胫骨结节骨软骨炎。

二、征象

急性骨骺损伤：多有急性关节扭挫伤或关节脱位损伤史。伤处疼痛、肿胀和关节功能障碍。局部有压痛，个别人可触及骨摩擦音，或摸到能够移动的骨块。

慢性骨骺损伤：发生于受压骨骺的慢性损伤，早期表现为关节的隐痛或不适感，疼痛在夜晚或负重后较为明显，休息后疼痛减轻或消失。随着病情的发展，疼痛逐渐加重，但训练中若避免受伤关节的负重和撞击，疼痛可缓解。损伤骨骺所涉及的关节出现肿胀、压痛和功能障碍（跛行或支撑受限）。病程长者，患肢肌肉出现萎缩，甚至肢体短缩。若关节骨软骨片脱落，还有可能发生关节绞索或出现关节响声。发生于牵拉骨骺的慢性损伤主要表现为局部疼痛、肿胀、压痛和骨的隆起畸形，疼痛严重者可致患肢的功能障碍。令患者做附着于牵拉骨骺的有关肌肉的抗阻试验，伤处有明显疼痛（肌肉抗阻试验阳性）。损伤骨骺处的疼痛可持续数月甚至数年，然后消失，骨的隆起亦可逐渐变大，并最终形成永久性骨突，但骨突并不影响伤者的身体机能。

三、现场评估和处理

对于少儿急性关节扭挫伤、关节脱位或肌肉猛烈收缩引发骨端剧痛或稍微活动即疼痛剧烈、功能障碍者，皆应考虑有骨骺损伤的可能，宜立即用夹板固定后送医院进一步诊治。正常情况下，单纯的骺板分离或伴有部分骨折者，其愈合速度要比同龄人骨折修复的速度快约一半时间。属于间接进入供血方式的受压骨骺损伤，尤其是股骨头骨骺损伤，处理时要特别小心谨慎。一般除固定的时间较长外，注意避免过早的持重负荷，以免影响股骨的长度发育，致下肢变短，步态异常。

慢性骨骺损伤：合理安排运动量，减少和控制局部负荷，适当固定病变关节，是缓解症状、减轻病情的重要措施。牵拉骨骺局部肿痛明显时可外敷中药，避免做引发疼痛的收缩或伸展活动。受压骨骺则应避免患肢负重，其中股骨头的骨软骨炎需要卧床牵引或石膏固定，直至骨骺恢复正常为止。

四、伤后康复训练

急性受压骨骺损伤患者，在伤肢实行固定的 3 周内，局部休息，避免遭受挤压、扭转、撞击和负重活动。待肿胀消退，伤肢无压痛，肢体远端无纵向叩击痛时，方可解除固定，开始恢复全面的渐进性关节功能锻炼。急性牵拉骨骺损伤者，在进行固定的2～3

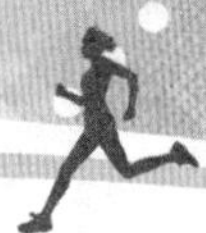

周内，应尽量避免附着于伤部肌肉的主动收缩和被动伸展运动，以免骨折块移位，影响愈合。待固定拆除，逐渐恢复全面的功能锻炼，但注意在此期间，任何涉及伤部的肌肉收缩活动和柔韧性练习，都不宜过早进行。

慢性受压骨骺病变者一旦确诊即应固定，停止局部负荷，直到骨骺完全恢复正常方可负重或进行功能活动。慢性受压骨骺病变者应改进训练方法，减轻骨骺负荷，防止病变进一步发展。在不出现疼痛的情况下加强相关肌肉的肌力练习及保持关节活动度的练习。

五、预防

急性骨骺损伤预防主要是要注意少儿训练方法、强化基础素质，避免过于激烈的运动，并注意加强保护。合理安排运动量，注意控制局部负荷，是预防慢性骨骺损伤的关键。同时应注意损伤后的处理及恢复训练的时间，防止因骨骼变形而导致的力学结构的改变，造成损伤后并发症产生。

第三节　肩关节不稳

肩关节不稳指肩关节活动中肱骨头与肩胛盂不能保持正常的对合关系，出现过度偏移且产生临床症状。不同于肩关节松弛，后者仅是肩关节活动度过大，但并无临床症状和病理变化。肩关节不稳常常会继发肩峰下撞击综合征。

一、解剖生理、生物力学机制

肩关节由肩胛骨的关节盂与肱骨头组成，属球窝关节。肱骨头大而圆，关节盂浅而小，仅与1/4～1/3肱骨头关节面相接触，致关节的灵活性变大，稳定性较差。由于盂肱关节固有的骨性结构不能为其提供足够的稳定性，肩关节的稳固需关节静力性稳定结构（关节囊、韧带等）和动力性稳定结构（肌肉）等来维持，其中以后者为主。肩关节的韧带有喙肩韧带、喙肱韧带和盂肱韧带（见图8－7）。其中喙肱韧带起自喙突止于肱骨大结节，具有悬吊肱骨头，约束其外旋，从上方加固关节囊，防止肩关节向上方脱位的作用。盂肱韧带位于关节囊前部的内面，为关节囊的增厚部位，此韧带分为上、中、下三部分。有的人盂肱中或下韧带阙如，成为肱骨头容易从前方或下方脱位的隐患。肩袖肌群和肩胛骨稳定肌群是肩关节稳定的最重要的动力结构。

肩关节不稳常由反复肩上举活动所致，多见于游泳、投掷、体操等项目。运动员在关节的极限范围内进行反复肩上举运动时，如关节囊和韧带较松弛的人，开始可依靠肩袖肌群维持肩稳定性，但是一旦肩袖肌群疲劳，则无法维持其稳定性；而肩袖肌力弱的人，则关节囊和韧带负荷会增加从而逐渐牵张，同样也无法维持肩关节稳定。另外肩部

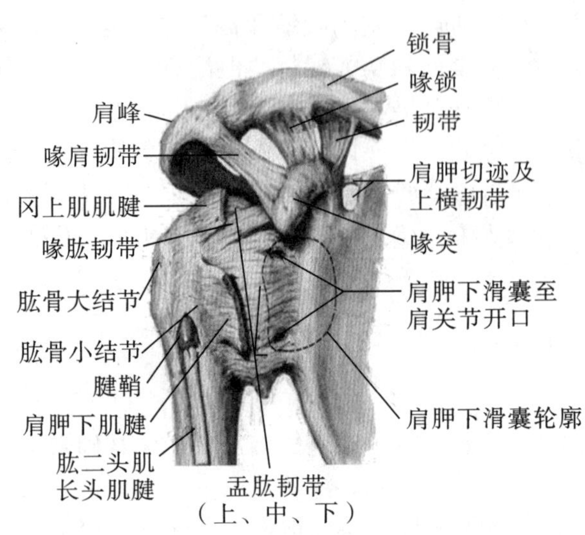

图 8－7 肩关节结构

创伤如肩关节脱位以及肩袖肌肉损伤也可引发肩关节不稳，此类肩关节不稳多为单一方向不稳，以肩前向和下方多见。

二、征象

主要表现为肩关节做某一动作至一定幅度时突然会肩痛，关节有脱出感，或突然失力，无法完成动作。检查：无肩袖损伤时一般检查无压痛，但恐惧试验（Apprension Test）、重新复位试验或/和凹陷征为阳性（见图 8－8）。

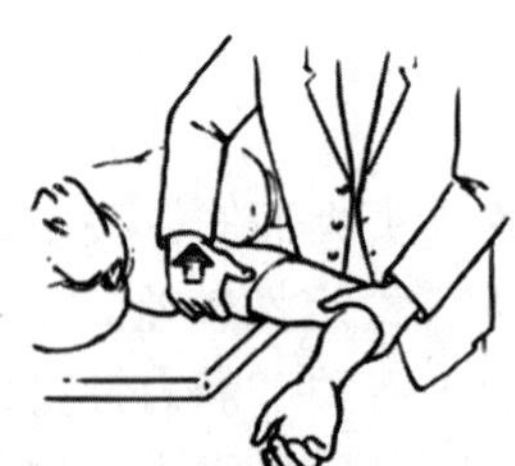

（a）恐惧试验
操作：肩外展90°，肘屈90°，将肩关节极力外旋，出现肩痛或感肩脱位为阳性。

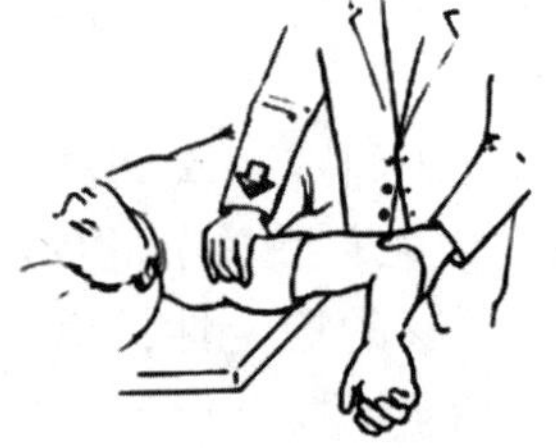

（b）重新复位试验
操作：重复恐惧试验步骤，同时从肩前向后施压，肩痛缓解为阳性。

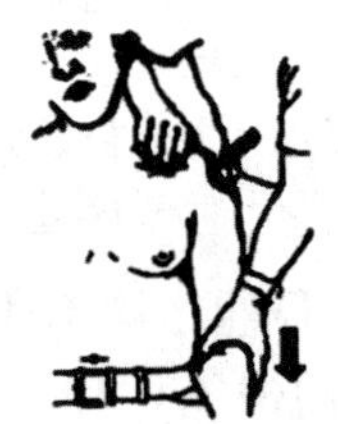

（c）凹陷征
操作：患者上肢自然下垂，屈肘，并将肘向远端牵拉，肩峰下出现凹陷为阳性。

图 8－8 恐惧试验、重新复位试验和凹陷征

三、处理

开始可在支持带保护下活动并应停止引发损伤的动作。主要采用康复训练方法恢复

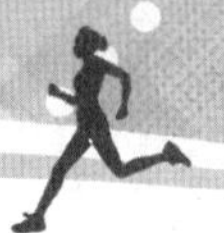

关节稳定性，如症状持续应咨询医生。

四、伤后康复训练

康复练习包括：逐步增强肩袖肌肉、肩胛骨稳定肌肉力量；改善肩关节神经肌肉控制能力；重建肩袖肌群与大肌群、肩外旋肌与内旋肌之间的平衡；前向不稳时牵伸肩后部关节囊等结构。标准康复计划至少需 20 周，之后开始渐进性专项训练。

五、预防

1．准备活动

每次运动前应重视准备活动以增加肌肉温度、减少黏滞性，使肌肉处于工作状态。

2．肩部肌群的力量锻炼和神经肌肉控制能力

加强肩部肌肉力量尤其是肩袖肌力对肩关节稳定至关重要。肩袖肌力练习宜用低负荷多重复训练方法，如采用弹力管在不同平面进行肩前屈、后伸、内收、外展、内旋、外旋等。肩袖肌力练习要注意：加强较弱的外旋肌群锻炼，同时要注意其力偶的同步发展以防止运动过程中突然发力；另外也要注意加强肩袖肌肉离心力量以保证进行“鞭打”一类动作在减速阶段其动作的连贯性与安全性。进行肩部本体感觉锻炼，如采用悬吊进行肩屈、伸、内收、外展练习，以强化肩关节神经肌肉控制能力。

3．肩胛骨稳定肌群练习

训练过程中必须注重加强肩胛骨稳定肌群，如前锯肌、菱形肌和斜方肌等的训练，以加强肩胛骨稳定性，使其能保证正常的肩部协调运动。练习方式如面对墙站立，双手推墙俯卧撑（Wall Push-up）练习，标准俯卧撑在肘伸直后进一步将双肩向上撑（Push-up with a Plus）等，其他练习方式可参考《运动医学实验指导》第二章第三节“肌肉力量和耐力检查”。

4．加强全身素质训练

典型的运动链，力是从腿和髋部开始，然后向上传递到身体的上部、手臂和肩部。通过加强下肢和躯干的素质训练，使全身的运动链得到强化，从而减轻肩部的应力。

第四节　肩峰下撞击综合征

肩峰下撞击综合征是指肩峰下间隙内的肩袖及肩峰下滑囊等结构由于反复受机械压迫磨损致损伤性炎症及肩袖退行性变等，并导致一系列症状、体征的临床症候群。它包含了从肩峰下滑囊炎、腱炎、腱病到肩袖撕裂等病变，是反复肩上举活动引发肩痛的常见原因，多见于年龄偏大的运动员。

一、解剖生理、生物力学机制

肩峰下间隙是由肩峰、喙突、喙肩韧带及肩锁关节构成的喙肩弓为上界，肱骨头为下界，两者之间形成的三角形间隙。间隙内包含肩袖、肱二头肌长头腱、喙肱韧带及肩峰下滑囊等结构。肩袖又称“腱袖”，是由冈上肌、冈下肌、小圆肌和肩胛下肌的肌腱组成板状联合腱，共同止于肱骨大、小结节和部分外科颈，形成以肱骨头为中心的“袖口”样结构（见图 8－9）。肩袖具有平衡盂肱关节周围力偶以提供稳定的动作支点和启动上臂外展等功能性盂肱运动的作用。在肩袖与肩峰、三角肌之间，有肩峰下滑囊（又称三角肌下滑囊），该滑囊与肩袖的浅层相连，保护冈上肌肌腱，防止其在外展转肩时受到肩峰和三角肌的摩擦。肩关节处于肩胛骨平面（肩外展 55°，水平内收 30°）时肩峰下间隙相对较大；而处于外展外旋位时相对较小，此时肩袖等结构易发生磨损。另外肩袖的上方为喙肩韧带，起自喙突，向外止于肩峰，有约束肱骨头防止向上移位的作用，当肩前屈内旋时它与肩袖和肱二头肌长头肌腱接触最紧，也最易使肩袖和肱二头肌长头肌腱摩擦受伤。

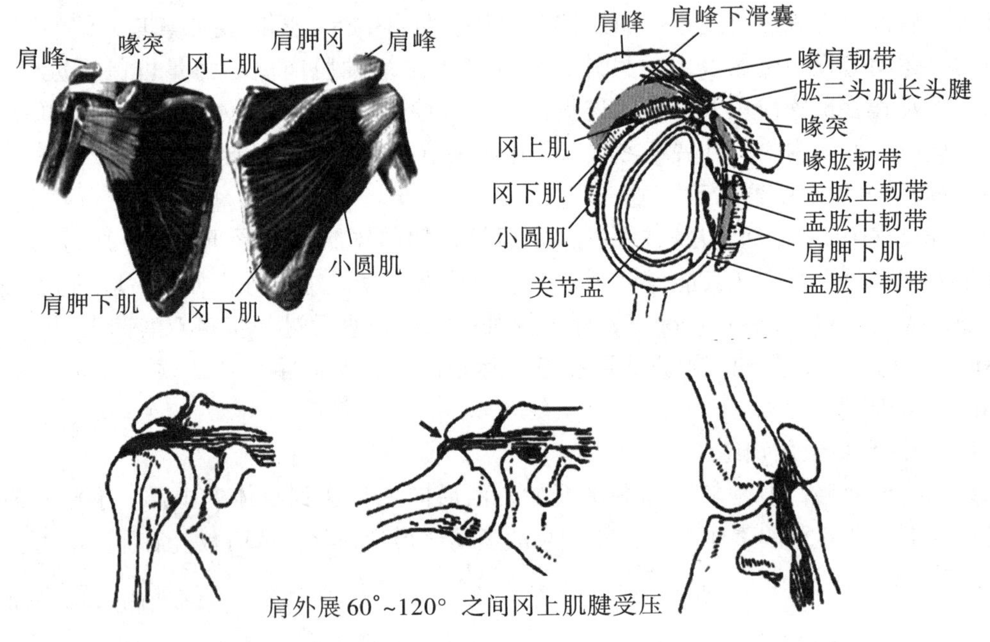

图 8－9　肩袖解剖及损伤机制

肩峰下撞击综合征多见于投掷、游泳、网球、体操、举重和高尔夫球等运动项目。其致伤动作主要为肩关节反复超常范围的外展、上举或急剧转动，如体操的单杠、吊环、高低杠的回环动作和鞍马的摆越，标枪运动员的掷枪动作，蝶泳的划臂动作，排球运动员的高点扣球等。在这些动作过程中，肩袖不仅要牵拉肱骨头，维持盂肱关节的稳定，同时又要担负肩屈、伸、收、展和环转的重任，尤其是肩放下过程中肩袖肌离心收缩使

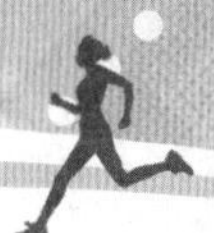

肩袖处于紧张牵拉状态；另外在肩外展60°~120°时，被夹在肱骨与喙肩弓之间的肩峰下间隙内结构尤其是冈上肌腱极易被压迫（见图8-9），从而受到不断的机械挤压和摩擦（尤其是局部疲劳状态）。对于年轻人（多小于25岁），摩擦和挤压常引发肩峰下间隙内结构急性炎症和水肿，进一步反复磨损可发展成慢性炎症和腱纤维退行性变；对于年龄偏大者（多为25~40岁），摩擦和挤压则常引发肩袖腱纤维退行性变和难以逆转的慢性损伤性炎症。

【知识扩展】

肩峰下撞击综合征的诱因

肩峰下撞击综合征的诱因主要与肩部肌力弱、肌力不平衡或神经肌肉控制异常等引发肩关节不稳、异常肩关节面运动及异常肩肱节律有关。正常关节运动遵循“凹凸法则”，即凹关节面滑动或滚动与关节移动方向相同，而凸关节面滑动或滚动与关节移动方向相反。肩上举过程中三角肌使肱骨向上移动，肩袖肌则提供肱骨头向下力以稳定肱骨头。当肩部大肌群与肩袖肌（太弱或疲劳状态）力偶不平衡或肩关节内旋肌力与外旋肌力不平衡时，肱骨头上移，不能维持在适当位置，无疑可增加肩峰下结构受到撞击。正常肩上举整个活动范围中，盂肱关节活动度与肩胛骨旋转角度约为2∶1（即上举180°中，前者贡献约120°，后者贡献约60°），其中肩外展至30°或前屈至60°时，肩胛骨基本不动；此后继续外展时肩胛骨旋转，但盂肱关节活动度仍大于肩胛骨旋转角度；外展至90°以上时，逐渐变成肩胛骨旋转角度大于盂肱关节活动度。肩关节外展过程中伴有肩胛骨旋转的这种节律性变化，称肩肱节律。肩胛骨的稳定及旋转主要受前锯肌与斜方肌/菱形肌这对力偶控制，这对维持正常肩肱节律有重要作用。如肩胛稳定肌群薄弱或肩部神经肌肉控制异常无疑可引发异常肩肱节律，这不仅可损害肩外展时三角肌的长度——张力曲线，而且可缩减肩峰下间隙，从而使肩峰下间隙内结构更易受到摩擦和挤压。另外，肩后部关节囊过紧、解剖结构发育异常致肩峰下间隙狭窄（如钩状肩峰时使肩峰下间隙缩小）以及年龄增长致肩袖退行性变等也是肩峰下撞击综合征的重要诱因。

二、征象

多无明显损伤史，运动员的典型特征是在肩主动上举动作时肩前外侧出现疼痛，放下手时常更痛。早期通常仅肩主动上举某动作时肩痛或不适，日常活动不受限，训练后疼痛加重，休息后不痛；随病情发展，夜间痛成此病的显著特点，常难向患侧侧卧。外旋至内旋过程中可有摩擦音。检查：肩峰下有压痛，一般无红肿，肩关节主动活动范围受限，但被动活动多正常，肩肱节律不协调。肩袖肌尤其是冈上肌抗阻试验阳性，痛弧试验和撞击试验阳性（见图8-10）。痛弧试验，如肩外展开始即疼痛常提示粘连性滑囊炎，如超过100°开始疼痛则提示肩锁关节损伤。肩峰下注射麻醉药后重复撞击试验，症状减轻可确诊。

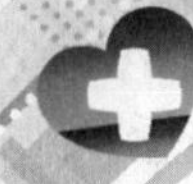

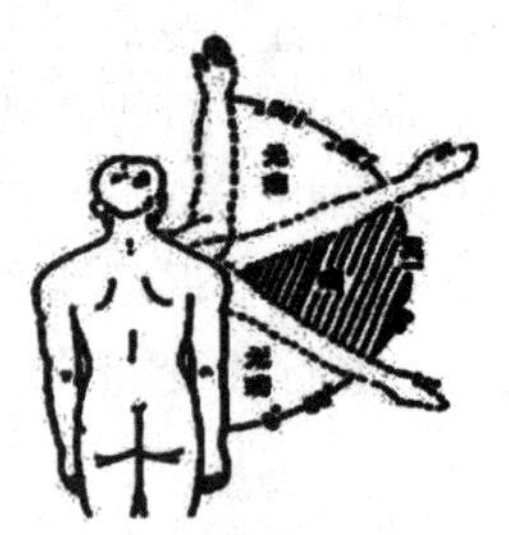

（a）痛弧试验
操作：肩外展至60°~120°之间出现肩痛为阳性，或肩上举至180°，然后放下，在该弧度间出现疼痛或突然失力为阳性。

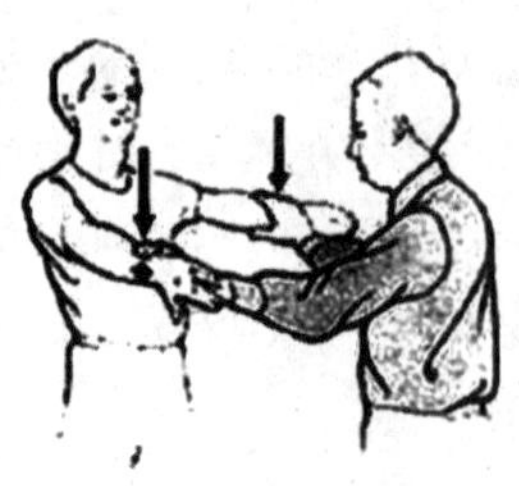

（b）冈上肌抗阻试验
操作：肩外展90°，水平内收30°，大拇指朝下或朝上位置，抗阻出现肩痛或肌力下降为阳性。

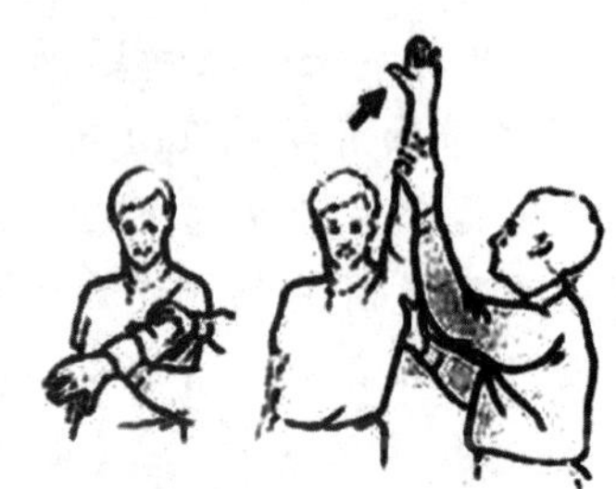

（c）Neer撞击试验
操作：肩前屈，大拇指朝下，检查者在肩上方将肩峰固定并轻微下压，被动肩上举出现肩痛为阳性。

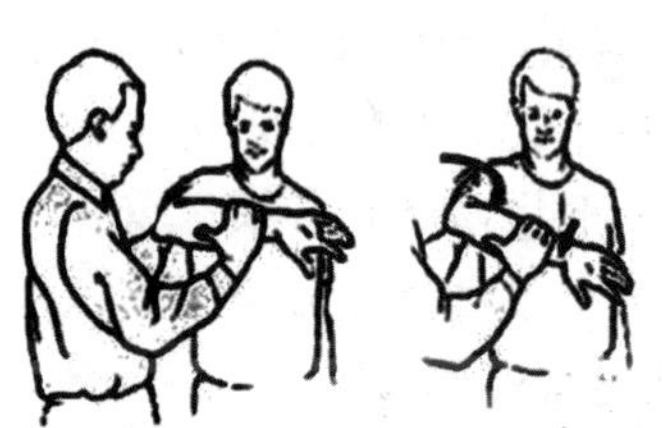

（d）Hawkins撞击试验
操作：肩前屈至90°，肘屈90°，大拇指朝下，然后使肩旋内出现肩痛为阳性。

图 8－10　肩峰下撞击综合征有关检查试验

三、处理

急性炎症期上臂置于肩胛骨平面（肩外展 55°，水平内收 30°）位置悬吊休息、冰敷，减少肩部活动量，将活动限制在水平面以下，进行适当的肩部活动度练习，并可使用非甾体消炎药或肩峰下间隙痛点封闭。急性炎症后或慢性期采用局部理疗（如高强度激光、超声波和电磁疗法）、按摩/关节松动、中药外敷、针灸多有较好效果。

四、伤后康复训练

伤后康复训练的基础是重建正常的肌肉平衡和肩关节肩胛骨周围的力偶，保证整个运动链的增强。伤后的任何活动，都应以不引起肩痛为原则，必要时可用合适的护具或贴扎防护。各阶段可配合物理治疗来减轻疼痛，消炎并促进愈合。

急性炎症期可进行关节活动度练习以避免关节粘连，进行肌力练习以防止肌肉萎缩。关节活动度练习可做耸肩，垂臂摆动练习及扩胸、含胸练习等。肌力练习可做肩关节的前平举练习、侧平举练习、负重耸肩练习等。

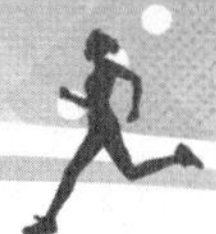

症状控制后及慢性期康复训练应继续关节活动度练习，并着重于无痛范围内肩肱协调性练习：牵伸缩短的肌肉、韧带、关节囊，如胸大肌、大圆肌、肩后关节囊等；加强肩关节稳定肌群的肌肉力量练习包括肩胛骨稳定肌群（前锯肌、斜方肌、菱形肌）练习和肩袖肌（尤其是冈上肌及外旋肌）练习；强化肩带神经肌肉控制练习，如利用悬吊进行肩关节屈伸内收外展。

功能恢复期应强化肩胛稳定肌群和肩袖肌的耐力；进一步神经肌肉控制练习时应加快动作速度；进行肩袖肌群离心练习并逐渐将负荷增至最大；进行肩袖肌牵伸—缩短练习（超等长练习）；最后恢复各项功能活动及专项练习。

五、预防

基本同肩关节不稳。对已患有肩部损伤的运动员预防再伤，则运动前可按摩相关肌肉肌腱，然后进行等长抗阻练习，再牵伸相应肌肉肌腱；可能的话采用能减少肩部应力的动作技术或使用防护器具。例如，网球运动员加大躯干侧倾或后倾的程度，可减少肩部主动外展和前屈的幅度，从而减轻症状；另外，发球时减少用力同时增加旋转可能会减轻肩关节处的应力。

【知识扩展】

按 摩 方 法

（1）患者端坐。术者用一手拇指点按肩髃、肩髎、肩井、肩贞、臑俞、天宗等穴位3～5 min，由轻而重进行。

（2）接上势，术者用掌根按揉肩部三角肌3～5 min，同时双手相对揉患者肩关节前后侧肌肉3～5 min。

（3）术者立于患者后侧，一手拇指按压患者臑俞穴，其余四指按压肱骨大结节处，另手托握住肘关节，做肩关节向前和向后摇动各8～10圈。摇动范围由小到大，渐增至生理活动范围。

（4）术者双手握住患肢腕部，做患侧上肢抖法。抖动感要传至肩部。

第五节　网　球　肘

网球肘是指前臂伸肌群在肱骨外上髁腱止点处的末端病。本病因好发生于网球运动员而得名。此病多见于包括网球在内的握拍击球项目，如羽毛球、壁球、乒乓球，以及高尔夫球和一些需反复单侧用力的非运动性活动，如针织等。

一、解剖生理、生物力学机制

肱骨外上髁是位于肱骨下端外侧的骨性隆突。前臂伸肌群的肌腱附着于此处（见图8－11），该肌群浅层肌肉从外至内依次有桡侧腕长伸肌、桡侧腕短伸肌、指伸肌、小指伸肌和尺侧腕伸肌，止于掌骨或指骨，具有伸指、伸腕的作用，并协同肱三头肌伸直肘关节。深层为旋后肌，具有使前臂旋后的作用。肘关节外侧副韧带的近侧端亦起始于肱骨外上髁，然后分为前后两束，呈放散状围绕桡骨小头，附着于环状韧带。肘桡侧副韧带与关节囊的纤维相交织，以加强肘外侧的稳定，防止肘关节过度内翻。

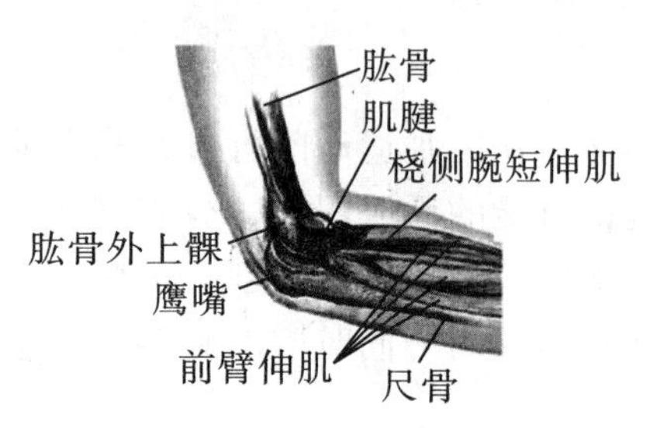

（a）肘部解剖

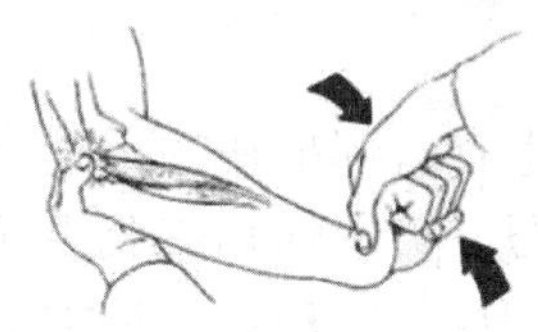

（b）伸腕抗阻试验
操作：患者主动伸腕的过程中，检查者施加阻力对抗，肘外侧出现疼痛为阳性。

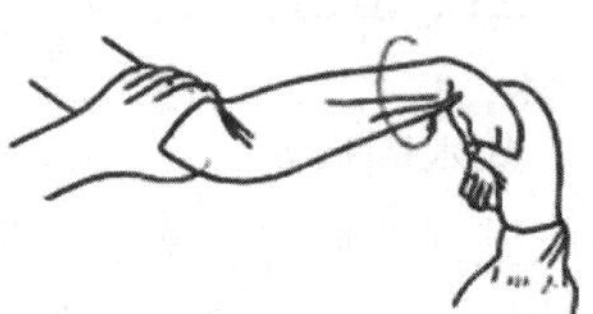

（c）Mill氏试验
操作：患肢手半握拳，肘屈曲，检查者用力使腕掌屈，同时前臂旋前，然后伸肘，在此过程中肘外侧出现疼痛为阳性。

图8－11　肘部解剖及网球肘检查试验

本病是因位于肱骨外上髁的伸指伸腕肌肌腱受到反复的猛力牵拉引起的局部过度使用所致。发病率随运动年限延长和年龄增加而升高，尤其是30～50岁为高峰年龄；另外伸腕肌群与屈腕肌群肌力不平衡也是一重要诱因。运动中任何令前臂旋后，腕关节突然背伸又同时伸肘的动作，如网球运动员的“反拍”击球，乒乓球运动员的“反拍”“下旋”回击或反手拉弧圈球，击剑运动员前臂旋后刺杀等，都会使前臂伸肌腱在肱骨外上髁附着处受到反复牵拉从而导致腱病，尤其是具有较长肌腱的桡侧腕短伸肌肌腱和指伸肌肌腱，此外也可伴有肱桡关节处的局限性滑膜炎和环状韧带变性等慢性病变。

二、征象

主要表现为肘外侧疼痛，可向上臂放射或沿前臂外侧向下放射，其病情发展见腱病（详见本章第一节“肌腱损伤”部分）。早期仅在训练完后局部酸痛，休息后缓解。随病情发展，肘外侧疼痛加重，且可变为持续性疼痛，旋转前臂时疼痛加剧。运动员会逐渐感到腕部软弱无力，完成一些日常活动，如端重物、转动门把手、拧湿毛巾、反手击球，甚至握手都会日渐困难。检查：肱骨外上髁上方压痛，屈曲食指和中指然后抗阻伸展时肘外侧剧痛，伸腕抗阻试验和Mill氏试验为阳性。

三、处理

急性期通常需要先减轻炎症反应，包括休息、冰敷，然后可配合手法治疗/关节松动以及各种理疗，如低度激光、离子导入、冲击波治疗等。

四、伤后康复训练

急性期应充分休息，但恢复锻炼应尽早开始。伤后康复训练参考本章第一节“肌腱损伤”部分。康复练习着重前臂伸腕肌群离心力量训练和牵伸练习，活动时可配合使用护具或保护支持带防护（如 Mulligan 贴扎法）。

五、预防

（1）合理安排上肢运动量，防止局部过度使用致疲劳积累受伤。运动前做好充分的准备活动，运动后及时进行前臂和肘部的放松性按摩。带伤者应合理使用护具，防止再伤。

（2）运动员肘关节周围组织的柔韧性应保持在适宜水平，前臂伸肌和屈肌群的肌肉力量要平衡。

（3）提高技能水平。运动员娴熟的技能在损伤预防措施中起着重要作用，如运动员灵活的步伐可使其抢占有利的击球位置，以有效地回击来球；肩部和整个身体都应参与击球动作，以便触击球时动作不会停顿或中断。击球动作必须完整彻底，同时击球过程中腕部需保持固定；网球运动员尤其是女运动员双手反拍击球可减轻肘部伸肌的应力。

（4）选择良好的场地。在硬地球场如混凝土球场上打网球时，会加大运动员手臂的负荷。

（5）恰当的运动装备。羽毛球、网球等选择的球拍要轻，重球拍可增加肘部负荷；球拍的型号需符合身体大小，一般从手掌中部横纹到中指末端的距离为适合的拍柄周长；注意球拍线张力的选择，线拉得过紧的球拍，易将过多的力传递到肘部而致伤。

【知识扩展】

按摩的具体手法

（1）患者端坐，肘屈 90°。术者用右手拇指揉患肢曲池、肘髎、手三里、合谷及肱内外上髁及患肢内外侧肌肉，以有酸胀感为宜。

（2）术者左手托患者肘关节，右手拇指端在疼痛点进行由轻而重的弹拨，3～5 次；然后用右手拇指与其他四指对患肢内外侧肌肉从上往下捏拿 5～10 次，重点捏拿肘关节外侧肌肉。

（3）术者双手微屈曲，合揉患者肘上部，由上而下、由轻而重，反复 5～10 次。

第六节 手 指 捩 伤

手指捩伤又称掌指、指间关节扭挫伤，是指掌指、指间关节的侧副韧带和关节囊急性损伤。多见于篮球、排球等运动员。

一、解剖生理、生物力学机制

掌指关节由掌骨头和近节指骨基底部构成，近似球窝关节。关节囊松弛，两侧有侧副韧带加强。掌指关节伸直时，两侧副韧带处于松弛状态，活动范围大，且尺偏大于桡偏。掌指关节屈曲时，两侧副韧带紧张，几乎没有侧方活动。

指间关节由近节指骨头与远节指骨基底部构成，属于滑车关节，关节囊背侧松弛。指间关节侧副韧带的走行方向与指骨纵轴接近平行，在手指伸直时该韧带紧张，屈曲时则松弛，主要功能为限制指间关节的侧向活动。

手指捩伤损伤机制主要为间接暴力引起指间关节（多在伸直位）或掌指关节（多在屈曲位）过度背伸、掌屈或扭转，从而导致侧副韧带和关节囊受损。多发于手指近端指间关节及拇指掌指关节。常见原因：运动员技术动作错误（如手指在伸直状态接球或在手指肌肉未紧张保护的情况下接球），思想准备不足时突然接球速过快的来球，或接球面过湿或气过足的球时致伤，以及运动中跌倒手指撑地等。

二、征象

患者有明显受伤史，受伤关节呈现梭形肿胀、疼痛和屈伸功能受限。检查：伤侧有明显压痛。侧扳试验为阳性：在掌指关节屈曲或指间关节伸直时，检查者沿关节纵轴做侧向扳动，伤处疼痛即为阳性。若侧扳时关节的侧向活动范围增大，或出现关节不稳，提示韧带完全断裂。伴有关节脱位时，受伤关节出现明显的肿、痛和畸形。伴有撕脱性骨折时，被动活动受伤关节，常有轻微的骨摩擦音，如果撕脱的骨片嵌入关节，关节纵轴挤压多有疼痛。如为伸指肌腱末端撕裂则末节指间关节呈“锤状指”（30°～50°屈曲畸形），不能主动伸直。

三、现场评估和处理

掌指、指间关节扭挫伤后应立即采取PRICE处理，然后依检查结果处理。如仅为单纯关节扭挫伤则可用粘膏支持带或护具保护固定，48 h后开始屈伸活动。如中指指间关节的尺侧副韧带损伤时可将无名指与中指用两条粘膏固定在一起。这样无名指即起到夹板的作用，既可避免再伤又可早期活动并参加训练。如有较重的肿胀、疼痛、关节不稳

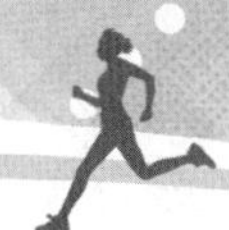

或“锤状指”等情况时应送医院处理。

需要特别指出的是，有些手指捩伤的患者，自身对伤情重视不够，以为是小伤，延误诊治甚至没有诊治，或伤后处理不当，早期缺乏固定或固定时间不够，都有可能是受伤的侧副韧带或由此伴发的关节面软骨损伤，无法得到正确处理，以至于不能完全修复，造成关节的侧向松弛不稳，日久引发难治的创伤性关节炎，并严重影响手指的功能。

四、伤后康复训练

较重的肿胀、疼痛或关节不稳等伤后用夹板固定（使损伤韧带处于松弛位）不少于2周。固定解除后即可开始手指的屈伸练习，如关节较僵硬可在每次练习前进行理疗热敷等。随关节功能恢复，宜在粘膏支持带的保护下，逐步参加训练。练习时避免做受伤关节的猛烈被动屈伸活动，以防再度受伤。

五、预防

通过抓握网球、正反卷缠重物等练习，加强指间关节周围组织的力量。运动前做好手部各关节的准备活动。排球专项运动员，应在训练前使用粘膏支持带对易伤关节进行保护。

第七节　膝关节急性损伤

膝关节是人体最复杂的关节之一。运动中突然减速、骤停、变向等使膝关节承受巨大的负荷而发生急性损伤。膝关节急性损伤多为膝关节侧副韧带损伤、半月板损伤和交叉韧带损伤。

一、解剖生理、生物力学机制

膝关节由股骨、髌骨和胫骨构成髌股关节和胫股关节，关节囊内含半月板和有滑膜包裹的交叉韧带。膝关节稳定性主要靠静力性结构维持，膝松弛时则肌肉动力性结构起重要作用。静力性稳定结构主要包括内侧副韧带（起于股骨内上髁，止于胫骨上端内侧缘）、外侧副韧带（起于股骨外上髁，止于腓骨小头）、后交叉韧带（起于股骨内侧髁外缘，止于胫骨髁间隆起后方）、前交叉韧带（起于股骨外侧髁内缘，止于胫骨髁间隆起前方）（见图8－12）。其中内侧副韧带限制膝外翻和外旋，外侧副韧带限制膝内翻和内旋，而前交叉韧带主要限制胫骨相对于股骨的前移和膝内旋，后交叉韧带主要限制胫骨相对于股骨的后移、膝外旋和膝过伸。整体上侧副韧带维持膝关节侧向稳定性，交叉韧带维持膝前后方向稳定性，侧副韧带与交叉韧带联合维持膝旋转稳定性（见表8－1）。

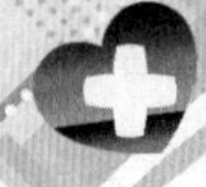

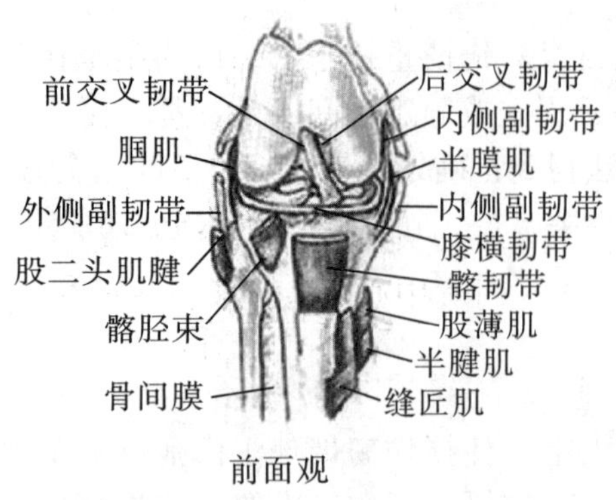

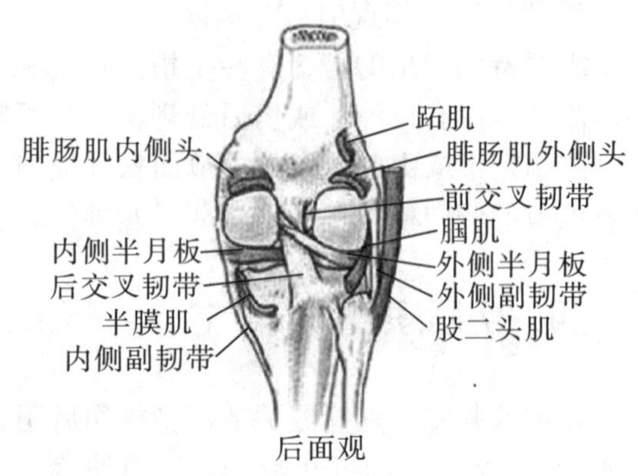

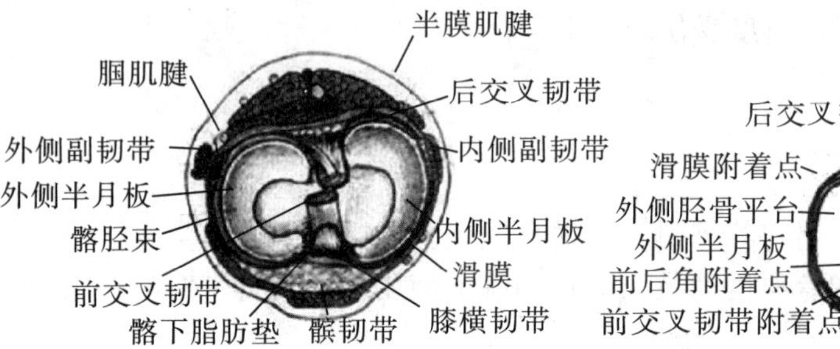

图 8－12 膝关节解剖图

表 8－1 膝关节在不同位置下起稳定作用的韧带

应力	膝关节	稳定装置（依作用主次排列）
外翻	伸直	1. MCL 2. ACL 3. Caps 4. PCL
	屈曲	1. MCL 2. ACL 3. PCL
内翻	伸直	1. ACL LCL 2. PCL
	屈曲	LCL
过伸		1. ACL 2. PCL
前移		1. ACL 2. MCL
后移		PCL
外旋	伸直	ACL MCL
	屈曲	1. MCL 2. ACL LCL 3. Caps
内旋	伸直	1. ACL 2. LCL 3. PCL
	屈曲	1. ACL 2. PCL 3. LCL

注：MCL 内侧副韧带；LCL 外侧副韧带；ACL 前交叉韧带；PCL 后交叉韧带；Caps 关节囊。

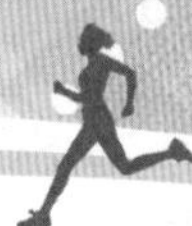

半月板为位于股骨髁与胫骨平台之间的半月形软骨，内侧半月板呈“C”形，外侧半月板呈“O”形。两个半月板的前、后角分别附着在胫骨平台中间非关节面的部位，且内侧半月板与关节囊和内侧副韧带相连。半月板上面凹下面平，外缘厚内缘薄，呈楔形，具有传布和分散膝关节承受的负荷、保护关节面、缓冲震荡的作用，同时也有稳定膝关节的作用。半月板仅外周 1/3 有血液供应，而中央部分无血液供应，一旦损伤，难以愈合。另外，半月板在胚胎时为一完整软骨盘，出生时其中心部分已吸收，成为“C”形或“O”形；如中央部分未吸收而成为椭圆形盘状畸形，称为盘状半月板。盘状半月板在膝伸时可有响声，外伤时较易破裂。在我国外侧盘状半月板较多见，因而外侧半月板损伤率较高。

1. 侧副韧带损伤

急性膝关节损伤中最常见，尤以内侧副韧带损伤多见。内侧副韧带损伤常为膝外翻暴力所致，致伤动作：一是膝关节伸直或近乎伸直（0°~30°）时，膝外侧受到暴力使膝外翻；二是小腿外旋或大腿内旋（足与小腿固定）时膝外翻，如踢足球时的“二人对脚”。由于内侧副韧带与内侧半月板相连，因而内侧副韧带牵拉可连带内侧半月板撕裂。外侧副韧带损伤则为内翻暴力所致，如剪式跳高落地不稳，身体向侧方摔倒致大腿外旋并膝内翻。由于膝外侧有强大的髂胫束及腘肌腱保护，单独外侧副韧带损伤少见，一旦损伤往往较重。

2. 半月板损伤

半月板损伤主要由间接暴力所致，常合并韧带损伤，是急性膝关节损伤中第二常见损伤。损伤机制主要是半月板矛盾运动及膝扭转时致研磨性外力引发半月板急性损伤。膝关节运动时，半月板与其上方的股骨髁和其下方的胫骨平台有两种不同方向的活动：膝屈伸时，半月板跟随胫骨平台移动，关节运动发生在股骨髁和半月板之间；旋转时，半月板则随同股骨髁移动，并随同股骨髁一同对胫骨做旋转，其转动发生在半月板和胫骨平台之间。如膝关节屈伸时膝突然猛烈扭转或膝扭转时突然屈伸即可产生半月板矛盾运动。常见致伤动作：一是膝半屈承重位，足部固定，膝扭转同时突然伸膝，如篮球运动员的争球、切入投篮时转身跳起和落地；二是膝半屈承重位，足部固定，大腿突然内旋伴外展，如足球运动员的追球疾跑转向或急停转身。另外膝承重位过伸或过屈也可致半月板损伤。除急性伤外，长期膝半蹲扭转致研磨性外力可使半月板发生退行性变而劳损。

3. 交叉韧带损伤

以前交叉韧带损伤多见，且常与内侧副韧带、半月板损伤等并发，女运动员损伤发生率显著高于相同项目的男运动员。前交叉韧带损伤多为小腿过度旋转同时膝内、外翻或膝过伸所致，致伤动作：一是膝在伸直或屈曲状态下突然减速、变向。如跳起落地时膝近乎伸直位并膝内旋内翻或膝近乎伸直位膝外旋外翻；又如足球运动员跑动中射门，一脚着地突然减速急停，另一脚起脚射门扭转躯干，造成着地膝扭转并膝外翻或内翻。二是膝关节过伸，如足球正脚背踢球“踢漏脚”。三是大腿前方或膝后方受到暴力作用使胫骨前移。后交叉韧带损伤少见，常与前交叉韧带同时损伤。致伤动作多为膝屈时来自小腿前方直接暴力或膝过伸致伤。

运动中各种致伤动作，如膝过伸外翻或内翻、膝屈外旋外翻或内旋内翻等，常可引发多个结构同时损伤。膝旋转时外翻暴力可致内侧副韧带、前交叉韧带和内侧半月板同时损伤，又称三联伤。

二、征象

有明显外伤史，受伤时常自觉有组织撕裂感，可听到“啪”的响声，随即关节疼痛。侧副韧带损伤多为突然局部疼痛，但随即减轻，活动受限，走路跛行。检查局部有压痛，内侧副韧带损伤多在股骨内上髁，外侧副韧带损伤多在腓骨小头；侧扳试验为阳性。前交叉韧带或半月板急性损伤后关节疼痛，持重时膝无力或不能持重自行离开场地，多迅速出血肿胀，急性期常无法检查。急性期过后或慢性损伤则表现为上下楼梯疼痛或不能深蹲，活动时膝无力感或不敢发力，膝屈不同角度扭转时关节不稳、打软腿或疼痛，股内侧肌萎缩。半月板损伤患者活动时可有弹响、关节交锁，膝过伸或过屈时疼痛，关节间隙压痛。所谓关节交锁是指活动时突然听到“咔嗒”一声关节被卡住不能屈伸；如忍痛摇晃几下小腿，又听到“咔嗒”一声，关节又可活动，称为解锁。拉赫曼试验、抽屉试验、麦氏试验、提拉研磨试验（见图 8 – 13）有助于损伤性质判定。

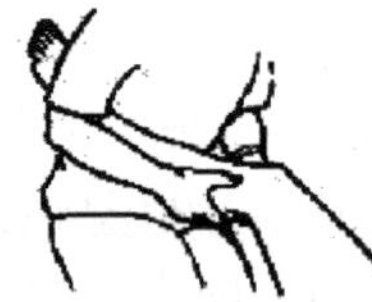

（a）侧扳试验

操作：患者平卧，患膝屈30°或伸直，检查者一手抵于膝外/内侧关节间隙处，另一手握小腿向外/内扳动，膝内/外侧出现明显疼痛为阳性。若侧扳小腿时伴有膝的“开口”感，提示韧带大部分断裂或完全断裂，即为重度损伤。

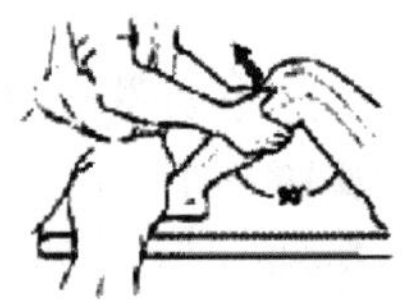

（b）抽屉试验

操作：膝关节屈90°，小腿下垂，检查者用手握住胫骨上端做拉前和推后的动作，前移增加提示前交叉韧带断裂，反之为后交叉韧带断裂。

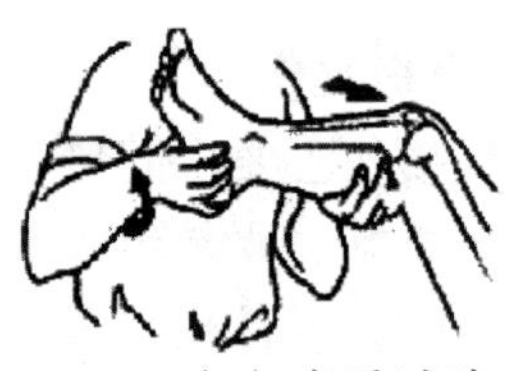

（c）麦氏试验

操作：检查者立于患者右侧，以一手的拇指和中指放于关节线间隙，另一只手紧握患肢踝部或跟部，髋膝关节完全屈曲，然后将小腿外展，外旋或内收、内旋，同时逐渐伸直膝关节，如患者关节线处有感到触痛或同时有响声提示有半月板破裂。

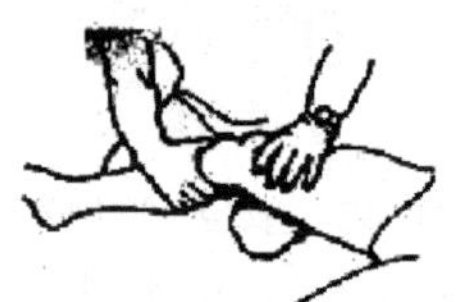

（d）拉赫曼试验

操作：患者仰卧，膝屈30°，检查者固定大腿，以手握住小腿上段做拉前动作，前移增加提示交叉韧带断裂。

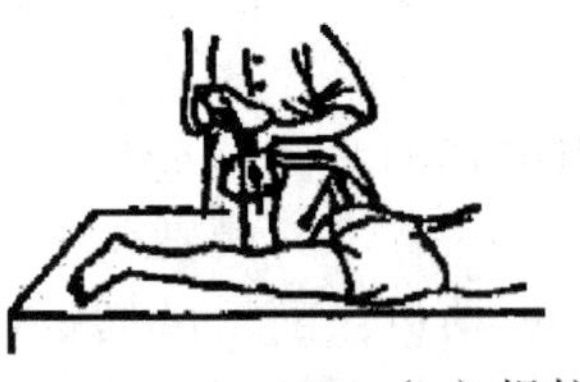

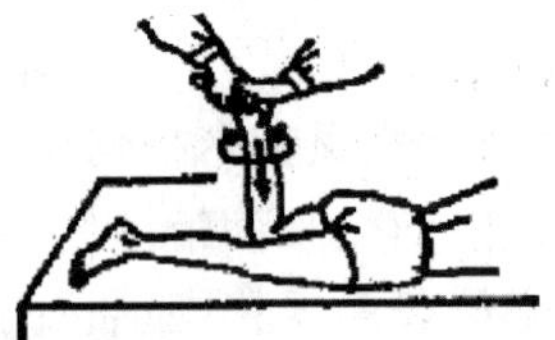

（e）提拉研磨试验

操作：俯卧屈膝90°，检查者用两手持足部向上提拉膝关节，并左右旋转，发生疼痛，提示侧副韧带扭伤；如双手持患足跟及足跖向下挤压膝关节，再左右旋转，发生疼痛提示半月板破裂。

图 8 – 13 膝关节急性损伤检查

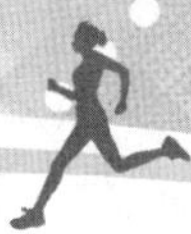

三、现场评估和处理

根据受伤动作、疼痛部位、响声及功能障碍情况可做初步判断，排除明显的骨折、脱位后立即局部冰敷、加压包扎 0.5～1 h，再进行检查。如检查提示侧副韧带轻度损伤（侧扳试验为阳性但膝稳定），先将患膝充分伸屈一次（先伸直然后充分屈曲，再自然伸直）后，用弹力绷带在膝屈 30°～45°位置继续冰敷、加压包扎固定、抬高患肢。关节有不稳者用夹板固定后送医院诊治。如提示交叉韧带损伤则用夹板将膝关节固定于屈曲 30°～45°位置，半月板损伤用夹板将膝关节固定于屈 10°～20°位置送医院进一步检查和治疗；无法检查者同样送医院诊治。

四、伤后康复训练

膝关节侧副韧带损伤：一般不用手术治疗，2～4 天后即应在保护支持带或支具保护下开始康复锻炼，包括大腿肌肉静力练习、直腿抬高；主动屈伸膝关节的练习，如主动屈膝至 90°，屈髋，然后在屈膝 45°～90°的范围内伸膝、伸髋；本体感觉和步态练习，如在保护下进行膝承重练习、从足跟至足尖的步态练习。一般 2～3 周后可进行低负荷闭链、开链练习，如压脚跟于墙面的练习、静蹲站桩、股四头肌渐进抗阻练习等。在膝关节可充分活动的情况下，可垫高伤侧鞋跟 0.5～1 cm 并在支持带的保护下开始箭步蹲、独立步行，并逐步过渡到踏功率车、上下台阶、慢跑等练习。一般 6 周后逐步进入功能康复训练阶段，如全速跑、“8”字跑等。

半月板损伤：非手术治疗及等待手术患者应在支具固定下尽早进行康复训练，以防止肌肉萎缩、关节僵直等并发症。早期主要进行股四头肌静力练习、直腿抬高练习、侧卧髋外展练习以及进行膝关节活动度练习（0°～45°）等康复练习。恢复期可在开链和闭链状态进行相关肌肉力量、耐力练习，以及功能训练，方式同韧带损伤。

前交叉韧带损伤：疼痛缓解后即可用按摩手法等松解软组织，同时在支具保护下进行腘绳肌与股四头肌的等长练习、直腿抬高、膝被动运动（如滑墙练习）和主动关节活动度练习（如俯卧屈膝练习）；恢复期可进行闭链练习，如小角度静蹲站桩、压腿、骑自行车（对于自行车座开始应高然后随关节活动度改善渐降高度），以及用弹力带抗阻的膝屈和伸开链练习等。当患者的膝关节能屈至 90°时，可进行弓箭步练习、行走、台阶、慢跑等，并加强屈膝、伸膝的抗阻练习和腘绳肌离心力量练习。一般 4 个月后进入功能康复训练，如跑跳、变向练习等。

手术治疗患者：术后应尽早在康复医生指导下循序渐进地进行康复训练。前交叉韧带损伤也可预先康复训练，6 个月后根据情况确定是否做手术。

五、预防

（1）增强膝关节周围肌群的肌肉力量及耐力、加强主动肌与拮抗肌的平衡、强化本体感觉和改善动力链薄弱环节。如大腿肌肉力量弱，不能够维持平衡，运动员会调整身体姿势，如试图通过伸膝屈髋来维持。然而这种姿势会使运动员处于较危险的境地，由于减少了股四头肌效率，妨碍了髋旋转，此时若胫骨被动旋转，易发生韧带损伤。很多损伤发生在训练快要结束时，肌肉耐力不够，从而导致损伤。肌力不平衡（如屈肌对抗伸肌的力量比失常）是潜在的导致膝损伤的另一因素。腘绳肌和股四头肌力量不平衡会影响到关节位置或力量，使某些特定结构处于危险位置。运动员腘绳肌力量不足时易导致交叉韧带损伤。因此，提高肌肉耐力、力量以及肌力平衡有助于降低伤害发生。此外，提高身体控制能力、位置感，强化动力链薄弱环节，腾空落地时采用双脚替代单脚且膝关节屈曲也能使膝关节避免或减缓损伤作用力。

（2）根据易伤项目选择合理的运动装备和膝关节保护器具以降低伤害发生。在径赛项目中，造成膝关节损伤的一个重要的机制是足相对固定在地面上，运动鞋与地面摩擦力过大致足相对固定而增加膝关节扭转。因此，在保证运动能力前提下选择恰当的运动鞋有助于降低伤害发生。另外，选择合适的护具、支具可减少不稳定膝关节骨的移位，可部分保护膝关节免受再次损伤。

（3）重返运动之前应进行膝关节积极治疗和完全康复，将发生再次损伤的危险降到最低。应尽可能确保运动员真正达到与比赛水平相接近的程度时，方可重返赛场。

（4）教练员应重视发展正确技术动作、控制训练等可使损伤概率减少到最小。如控制教学、训练和比赛的强度，保证运动员遵守规则，能间接控制损伤发病率。增强对规则的调整，运动管理者应继续修改规则，以降低损伤的发生。

第八节　髌骨软骨病

髌骨软骨病又称髌股疼痛综合征或篮球膝，是一种以髌骨软骨面退行性变为主要病理特征的慢性劳损性疾患。本病好发于田径、篮球、排球、跳跃、举重、体操、武术等项目的运动员。

一、解剖生理、生物力学机制

髌骨是人体中最大的籽骨，位于膝关节的前方，髌骨软骨面与股骨髌面形成髌股关节。髌骨一方面可加长股四头肌力臂，增加伸膝力矩，协助伸膝，同时又可通过增加髌骨与股骨髁的接触面来合理分布髌股软骨面的应力；另一方面髌骨也有助保护膝关节在半屈位置的稳定性，防止膝异常的内收、外展，以及前后的错动。

膝屈伸运动时髌骨需在股骨滑车上沿一定轨迹滑行，这取决于股四头肌及髌支持带（见图 8－14）。闭链运动在膝屈 90°时髌骨软骨面承受的压力最大；开链运动如抗阻时则在膝屈 90°髌骨软骨面承受的压力最大，然后随伸膝下降，如不抗阻时则在膝屈 30°～50°时髌股软骨面承受的压力最大，不过此时髌股接触面也最大；但不论开链还是闭链运动，

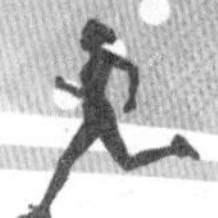

膝伸时（小于20°）髌股压力皆较低。

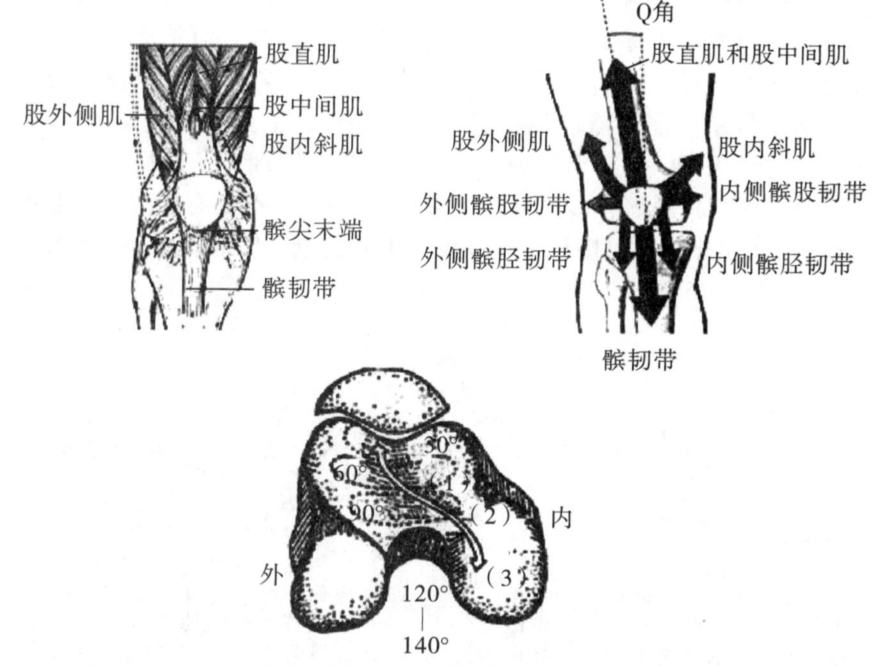

图8－14 髌股关节稳定性及正常髌骨活动轨迹

运动中髌股软骨反复的摩擦、挤压及异常应力分布是髌骨软骨病的主要损伤机制。受伤的动作多为膝关节在屈曲位，反复蹲起、跳跃、负重或扭转，如篮球运动的运球、上篮、滑步防守、急停急转；排球运动的扣球、拦网、滑步移动等。若膝关节其他结构（韧带、半月板等）损伤，可致股四头肌内侧头萎缩等，使髌股关节不稳并改变了髌骨在股骨滑车关节面上的正常活动轨迹，造成压力集中于局部髌骨软骨面，成为慢性损伤的基础。

在体育训练中，此病发生较多的原因主要是采用“单打一”的训练方法使膝的局部负荷大；运动员求出成绩心切，进行不正规的训练，并缺乏医务监督。此外，髌骨和股骨的发育异常、先天高位或低位髌骨、膝Q角过大（从髂前上棘到髌骨中点连一条线，再从胫骨结节到髌骨中点连一条线，两条线的夹角即为Q角。屈膝30°，正常男性为8°～10°，女性约为15°）、膝内翻或外翻、小腿过度旋前等先天或后天的解剖学变异或运动力线的改变，股内侧肌力及臀中肌肌力弱等也是诱发髌骨软骨病的重要内因。

二、征象

受伤运动员一般都有典型的膝半蹲位反复过劳的受伤史，出现膝痛和膝软症状。运动员常在膝半蹲动作和下坡时突然腿打软，几乎跌倒；膝活动时髌后有摩擦声，或长时间坐和膝屈时膝关节有一种持续的酸痛感。早期（轻型）：只在大运动量训练后，感觉膝酸软无力，上下楼梯时明显，休息后消失，常被误认为“疲劳”。中期（中型）：症状逐渐加重，在开始准备活动时，如慢跑或下蹲时出现膝酸痛，但活动开后疼痛减轻，或仅在膝半蹲位发力起跳过猛时出现。仍能进行大运动量训练，但是运动后症状加重，出现跛行，休息后疼痛减轻。后期（重型）：凡是训练中的半蹲位发力较大的动作都出现疼痛，如跳高运动员踏跳痛，篮球运动员滑步、急停、上篮痛，且常常诉说“跳不起来”或患肢反应迟钝失调、关节卡住等。这时如果仍继续训练，最后将导致行走、任何动作都痛。检查：髌周指压痛，多数患者在髌骨内缘6～9点处有压痛。髌骨磨压痛，出现率几乎100%；单足半蹲试验阳性是早期发现本病的重要体征；此外髌骨软骨摩擦试验也可呈阳性（见图8－15）。

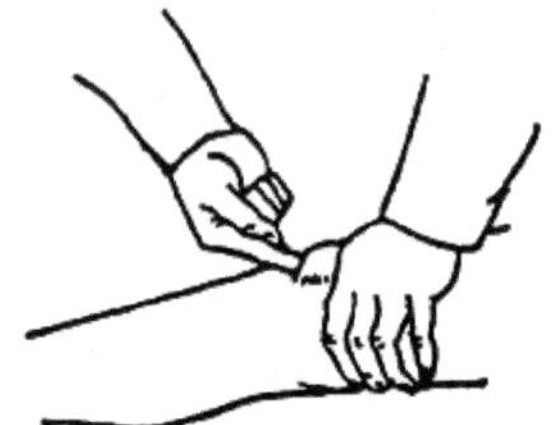

（a）髌周指压痛

操作：令患者伸膝关节，检查者用手指推挤髌骨边缘，令其向一侧翘起，再用另一指拇指或食指刮动髌骨周缘，即可出现明显的疼痛。

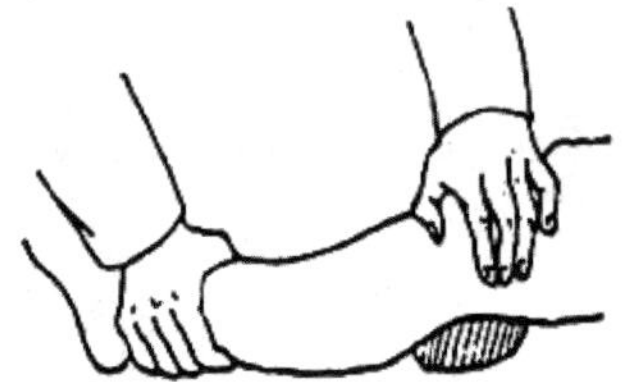

（b）髌骨磨压痛

操作：令患者伸膝关节，检查者用一垫置于腘窝使膝微屈，手按于患膝髌骨上方用力下压且前后左右错动，髌下出现疼痛为阳性。

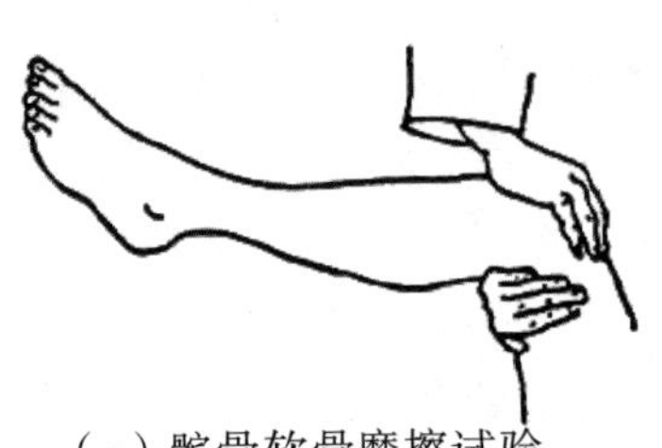

（c）髌骨软骨摩擦试验

操作：检查者双手掌置于膝关节上、下两侧，在膝关节上方的手掌用力向上方推挤髌骨，同时让患者反复屈伸，髌下出现疼痛为阳性。

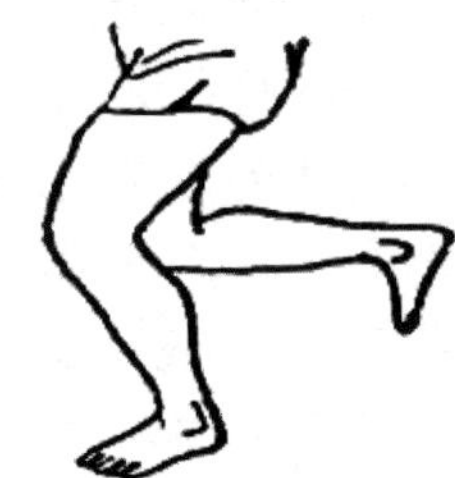

（d）单足半蹲试验

操作：令患者单足支撑逐渐半蹲，在屈膝30°～50°的范围内出现膝痛为阳性。

图8－15　髌骨劳损检查

三、处理

康复训练是主要治疗方法。另外可采用McConnell贴扎法（睡觉前必须去除）纠正和固定髌骨位置，利用支具矫正小腿过度旋前，配合选用冰敷（膝部及大腿肌肉）、按摩（具体方法附后）、理疗、中药外敷及关节内注射玻璃酸钠等方法有助于达到改善症状的目的。

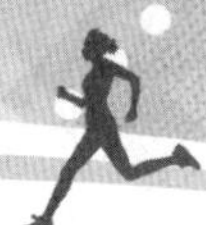

四、伤后康复训练

轻型可正常训练，但注意改变训练方法，减低髌股关节面压力。中型避免或部分停止膝半蹲位或弓箭步发力的各种动作，在不加重髌骨负担的情况下，加强股四头肌肌力练习和全面身体训练，严格控制运动量和强度。重型暂停训练，进行体疗。无论哪一型皆应积极进行下述康复练习以纠正错误的髌股运动轨迹：①强化股四头肌肌力，尤其是股内侧肌肌力练习。可先进行直腿抬高练习，无痛后再进行闭链练习。闭链练习中静蹲站桩练习是一种较好的体疗方法，从高位静蹲逐渐增加角度，每次时间可由几分钟渐增到20 min，由不负重过渡到负重。②加强核心肌力尤其是增强臀中肌肌力（髋外展练习）。③牵伸股四头肌、腘绳肌、髂胫束、腓肠肌和比目鱼肌。康复后期则要加强股四头肌离心力量练习以及下肢功能性练习。

五、预防

（1）合理安排膝部负荷，避免“单打一”训练。

（2）重视科学选材，高位或低位髌骨或膝 Q 角异常者，不宜从事易伤专项的训练，已患膝伤者应慎重入选集训队。

（3）对易伤项目应规定专项的股四头肌肌力训练，达到要求后方可进行此专项训练。

（4）易伤项目的运动员应定期进行单足半蹲试验，以早期发现，及时治疗。

（5）适宜的鞋垫、选择长跑的路面、适宜的肌肉康复和柔韧性训练，这些有助于减少膝关节所受的冲击力，起到保护作用。

（6）运动员训练过程中出现难以忍受的不适和疼痛，宜立即调整运动量。

【知识扩展】

按摩的具体方法

先用推、擦、揉捏等手法放松股四头肌。然后放松髌骨，令患者患膝伸直，术者拇指与其他四指分开握住髌骨，上下滑动 3 ~ 5 min；髌骨周缘长时间指揉后，再采用单手拇指刮法，即按摩者一手将髌骨固定，使疼痛部位尽量显露，另一手拇指屈曲，指端沿髌骨痛点长轴做匀速匀力地刮动，重复 20 ~ 40 次，用力以使患者感到轻度疼痛为度。最后按压髌骨，以髌骨压痛的检查法找到髌骨软骨面最痛点，适当加压固定不动，待酸痛减轻或消失，再徐徐抬手，如此反复 3 ~ 5 次。在完成上述手法后，嘱患者不负重屈伸膝关节 20 ~ 30 次，落地行走 2 ~ 3 min。

第九节　胫腓疲劳性骨膜炎

疲劳性骨膜炎又称应力性骨膜炎。胫腓疲劳性骨膜炎是运动员小腿内、外两侧疼痛的主要原因之一，好发于运动新手和新兵，或运动员集训初期，多见于跑、跳过多的高冲力性运动项目，如中长跑、篮球、排球、足球等。

一、解剖生理、生物力学机制

胫骨是小腿负重时承受压力的主要骨骼，腓骨是小腿肌肉附着的重要骨骼，并分担一定的压力。胫腓骨上下端互为关节，通过上下胫腓关节和骨间膜将它们接合成一整体，增加小腿的持重能力。小腿被深筋膜分割成三组肌群，正常时各肌群在踝、足关节的运动中处于平衡状态，当某肌群功能减弱时，与其相应的拮抗肌和韧带作用则加强，使其被牵拉延伸。另外，胫骨的前内侧无肌肉，仅有与骨膜紧密相连的深筋膜覆盖，当深筋膜受到牵拉时常直接波及骨膜。

疲劳性骨膜炎的损伤生物力学机制目前主要有疲劳学说和应力学说，尚未统一。下肢跑跳过多或运动量突然增加，跑跳技术不正确（如过多足尖跑），场地或鞋底过硬是致病主因，而运动员训练水平差，下肢的形态异常（如扁平足、小腿过度外旋）等也是重要诱因。疲劳学说认为，过多跑跳，尤其是足尖跑时，小腿后屈肌群尤其是比目鱼肌的过劳可能是本病的重要原因。该肌的疲劳改变了胫骨及骨间膜应力，筋膜向胫骨内侧缘骨膜方向增厚，从而引发疼痛。应力学说认为长期的下肢过度使用和大负荷运动，如长跑、跳跃、行军、异常应力等，使身体重力和地面反作用力作用于胫、腓骨，加上小腿后肌群的收缩使骨弯曲，力主要集中作用于胫骨前面，长期反复的应力作用使胫骨的骨膜损伤。

二、征象

多有过多跑跳或近期突然加大训练负荷史。表现为运动时或运动结束后一段时间沿小腿内侧或外侧弥散性疼痛。轻者或早期仅在训练后痛，尤其是增大运动负荷后疼痛明显，休息后减轻，继续活动则又痛；进一步发展，运动时即出现疼痛，严重者行走或不运动时亦痛，个别患者出现夜间痛。性质多为隐痛、牵扯痛，严重者有刺痛或烧灼样疼痛。检查：分散性或局限性压痛。较重者局部皮肤红热，局部凹陷性水肿，压痛剧烈。偶尔可触及凹凸不平感（骨膜增厚、隆起）。压痛和叩击痛位置多在胫骨内后侧中下 1/3 段，腓骨多在下 1/3 或上 1/3 段。令患者足尖用力向后蹬地时，胫前疼痛加重即后蹬痛，是诊断本病的重要体征。

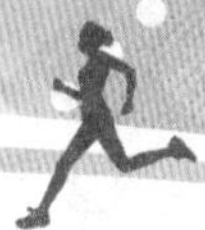

三、处理

多采用保守治疗，包括尽早相对休息，局部红肿者可用冷盐水浸泡或冷热交替治疗，局部无红肿者可用热醋或硫酸镁溶液泡脚，夜间痛者可口服非甾体消炎止痛药物。另外也可配合使用离子导入、超短波、磁疗、中药外敷等。

对于疼痛突然加重，或经 2 ~3 周调整训练和保守治疗症状仍无改善者应上医院检查排除疲劳性骨折的可能。

四、伤后康复训练

运动员在早期（轻型）一般不必停止专项训练，但要调整跑跳训练量，尤其是要控制足尖跑、跳、蹬地等动作。运动量以减至不引起疼痛为宜，训练时可用弹力绷带或胶布贴扎小腿，训练完后可冷敷，然后适应后每周再增加运动量，使小腿负荷能力逐渐提高。另外，训练期间要加强功能练习，注意牵伸小腿三头肌、胫后肌，加强比目鱼肌、胫前肌、踇长屈肌、趾长屈肌的向心及离心力量训练等，矫正动力链存在的薄弱环节，用护具矫正不良姿势。一般 2 ~4 周即可恢复到伤前水平，症状消失。

较重者应停止专项训练，以保守治疗为主，并采用替代练习如游泳或骑车（用脚跟踏板）保持心肺耐力，直至行走无痛且压痛消失再逐渐恢复训练。

五、预防

发生应力性骨膜炎或者应力性骨折有时被认为是训练“错误”的结果，因此，教练员对此病的发生负有重大责任。密切监控训练量、训练后的恢复措施和避免训练负荷增加过快是最好的预防方法，如后蹬跑、上下坡跑要注意穿插休息。当运动员在较硬场地跑跳时，应使用防震的运动鞋或减震鞋垫。另外，尽量矫正存在的扁平足或小腿过度外旋等异常姿势，同时加强小腿肌肉离心力量和柔韧性练习，矫正动力链存在的薄弱环节。

第十节　急性踝关节韧带扭伤

急性踝关节韧带扭伤是运动中最常见的损伤之一，多见于要求身体在运动中腾空或变向移动的运动项目，如篮球、排球、滑雪、足球、体操、田径等。

一、解剖生理、生物力学机制

踝关节又称距上关节，由胫腓骨下端及距骨构成滑车关节，允许执行一定幅度的屈伸和内外旋。其周围主要有外侧副韧带、内侧副韧带和下胫腓韧带联合。其中，外侧副韧带由距腓前韧带、距腓后韧带和跟腓韧带组成，具有防止足跟和距骨异常内翻及前后错动的功能；内侧副韧带又称三角韧带，包括浅层的跟胫韧带和深层的距胫前、距胫后和舟胫共4束韧带，内侧韧带纤维致密坚韧，且面积大，具有防止足跟外翻和距骨的异常外翻及前后错动的功能；下胫腓韧带联合包括胫腓骨间韧带和下胫腓韧带，主要作用是连接胫腓骨下端，防止在踝背屈时胫腓骨过度分离（见图8－16）。

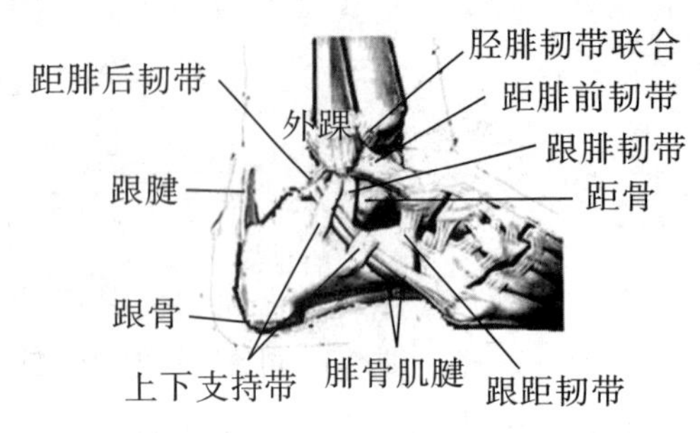

（a）外侧面　　（b）内侧面

图8－16　踝关节韧带

踝足的肌肉很多，分别主导踝关节的不同运动。使踝跖屈的肌肉为腓肠肌和比目鱼肌，背屈为胫前肌，外翻主要有腓骨长肌和腓骨短肌，内翻则为胫后肌、腓肠肌和比目鱼肌。总体而言，踝的跖屈肌力强于背屈肌力，内翻肌力强于外翻肌力。

由于踝外侧副韧带相对分散薄弱，加上距骨关节面前宽后窄，当踝关节跖屈时使其稳定性变差，易发生侧向运动，再加上足的内翻肌力大于外翻肌力，外踝远端又较内踝远端低，限制了踝的外翻，这些原因导致踝关节容易在跖屈内翻时引起外侧副韧带扭伤。

当运动中身体腾空时，足踝部自然呈跖屈内翻的状态，如果在落地的瞬间，因身体向一侧倾斜、踩在别人的脚上或滚动的球上、不平的地面上、体操垫之间等因素，都可在重心不稳的情况下，使足外侧着地，令踝关节过度内翻，导致外侧副韧带损伤，尤其是距腓前韧带易受到过分的猛烈牵扯而致伤。暴力作用大时，还可同时伤及跟腓韧带，甚至骨折。踝的内侧副韧带损伤比较少见，但如果足的内侧遭受较大的侧向暴力作用，迫使过度外翻也可致伤，且一旦损伤，多数较严重，往往合并有踝部骨折等。

二、征象

有踝关节扭伤史，伤后踝关节外侧、内侧或整个踝部疼痛。走路或活动时疼痛最明显，疼痛程度与伤势密切相关。患者走路时因疼痛而跛行，严重者不敢持重，甚或不敢着地。局部肿胀，2～3天后皮下可出现淤斑。物理检查：外侧副韧带损伤多在外踝前下方或外踝下后方有压痛，如果肿胀严重，压痛点较广泛。踝关节强迫内/外翻试验或前抽屉试验阳性（见图8－17），不过急性期常难以检查。

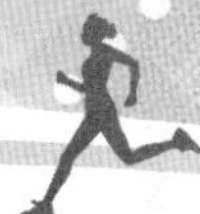

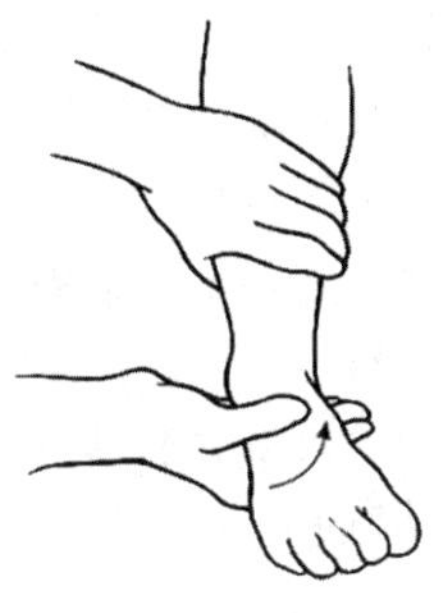

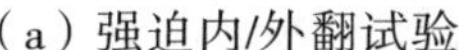

（a）强迫内/外翻试验

操作：检查者一手握住踝关节上方固定小腿，另一手握住足前缘，缓慢用力将足跖屈内翻/外翻，如出现疼痛加重，即为阳性，提示外/内侧韧带损伤。如内外翻时发现有开口感，则提示该韧带断裂。

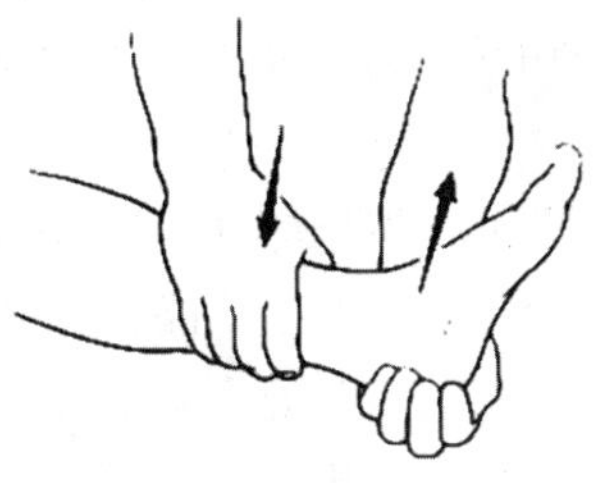

（b）前抽屉试验

操作：检查者一手握住小腿下端，另一手握住足跟缓慢用力向前推动，如果活动范围比对侧大，即为阳性，提示韧带完全断裂。

图 8－17　踝关节扭伤检查

根据损伤的轻重程度，韧带损伤分为轻度、中度和重度损伤。轻度（Ⅰ度）损伤：韧带仅部分纤维撕裂。局部疼痛，但能承重并继续跛行；检查局部轻度肿胀和压痛，没有明显的功能障碍，踝关节稳定。中度（Ⅱ度）损伤：部分韧带断裂。踝部疼痛，能承重但往往难以继续行走；检查伤侧有皮下淤血和局限性肿胀，有一定程度的功能障碍，轻、中度关节不稳。重度（Ⅲ度）损伤：韧带完全断裂。踝部疼痛，不能承重；检查局部淤血明显，肿胀严重，有的甚至可引起全关节肿胀（关节内血肿），或合并骨折，明显关节不稳。

三、现场评估和处理

根据受伤动作、疼痛部位及功能障碍情况可做初步诊断，并立即冰敷（在冰块拿来之前可先用中指指腹压住痛点并点振）、加压包扎 20～30 min，随后进行物理检查。如疼痛剧烈，不敢触地、无法持重，或检查内踝、外踝、第五跖骨基底部、足舟骨任何一处有压痛，应立即送医院就诊排除骨关节损伤等。如无上述症状，伤后可用理筋手法拨伸踝关节一次以矫正潜在的细微错位，然后继续采用 PRICE 治疗，24 h 或 48 h 内可每隔 2～3h 冰敷一次，同时可用非甾体消炎药 3～5 天或外敷新伤药。外踝扭伤时应固定于轻度背屈外翻位。如当时无法检查，一般 2～4 天后可再进行物理检查确定损伤性质及程度。轻中度踝关节侧副韧带扭伤可保守治疗，包括应用超短波、电疗或低度激光治疗等物理治疗措施；重度扭伤宜手术治疗。轻度损伤一般一周愈合，中度 2～3 周愈合，重度多需 4～8 周愈合。踝关节扭伤后如持续疼痛或关节僵硬则要考虑可能合并有关节软骨损伤等，应到医院进一步就诊。

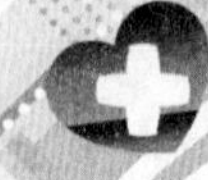

四、伤后康复训练

一般2天后在关节无痛的范围内进行关节活动度练习及踝关节等长收缩练习，但不要进行任何内、外翻练习；在踝支具保护下尽早开始承重，同时也可防止内翻或外翻以保证韧带愈合的正常进行。3～5天炎症消退后进入恢复期，包括进行踝关节在所有运动面的关节活动度练习、踝关节周围肌肉的力量练习尤其是踝背屈肌力量练习，以及能承受的踝关节本体感受性神经肌肉促进（PNF）练习（先进行非承重的练习，逐渐发展到较难的平衡板练习）。一般2周后进入功能期，除继续中期练习外，应增加功能康复训练，如逐步由行走发展到慢跑（戴护踝或用运动胶布贴扎），再发展到直线快跑，最后到曲线、弧线跑；进行灵敏性专项练习，包括快速启动、减速、急停、切入、转身、横向移动等，以及进行相关肌肉超等长练习。最终重返赛场。

五、预防

（1）加强运动安全教育，防止运动中因暴力动作发生损伤。

（2）运动前加强场地的安全监督，做好充分的准备活动。

（3）易伤项目运动员和既往有踝扭伤者，应佩戴护具或使用粘膏支持带进行运动。

（4）培养正确的落地姿势。

（5）加强全面身体素质的训练，尤其应重视踝周肌力和协调性神经肌肉训练。包括脚趾/足跟抬升练习，各重复40次；用脚趾/足跟交替走路各2 m，重复6组；背屈、跖屈、内翻、外翻抗阻练习，各重复40次；通过单腿站立（睁眼或闭眼）或者应用平衡板进行平衡练习，5 min；拉长缩短练习，可通过单腿跳、登高、斜坡跳、双足跳等进行，5 min；8字形、剪刀步或其他功能锻炼应该与运动员日常的训练计划相结合；此外还应该进行拉伸练习，重点在于跟腱和腘绳肌的拉伸。上述练习每周3次。

【知识扩展】

急性踝关节外侧副韧带中度扭伤后的康复参考计划

阶段一：急性炎症期。

伤后第1～2天：

PRICE治疗：伤部每2～4 h进行15～20 min的冰疗，弹力绷带包扎并抬高患足，可能的话用拐杖支撑承重。

伤后2～5天：

（1）继续PRICE治疗，如疼痛消失，可去除拐杖承重。

（2）在关节无痛的范围内进行被动性关节活动度练习，并可在保护性支具下开始渐进性踝关节主动屈伸活动度练习及踝关节等长收缩练习。

（3）其他：有条件可辅助超短波、低度激光治疗。如果达到充足的关节活动度，可

以进行自行车练习。保持非伤部位锻炼。

阶段二：恢复期。

伤后 5 ~ 14 天：

(1) 冷热交替治疗。如果肿胀持续，可进行冷热交替疗；如肿胀已消失，可在康复练习后冷疗。

(2) 康复锻炼。①用弹力带进行踝关节伸、屈力量练习，可先在非承重位练习，然后尽早过渡到承重位练习；②在无痛的情况下进行关节主动活动度练习，同样可先在非承重位练习，然后尽早过渡到承重位练习，并开始踝关节拉伸练习包括跟腱的拉伸；③本体感觉练习：单腿平衡练习。

阶段三：功能期。

伤后 14 天后：

(1) 康复练习。①继续抗阻力量练习：可以由弹力带/弹力管等来提高阻力进行踝关节的抗阻练习。从简单的抗阻练习开始，如用脚拉毛巾，然后可以进行踝关节负重，如沙袋，PNF 练习，以及抬升脚趾/足跟和等速训练器练习。②关节活动度练习：踝关节主动背屈、跖屈、内翻和外翻活动，也可以用踝关节比画字母；灵敏性练习包括用脚趾展开衣物，夹小的物品，如弹球或描绘物理轮廓。③继续拉伸练习。④本体感觉练习：从简单肢体平衡开始（睁眼或闭眼），然后逐步过渡到平衡板练习。

(2) 功能练习。开始走步—慢跑计划，逐步由行走发展到慢跑（戴护踝），再发展到直线快跑，再到曲线、弧线如“8”字跑。进行灵敏性专项练习包括快速启动、减速、急停、切入、转身、横向移动等，以及进行超等长训练，以双腿跳高和跳远过渡到单腿跳，然后进行跳深练习。

第十一节　慢性踝关节不稳

急性踝关节韧带扭伤后，少部分患者可能发展为踝关节反复扭伤形成慢性踝关节不稳。这种情况既可是踝韧带及关节囊撕裂后松弛所致的机械性不稳，也可是神经肌肉功能下降引发的功能性不稳。

一、解剖生理、生物力学机制

导致踝关节功能性不稳定的解剖学、生物力学和病理生理学因素尚不完全清楚。单纯的慢性机械性不稳较少见，通常皆为功能性不稳。一般认为功能性不稳是由机械性不稳与本体感觉丧失共同引起，与撕裂的韧带/关节囊松弛、本体感觉的丧失、腓侧肌肉无力和距跟关节的不稳定等有关。

二、征象

有踝关节扭伤史或反复扭伤史。患者常描述行走时踝关节有关节错动不安的恐惧感，踝关节松弛，或有退让“打软”现象；长时间行走多伴有关节酸痛、肿胀。检查：踝平衡能力下降；有机械性不稳者踝关节强迫内外翻试验或前抽屉试验时关节不稳。

三、处理

显著的机械性不稳者需做手术，而功能性不稳者主要采用踝支具或保护支持带进行外固定，同时开展康复训练。

四、伤后康复训练

踝关节功能性不稳者主要进行功能康复训练，包括踝关节本体感觉训练以重新建立正常的保护性反射，如平衡板练习；加强腓骨肌力量练习和踝关节柔韧练习等。

五、预防

1. 使用平衡板的协调性训练

平衡板训练不仅对体态控制，而且对功能稳定性都有改善作用。平衡板训练无论对有踝关节既往损伤史还是对没有损伤史的运动员来说，都可起到减少踝关节韧带损伤发生率的作用。

2. 外踝的固定

采用踝支具或保护支持带进行固定能产生较好的力学稳定性，从而有助于预防关节韧带的损伤。

【知识扩展】

功能性踝关节不稳康复参考计划

第1周：

(1) 踝关节屈伸活动，3组/天，20次/组。

(2) 骑功率自行车（低阻力，快速），3次/天，每次5～10 min。

第2～4周：

(1) 踝关节稳定逆转练习。

①患足分别置于跖屈位、中立位，双手则分别置于前足背和前足底。然后用力跖屈，置于足底的手对抗使踝关节不动，持续数秒后随即反方向用力背伸，此时置于足背的手对抗使关节不动并维持数秒，如此反复数次。2次/天。

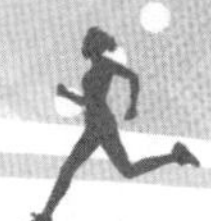

②患足分别置于跖屈位、中立位，双手指则分别置于前足背外侧和前足底内侧，然后用力背屈外翻，置于足背外侧的手对抗（注意力方向）使踝关节不动，持续数秒后随即反方向用力跖屈内翻，此时置于足底内侧的手对抗使关节不动并维持数秒，如此反复数次。2 次/天。

（2）先从坐位然后过渡到站立位进行下述足练习：折叠毛巾、足底踩球进行前后左右运动、拾小石子，各重复 3×20 次。

（3）平衡与协调性训练。

①足跟走与足尖走，与正常走交替进行；在软垫上慢跑；沿“之”字形前后左右的走（不断改变走的节拍及不断增加转弯的弯度）。

②单脚平衡站立：先睁眼进行单脚平衡站立练习，进一步在闭眼或双手持球状态下进行单脚平衡站立练习。

③平衡板练习：站立在平衡板上进行训练，双足→单足→同时屈伸膝关节；一只脚站在平衡板上，另一只脚在平衡板上滚球；使用 2 个或 3 个平衡板，尝试从一个平衡板走到另一个平衡板。

（4）耐力和力量练习。

①坐于运动垫上，膝伸，用弹力带进行踝关节屈和伸抗阻练习，逐渐通过缩短弹力带长度增加阻力，各重复 3×20 次。

②坐于运动垫上，膝伸，用弹力进行内翻和外翻（足跟不动）抗阻练习，逐渐通过缩短弹力带长度增加阻力，各重复 3×20 次。

（5）小腿腓肠肌和比目鱼肌牵伸练习，每次 15～30 s，重复 2 次。

第 5～8 周：

单腿足尖站立；在一个台阶上，前后左右的上下台阶；使用 2 个台阶，间隔 1 m，上下台阶；加大阻力进行踝关节屈伸内外翻向心练习并进行离心抗阻练习；各重复 2×20 次。

第 9 周：

增加协调性训练：在不平的地面上行走、进行不同方式跳跃、间歇性慢跑，进一步在双手边接球状态下进行上述练习。

第 10 周：

慢跑时变向；起跑、冲刺和急停；T 形灵敏性练习；上下坡训练；参加体育活动。

第十二节　跖筋膜炎

跖筋膜炎，又称足底筋膜炎，是足底跖筋膜的慢性劳损性疾病。以田径、体操、篮球等项目多见，是运动员足跟痛的常见原因之一。

一、解剖生理、生物力学机制

跖筋膜是足底深筋膜中央腱性增厚部分，即足底长韧带和短韧带，呈三角形，起自跟骨结节内侧，向前伸展，在跖骨中部分五束，止于五个足趾近侧趾骨（见图8－18）。它在足底像弓弦一样紧绷足弓，对维持足弓有重要作用。

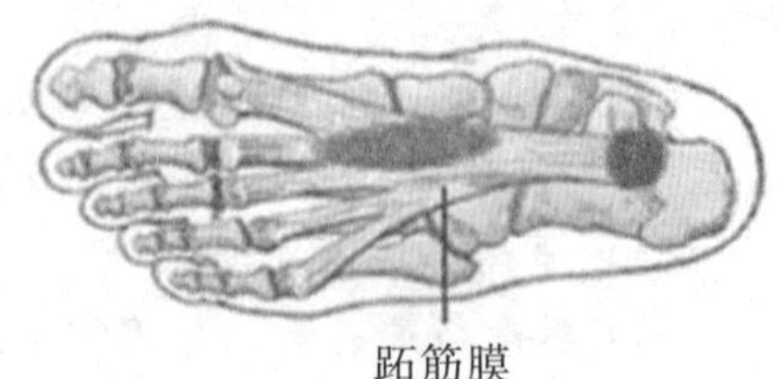

图8－18 足底跖筋膜
（黑色为常见损伤部位）

损伤机制主要为跑跳过多致跖筋膜被过度牵拉从而造成慢性劳损。损伤部位多在跟骨附丽区，也可在足中部。在硬地面跑跳过多是常见诱发因素，而肥胖、踝背伸活动度减低、扁平足、弓形足也是重要的诱发因素。

二、征象

通常早晨起床开始步行时僵硬和疼痛，活动后减轻，或开始运动时不适，活动开后减轻。进而跑跳时不敢足跟着地或站立时不敢足尖持重，严重时甚至每走一步皆痛。检查：将蹰趾用力背伸使跖筋膜绷紧，局部有锐利压痛。

三、处理

多采用保守治疗，包括离子导入（0.4%地塞米松或5%醋酸）、冲击波治疗，可配合手法治疗/关节松动、针灸、中药外敷或冷热交替浸泡等。日常可用镂空的足跟垫保护足跟；对于平足或高弓足患者，可使用足部支具或矫形鞋。夜间可佩戴踝背伸支具固定患足，使小腿肌肉和足底筋膜轻度伸展，防止足底过度放松造成足底筋膜挛缩，以减轻晨起僵硬和疼痛症状。

四、伤后康复训练

疼痛明显时避免跑跳练习，可用游泳、骑车等替代。活动时可用粘膏支持带贴扎减轻负荷，活动后拆除。恢复期康复练习主要是静力牵伸跖筋膜、小腿肌肉，同时也应牵伸腘绳肌、髂胫束。

筋膜牵拉运动：固定脚跟，握住脚趾，用力将脚趾往上扳至筋膜有被拉扯感觉为止，拉扯至略有酸胀或微感疼痛后停留15～30 s再放松，每次重复3～4遍，每日2～3次。

跟腱牵拉运动：双脚呈弓箭步姿势，后脚（患足）整个脚掌需要完全着地，足底部有完全伸展的感觉，然后停留15～30 s再放松，每次重复3～4遍，每日2～3次。

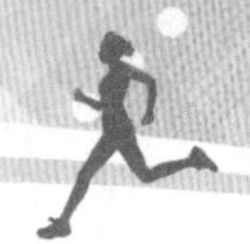

五、预防

避免在硬地面过多跑跳和运动负荷增加过多过快；进行跟腱和跖筋膜牵伸练习；在运动和锻炼时选用合脚、恰当的运动鞋；矫正异常足弓；等等。

第十三节　急慢性腰扭伤

急性腰扭伤通常是指腰部肌肉、筋膜、韧带等软组织因外力作用突然受到过度牵拉或致椎间小关节错位而引起的急性损伤。多数在伤后即刻发生腰痛，俗称闪腰。慢性腰扭伤是腰部肌肉、筋膜、韧带等软组织的慢性损伤性炎症，其中由微细损伤累积而成的慢性腰扭伤又称腰肌劳损。急慢性腰扭伤是常见的运动损伤，多见于体操、跳水、划船、田径、球类等运动项目。

一、解剖生理、生物力学机制

腰骶部是人体躯干连接下肢的桥梁，又是身体活动的枢纽。由于负重大、活动多，损伤的概率也比较高。其中以腰部的椎间关节及韧带、肌肉及腰背筋膜为常见损伤部位。

腰椎共有 5 个，每个腰椎由椎体、椎弓板、横突、棘突以及上下关节突构成。连接各腰椎的韧带有：附着于棘突表面的棘上韧带和棘突间的棘间韧带；附着于椎体前后缘的前纵韧带和后纵韧带；以及椎板间的黄韧带。棘上韧带是连接于棘突后缘的细长韧带，主要是防止脊柱过度前屈；棘间韧带位于棘上韧带深部，其纤维成片状交织连接于相邻的两个棘突之间，此两韧带相对较弱，当脊柱过度前屈和/或过度背伸时，易发生损伤。

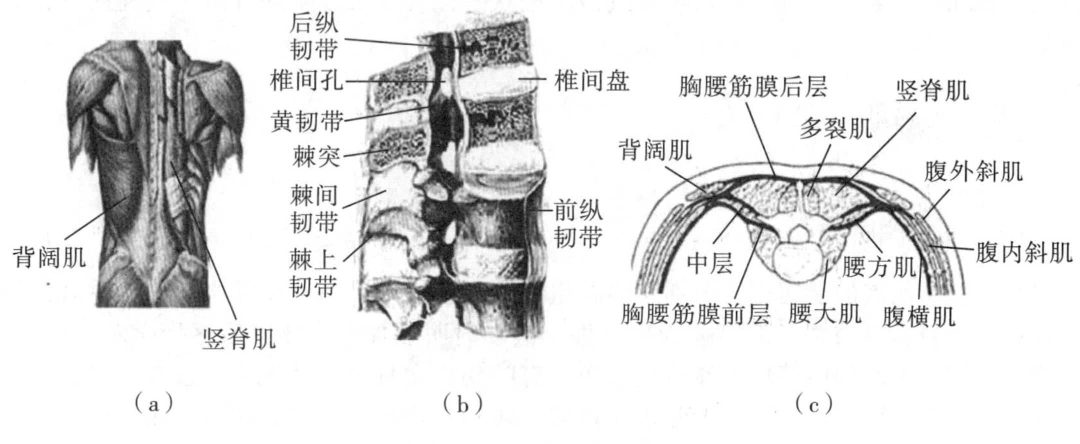

图 8－19　腰部韧带解剖图

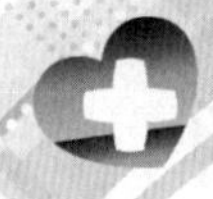

肌肉和筋膜：竖脊肌位于躯干背面，从枕骨到骶骨，纵列于棘突的两侧，是强大的脊柱背伸肌。腰方肌位于腰椎外侧，在第12肋与髂嵴之间。腰大肌位于腰方肌的前面，胸12和腰部椎体的两侧［见图8－19（c）］。上述肌肉有使脊柱侧弯及屈曲的作用，体育运动、日常生活和劳动等各种活动均需其参与，故受伤的机会很多。筋膜是包裹于肌肉周围的纤维结缔组织，腰部突然伸曲、旋转、肌肉猛烈受伤常导致筋膜破裂造成损伤。

急性腰扭伤机制主要为：一是局部负荷量超过腰部所能承受的能力引起该部位相关组织结构的急性损伤。如提举过重的杠铃时强行发力，或举起杠铃后支持不住重物，由于腰腹肌绝对力量不足致身体重心不稳使腰部扭转引起扭伤。另外，技术动作错误也是常见诱因。如直膝弯腰提重物可致腰部的负担量倍增，致腰肌力量相对不足而引起损伤。这一错误姿势，由于没有发挥伸髋、伸膝协同克服重力的作用，并使阻力臂加大，结果使重量全部落在腰上，引起腰部肌肉、筋膜的损伤。生物力学的研究表明，当直膝弯腰提起20 kg重的杠铃，腰部瞬间所承受的重量可高达380 kg。二是脊柱超常范围活动或技术动作错误，如跳水、体操运动员的前、后空翻及控制旋转动作，武术旋风腿身体扭转过猛，挺身式跳远或排球运动员跳起扣球时的过度伸腰等，均易造成脊柱超常范围活动而导致腰部扭伤。身体和思想上准备不足、身体疲劳和生病等由于引发肌肉不协调收缩或肌力相对不足常成为导致急性腰扭伤的重要诱因。急性腰扭伤除可发生在肌肉、筋膜和韧带以外，严重者还可导致椎间小关节错位。若脊柱突然前屈，可引起骶棘肌被动拉伤、棘上韧带损伤、棘间韧带损伤。若突然背伸则有可能发生棘间韧带损伤或骶棘肌的主动拉伤。

慢性腰扭伤原因：一是急性腰扭伤未愈迁延而成。二是腰部长期过度负荷，如挥拍运动、举重、标枪、铁饼等，腰背肌反复收缩使肌肉附着点劳损。三是长期腰部姿势不良，如自行车运动员持续弯腰、划艇运动员单腿跪姿侧身划桨。运动后出汗受风、寒、湿侵袭也是引发此病的重要诱因。另外，脊柱缺陷或畸形（如腰椎骶化、骶椎腰化、鞍背）可引起局部解剖结构的异常，使该部位肌肉、韧带的附着位置发生改变，导致骨杠杆及肌肉用力方向发生改变，引起腰背部肌力的平衡失调。长期的肌力失衡，会使某一侧的韧带和肌肉处于长时间紧张收缩或被牵扯状态，久之可发生局部组织变性而致腰肌劳损。

二、征象

（一）急性腰扭伤

患者多有明确的受伤史，个别人偶有组织撕裂感。伤后出现腰部剧痛，严重者甚至不能站、坐、躺下或翻身。疼痛为持续性，活动时明显加重，休息后疼痛缓解不明显。咳嗽、大笑、大声说话等均可使疼痛加重，有时伤后次日疼痛才明显。检查：患者呈被动体位。站立时腰部僵硬，伤者常以手撑腰，腰椎生理弯曲消失。腰肌紧张，腰部活动受限。令患者俯卧位，使腰肌放松后，检查压痛点。若为小关节扭伤，疼痛位置较深，由于关节常因伤肿胀，各个方向均不能活动。小关节滑膜嵌顿或轻度绞锁伸腰痛尤重。

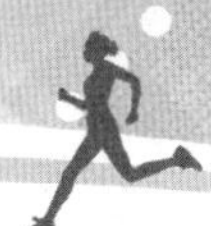

（二）慢性腰扭伤

患者常有长期的弯腰负重史，或既往有腰部急性扭伤史。主要表现为腰背部的自发性疼痛。本病起病缓慢，病程反复。初期仅感腰背部酸楚不适和沉重感，后疼痛逐渐明显，当身体固定某一姿势（如站、坐、卧）时疼痛加重，更换体位、按摩或轻微运动后疼痛减轻。阴雨天或天气转冷，可使症状加重或复发。少数患者疼痛放射至臀部和大腿。检查：可见局部肌张力增高。弯腰时活动功能受限，可无明显压痛点；若有，多在肌肉、韧带、筋膜的附着处。

三、处理

急性腰扭伤者应卧有垫的硬板床短期休息，若有冰块可用冰块敷于腰部患处，以减少扭伤引起的皮下出血，同时冰敷亦有止痛作用。腰部可垫一薄枕以放松腰肌；骨盆牵引可解除肌肉痉挛，缓解疼痛；中医的手法推拿对椎间小关节错位和滑膜嵌顿常可立即解除疼痛。

腰肌劳损的处理首先是去除病因，包括纠正不正确的训练、工作习惯及体位，避免长期腰部前屈位活动。同时消除易使肌肉痉挛的因素，如风寒、潮湿、阴冷环境等。按摩、针灸、物理治疗和中药有一定效果。

四、伤后康复训练

急性腰扭伤：急性期后应逐步加强腰、腹肌力量的练习。早期训练应以徒手练习为主，抗阻负荷要缓慢加量，练习动作的幅度和速度应由小到大，循序渐进。练习结束后应特别注意放松腰部肌肉，如经常性的自我腰部按摩。

腰肌劳损：持之以恒的体疗康复训练有良好效果。康复训练方法主要有：一是核心稳定性练习以提高脊柱稳定性，如平板支撑练习。二是加强腰腹肌力量以进一步提高脊柱动力稳定性，如俯卧“飞燕”“拱桥”和负重仰卧举腿等。训练须以不出现疼痛、肌肉痉挛为原则，练习后应特别注意放松腰部肌肉。三是腰部伸展性练习以松解腰部肌、筋膜粘连。如仰卧抱膝、膝胸卧展、直抬腿、旋腰蹬脚等。练习中，松解动作到位后应保持 3 ~5 s，以增加松解牵拉的效果。动作的幅度、速度应由小到大，逐渐增加，以防止局部出血或再度拉伤而影响疗效。

五、预防

（1）运动前要做好充分的准备活动，提高腰腹肌肉力量和协调性。运动或体力劳动时要注意力集中，对将要进行的运动和需承受的负荷要有思想准备。

（2）采取正确的姿势搬运重物和提拉杠铃，以减轻腰部负担。

（3）正确掌握运动技术动作，合理安排运动量，避免在身体疲劳的情况下进行重力量练习和高难度动作的练习，必要时可适当使用腰保护支持带进行训练。

（4）积极治疗急性腰扭伤，在急性伤未完全康复的情况下，不宜过早恢复训练，并避免重复受伤的动作，以免反复再伤。

（5）运动后避免受风、寒、湿的侵袭，采用积极的放松手段，学会腰背部自我放松的方法，以便及时消除局部疲劳。

（6）在全面训练的基础上加强腰、腹、背肌的训练，以保持脊柱的稳定性，避免腰伤发生。

【知识扩展】

防治腰背部疼痛练习参考方案

一、力量训练

1. 卷腹：增加腹部肌肉

开始体位：仰卧，髋屈曲45°，膝关节屈曲90°，双脚平放地面，两手分别置于对侧肩，下颌微收。

动作：缓慢卷起身体并同时吸气，头和肩抬起直至肩胛骨离开地面止，然后呼气还原。

重复次数：每周3~4次，每次做3组，每组10次。

进阶：双手置于头侧。

2. 平板支撑：增强腹肌、背肌和臀肌

开始体位：腹部贴于地面，身体展开，用肘和足尖固定身体。

动作：腹部离开地面，使头、肩、骨盆在一条直线上，保持这个姿势5~10 s。

重复次数：每周3~4次，每次做5组。

进阶：将保持姿势时间延长到1 min。

3. 桥式运动：增强腰臀部肌肉

开始体位：仰卧，髋屈曲45°，膝关节屈曲90°，双脚平放垫上，双臂置于体侧。

动作：抬高臀部离开垫子，使背部和大腿呈直线，维持这个姿势5~10 s。放松还原开始体位。

重复次数：每周3~4次，每次做5组。

进阶：将保持姿势时间延长到1 min。

4. 侧屈运动：增强腹外斜肌

动作：站在拉力器旁边，抓住低位滑轮。双脚与双肩同宽，保持手臂伸直，身体向一侧弯曲，另一只手保持发力平衡。

重复次数：每周3~4次，每次做4~5组。

二、牵伸练习

1. 髂腰肌

开始体位：弓步姿势，前脚平放垫上，后侧腿膝盖着垫，背部保持正直。

动作：缓慢前倾躯干，感到腿后部肌肉被拉伸，保持这个姿势15~30 s。放松回到

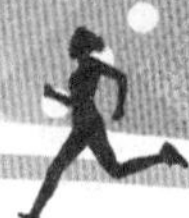

开始体位。换对侧腿。

重复次数：每天 2～3 组。

2. 竖脊肌

开始体位：坐在垫上，膝关节弯曲，髋关节外展。

动作：缓慢前倾躯干，感到背部肌肉被拉伸，保持呼吸并维持这个姿势 15～30 s。放松回到开始体位。

重复次数：每天 2～3 组。

第十四节　脑　震　荡

脑震荡是指头部遭受暴力作用后所引起意识和机能的一时性障碍。本病是急性颅脑损伤中最轻的一种闭合性损伤，多发生于拳击、摩托车、自行车、冰球和足球等项目的运动员。

一、解剖生理、生物力学机制

脑震荡多为直接暴力所致，如拳击或散打运动中头部受对方猛烈击打；体操运动员从高处落地时头部着地；摩托车运动员出现翻车事故头部撞地；等等。头部遭受钝性暴力直接作用，颅内脑组织因震荡而发生移动，使脑干受到轻度牵扯，致脑干网状结构功能出现暂时性失调，引起神经系统的功能紊乱。个别人也可由间接暴力作用致伤，如身体从高处落下时臀部着地，地面反作用力沿脊柱传导至头部，或在赛车时由于急刹车，使头部出现猛烈的晃动引起。一般认为，脑震荡为一过性脑功能障碍，并无脑组织解剖病理改变。

二、征象

伤者多有头部受伤史。伤后即刻发生短暂意识障碍，时间短则几秒钟，长则数分钟，一般不超过 5 min，最长不超过 30 min。意识丧失期间，全身肌肉松弛，肌张力降低，面色苍白，腱反射减弱，脉搏细缓，呼吸浅慢，瞳孔正常或稍缩小。清醒后伤员对受伤经过、甚至伤前某一段时间内所发生的事情不能回忆，这种现象称为“逆行性近事遗忘症”。清醒后伤者可有头晕、头痛、眩晕、恶心、记忆力减退、视觉模糊等症状，还可出现注意力不集中、耳鸣、缺乏食欲、失眠等一系列植物神经功能紊乱的症状。多数患者经短期休养，上述身体不适可消失，个别患者也会较长时间留有后遗症状。检查：清醒后无神经系统损害的阳性体征。呼吸、脉搏、血压、体温正常。

三、现场评估和处理

头部外伤出现意识障碍者现场应立即让伤者平卧（注意头颈部固定，避免可能的继发性损伤），注意保暖或防暑，保持呼吸道通畅，并立即掐人中等急救穴位，有条件者可让其嗅氨水使之清醒，同时可检查脉搏、呼吸、循环、体温情况以及瞳孔大小等。意识丧失期间严禁服用饮料。如意识丧失超过 5 min 应马上送医院诊治。

伤者清醒后，伤员应被监护 24 h，以随时了解伤情，及时发现有可能存在的严重颅脑损伤，以便及早救治。伤者应卧床静养 1 ~2 周。静养期间，如果有自觉症状，可对症处理。应劝慰伤者无须过于忧虑，专心静养，一般多能完全恢复。

如发现伤者出现以下征象之一，通常提示合并存在严重的颅脑损伤，应立即送医院处理。这些征象是：昏迷时间超过 5 min；耳、口、鼻出血或有淡黄色液体流出；两瞳孔大小不等或变形；清醒后头痛剧烈、呕吐频繁或呈喷射状呕吐；颈项强直；出现两次昏迷现象（即昏迷—清醒—再昏迷）。在运送伤员时，应使患者平卧，头颈侧用衣物垫衬固定，避免途中摇晃和震动。

四、伤后康复训练

伤后不宜过早训练，否则易造成头痛、头晕，致经久不愈。在休息观察期间，禁止参加任何运动。症状基本消失，且经指鼻试验或闭目举臂单足站立平衡试验检查，证实伤员的共济协调能力恢复，方能逐步恢复训练。可先恢复低强度有氧运动，如骑功率车、游泳，无不适后再进行非身体对抗性练习，然后在医生允许下进行身体对抗性练习。

五、预防

（1）重视场地器材管理，加强安全措施。
（2）加强运动中的保护与帮助，培养运动员的自我保护意识。
（3）合理运用护具进行必要防护。
（4）掌握正确的动作要领，防止粗暴动作发生。
（5）严格裁判，防止恶意攻击。

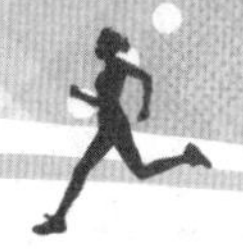

第九章　医疗体育

医疗体育也称体育疗法，是指通过特殊的体育锻炼恢复或加强机体和各器官的功能，从而治疗疾病，简称“体疗”。它是病人或残疾人的体育运动，是根据疾病特点采取体育手段或机体功能锻炼的方法，以达到疾病预防、治疗、康复的一门应用性科学。

第一节　医疗体育概述

医疗体育的主要目的在于尽快提高和促进患者各种功能的恢复，加速疾病痊愈。经验证明，患者虽然在临床上已经治愈，可是在相当长的时间内，全身和局部功能仍然处在恢复期状态，而医疗体育是缩短恢复期、及早恢复患者生活和劳动能力的行之有效的积极方法和手段。

一、医疗体育的特点

1. 医疗体育是一种功能疗法

医疗体育可使全身的各系统器官的功能得到积极的锻炼，使某些衰退的功能得到增强，而某些有缺陷的器官功能在一定程度上得到补偿。可以说，医疗体育在通过运动来恢复和提高功能方面有其独到的优势。这是药物治疗所不能代替的。

2. 医疗体育是一种全身疗法

在治疗疾病时，医疗体育不是单纯地考虑局部的治疗，而是着眼于全身，是通过改善或增强神经系统、血液循环、消化吸收功能而收到增强体质，提高抵抗力的效果。

3. 医疗体育是一种主动疗法

进行体疗要求患者主动参加治疗过程，通过锻炼治疗自己的疾病，这样就有利于调动患者治病的积极性，促进机体康复。

4. 医疗体育是一种自然疗法

医疗体育是利用人类固有的自然运动作为治疗手段。不受时间、地点、设备等条件的限制，正确进行活动时，也不会产生副作用。

二、医疗体育的生理作用

医疗体育的各项活动必然会引起机体各器官、系统相应的生理反应，长期锻炼后可提高机体各器官的功能，因而对由于患者长期不动或少动以及因某些疾病所引起的身体形态和功能的衰退，起到逆转作用，从而可达到临床康复的目的。其主要作用包括：一是提高中枢神经系统的调节作用。医疗体育能提高中枢神经系统的兴奋或抑制能力，也加强了神经系统对各个系统和器官的机能调节。二是改善心境。医疗体育可反射性提高皮层和丘脑（包括下丘脑部位）的兴奋性，而下丘脑控制人体多种功能的中枢，其中包括“愉快中枢”，因此表现出愉快、良好的情绪，从而提高患者的自信心，发挥主观能动性，转化消极情绪。三是促进组织的恢复，恢复器官的功能。四是提高机体的代偿功能。当机体的某些器官局部遭受不能恢复的损害时，器官的其他部分可增强或改变其机能来加以补偿，使整个器官功能得到一定程度的恢复，这就是代偿功能。机体各系统都有功能代偿的潜在可能，通过锻炼可使其得到较好的发展。

三、医疗体育的适应证与禁忌证

1. **适应证**

由于体育锻炼具有防治疾病和健身的价值，只要安排恰当，许多疾病都可以进行医疗体育。下列各种疾病效果较好：

（1）运动器官疾病。除颅骨骨折相对禁忌外，其他骨折一般均适用，如肩部骨折、四肢骨折、脊柱骨折、骨盆骨折、肋骨骨折、关节损伤和关节成形术等。骨和关节损伤的后遗功能障碍、颈椎病、肩关节周围炎、腰腿痛、脊柱及足的畸形。

（2）内脏器官疾病。心肌梗死恢复期、冠心病、慢性支气管炎、肺结核、溃疡病、内脏下垂、习惯性便秘，等等。

（3）代谢障碍疾病。轻中度高血压病、动脉硬化、糖尿病、肥胖病、高血脂，等等。

（4）神经系统疾病。各种原因（创伤性、炎症性、脑血管意外）所致的瘫痪；共济失调；帕金森氏病；脊髓前角灰质炎、脑瘫；神经官能症；脑震荡后遗症。

（5）妇科疾病。子宫位置不正、盆腔炎、痛经，等等。

（6）手术后病人。

2. **禁忌证**

下列情况不宜进行医疗体育：

（1）疾病的急性期，比如急性心肌梗死、肺结核活动期等。

（2）体温升高，全身状况严重或脏器功能失代偿期。

（3）严重创伤，大量出血。

（4）运动可能诱发严重并发症，比如动脉瘤患者运动可能诱发破裂大出血。

（5）血管或神经附近有异物，活动可能引起损伤时。

（6）恶性肿瘤未妥善处理时。

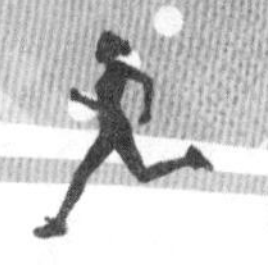

四、医疗体育的方法及实施原则

（一）医疗体育的手段

医疗体育的手段主要有医疗体操、医疗运动、我国传统体疗手段以及自然力锻炼等。

1. 医疗体操

医疗体操是为了解决一定的医疗任务而专门编制的体操运动和功能练习，由徒手进行或使用轻器械的体操动作组成。它具备体操的一些优点，包括动作方法多种多样，运动量容易控制和调节，动作性质和重点作用部位比较明确，器械较易配备，因此能根据需要因人因时而异地决定操练内容。医疗体操对运动损伤、手术后、颈肩腰腿痛等具有良好作用，也可用于某些内科疾病的防治。

（1）根据运动的方式，医疗体操可分为：

①被动运动。动作的完成主要是依靠带操者或自己牵拉。进行时被活动的肢体肌肉放松，根据病情和需要尽量做关节各方向和全幅度运动，但要避免粗暴的动作。它的主要作用是矫正与防止肌肉或关节的挛缩与关节强直。

②助力运动。肌肉已出现自主运动，但不能完成动作，是主动运动和被动运动的结合而以被动为主的运动。多用于瘫痪患者恢复阶段的早期。这种运动的作用除上述外，又可以通过本体感觉，刺激大脑皮层的运动感觉区，以建立麻痹肌肉活动的反射。

③主动运动。是指主动完成的一种运动。可根据治疗需要进行单个关节的联合运动，或不同速度、不同幅度的运动。主动运动又分为等长、等张和等速运动。抗阻运动是肢体主动运动中克服外部阻力的运动。可以采用器械练习，对抗自己体重的方法或双人对抗方法练习。抗阻运动是发展肌力的良好方法。另一种特殊的主动运动称为意念练习，就是通过意念，从大脑有节律地向肌肉主动传递神经冲动。它广泛应用于偏瘫、截瘫和周围神经损伤等疾患所引起的肌肉完全丧失肌力时，一般与被动运动配合应用，能更有效地促进主动运动的恢复。

（2）根据运动的目的，医疗体操可分为：

①矫正运动。是矫正畸形的运动。通过有选择地加强肌肉、调整肌力平衡，同时牵引挛缩组织，培养正确的姿势习惯，来达到矫正畸形的目的。常应用于平足、脊柱、胸和外伤引起的畸形的治疗。

②协调运动。是恢复和增强协调性的运动。在系统的锻炼中，逐步增加动作的复杂性和精确性，加强动作的节奏，从而改善协调功能。常用于治疗中枢和周围神经疾患和损伤患者。

③平衡运动。是锻炼身体平衡能力的运动。在锻炼中身体的支撑面由大逐渐到小，身体重心由低逐渐到高，由睁眼练习逐步过渡到闭目下的练习，由静态练习过渡到动态练习，这样可以逐步改善平衡功能。常用于神经系统或前庭器官病变引起的平衡功能失调的治疗。

④放松运动。这是一种放松肌肉的运动，常用的是有节律而不用力的练习。例如摆

动性放松练习和主动意识放松等。这类运动主要用于痉挛性瘫痪、高血压、哮喘等病例。肌肉用力收缩后及每次医疗体操结束前也应做放松运动以促进疲劳的消除。

⑤呼吸运动。一般有单纯的呼吸练习和配合肢体躯干运动的呼吸练习，在体疗中用于调节运动量，改善呼吸功能，减轻心脏负担。专门的呼吸运动有延长吸气和延长呼气练习，在呼气时配合发声或用手压迫胸廓增加排气量。这类运动主要用于慢性阻塞性肺气肿等患者。

⑥神经肌肉练习。是通过刺激本体感受器而促进和加速机体神经肌肉系统功能性运动的一种方法，如对动作施加阻力以加强肌肉收缩。常用于骨关节疾病和软组织损伤后的康复治疗。

2．医疗运动

医疗运动主要包括一般的保健体育运动项目，如步行、上下台阶、骑车、游泳、球类运动、力量练习等，适用于体力中等的慢性疾病患者和中老年人保健。医疗运动是冠心病、高血压、糖尿病等疾病的主要体疗手段，不过用这些活动进行医疗体育，尤其是针对心血管和呼吸系统疾病患者时，必须注意运动评估，严格掌握运动量和运动强度以免发生意外。

3．我国传统体疗手段

我国传统体疗手段主要包括气功、太极拳、五禽戏、八段锦等，是祛病延年、抗衰防老的一种自我调控的整体疗法。它们的共同特点是在肢体锻炼同时强调意念，并与呼吸运动相结合，要求动静结合、形意相随、意气相依。我国传统体疗手段对许多慢性疾病如高血压、神经衰弱、消化性溃疡、慢性腰腿痛等具有独特疗效。

4．自然力锻炼

自然力锻炼是利用日光、空气和水等自然因素的作用改善机体调节功能，提高人体对外界环境变化的适应能力，活跃生命过程，增强人体对疾病的抵抗力的方法。常用的锻炼方法有日光浴、空气浴和水浴。

（二）医疗体育实施原则和方法

医疗体育同保健体育一样，其实施原则同样须符合体育锻炼基本原则。在制订医疗体育计划时首先需进行运动评估，然后根据评估结果以运动处方形式制订锻炼计划，规定医疗体育内容、负荷及注意事项。进行医疗体育时具体选用哪一种方法进行锻炼，应根据患者的病情、身体机能状态、兴趣爱好、设施条件等来决定。通常姿势不良以矫正体操为主；慢性腰腿痛以医疗体操、我国传统体疗手段为主；心血管疾病、代谢性疾病以医疗运动为主，辅以我国传统体疗手段；呼吸系统疾病可采用呼吸体操；神经衰弱、消化性溃疡以我国传统体疗手段为主。在锻炼中要加强医务监督，密切观察患者的反应，特别要注意疾病病情变化，发现不良反应，应及时修正锻炼方法和调整运动量，必要时由医生定期检查。

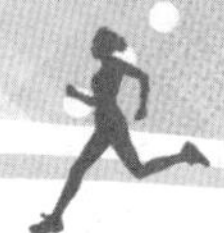

第二节　常见疾患的医疗体育

日常生活中，人体颈肩腰等部位的一些疼痛常常是姿势性的机械应力所致。长时间姿势不良时，一些部位的肌肉、韧带、关节囊、血管等软组织会受到牵拉或挤压，引起组织内的神经末梢牵张或受压导致疼痛。这种疼痛一般无急性炎症反应，疼痛也不固定，解除机械应力即可缓解疼痛。另外，软组织长时间被拉长或短缩使其功能减弱，从而易于发生运动伤害。矫正不良姿势和进行医疗体育是防治这类疼痛的根本方法。本节介绍几种常见的异常姿势的医疗体育。

一、姿势性扁平足

扁平足（俗称平足）习惯上是指足部正常的内侧纵弓的丧失，是儿童少年常见的足部畸形。

（一）病因

扁平足有先天性和后天性。先天性是由于足骨、韧带或骨骼肌等发育异常所致，如由于足副舟骨的存在改变了胫后肌肌腱的止点位置，这种解剖关系的异常可导致足弓低平。后天因素参见第一章。根据病理特点扁平足可分为僵硬性扁平足（即痉挛性平足）和姿势性扁平足。僵硬性扁平足在非负重状态下足弓低平，多由足舟骨、跟骨、距骨等联合畸形而引起。姿势性扁平足在非负重状态下维持正常足弓，负重后足弓消失，此型扁平足采用功能性体育锻炼可获得良好效果。

（二）征象

扁平足主要表现为足弓的消失，除此之外，绝大多数患者无明显不适。少数患者在站立或行走后出现足部疲劳疼痛。长期跑跳易诱发髌骨软骨病、胫后肌腱炎、跖筋膜炎、股骨大转子滑囊炎等。检查时可发现足弓塌陷，足底肌肉、韧带松弛，甚至出现足舟骨明显隆起等。

（三）运动功能评估

可能存在以下运动功能损害：腓骨长短肌柔韧性不足；维持足弓的肌肉如足内翻肌、胫后肌、胫前肌以及趾长屈肌、踇长屈肌、足底肌肉等耐力减弱。

（四）医疗体育

矫正练习的目的是增强维持足弓肌肉的力量，改善足弓的弹性，保护韧带免受过度牵伸，并同时矫正足过度外翻。常可用屈趾、足内翻、用足趾站立、足外侧行走等进行

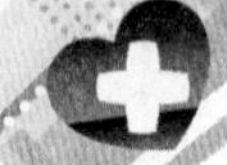

锻炼。

另外对于有疼痛的姿势性扁平足可以使用矫形鞋或矫形鞋垫。但目前没有证据表明矫形鞋和鞋垫能够有效地改变足弓结构，使用矫形鞋或鞋垫的目的主要是改善患者的舒适程度。

二、功能性脊柱畸形

脊柱畸形在我国青少年中发病率高，女孩较多，严重影响青少年的身心健康，并影响到以后的工作劳动能力。因此，及早发现和矫正脊柱发育畸形有着重要的意义。

（一）病因

脊柱畸形可分为结构性和功能性。结构性多由先天性因素，如先天性半椎体、楔形椎体等先天性畸形引起以及脊柱本身的疾患所致，如脊椎结核、佝偻病等。功能性脊柱畸形无器质性改变，恰当变换姿势畸形可消失。常见脊柱畸形主要有鞍背、懒汉背、平背、圆背和脊柱侧弯等，其病因详见第一章。

（二）征象

脊柱畸形多无症状，长时间坐、站、行走或某一姿势可引发颈肩痛或腰背痛。畸形严重的可影响胸、腹腔容积而引起心悸、气促、消化不良等内脏功能障碍的表现。如果脊柱侧凸压迫、牵拉神经根则可产生相应的压迫症状。检查时改变姿势如畸形消失即为功能性。正常时脊柱向左右两侧屈曲，双侧屈曲度相等。脊柱侧凸时，向凸侧屈，若侧凸角度消失，则为功能性侧凸。若侧凸不消失，则为结构性侧凸。各种脊柱畸形特点见第一章。

（三）运动功能评估

正常直立姿势时脊柱、骨盆前后、左右、上下侧肌肉韧带维持平衡（见图 9－1）。仔细检查直立姿势时重力线经过的位置、评估相关肌肉韧带的柔韧性及肌力以及核心肌群的控制能力对制定矫形医疗体操具有重要意义。异常脊柱姿势时，一般凸侧肌肉/韧带拉长，而凹侧肌肉/韧带短缩，较紧。

（1）鞍背可表现为屈髋肌、下腰背竖脊肌短缩；腹肌（尤其腹外斜肌）、臀大肌、股后肌被动拉长。此姿势可影响深蹲、哈克深蹲、站立时肩部推举、罗马凳仰卧起坐等动作。

（2）懒汉背可表现为颈伸肌、胸大肌、上腹直肌、腹内斜肌上部、伸髋肌短缩，颈屈肌、下段胸椎伸肌、腹外斜肌、单关节屈髋肌拉长。此姿势可影响肩部推举、双手上举平衡杆蹲起等。

（3）下腰平背可表现为伸髋肌、腹肌短缩；腰伸肌、单关节屈髋肌拉长。此姿势可影响腿部推蹬、深蹲、直腿抬高等动作。

（4）圆背可表现为起于胸部的上肢肌（胸小肌、背阔肌、前锯肌）、附于肩胛骨和

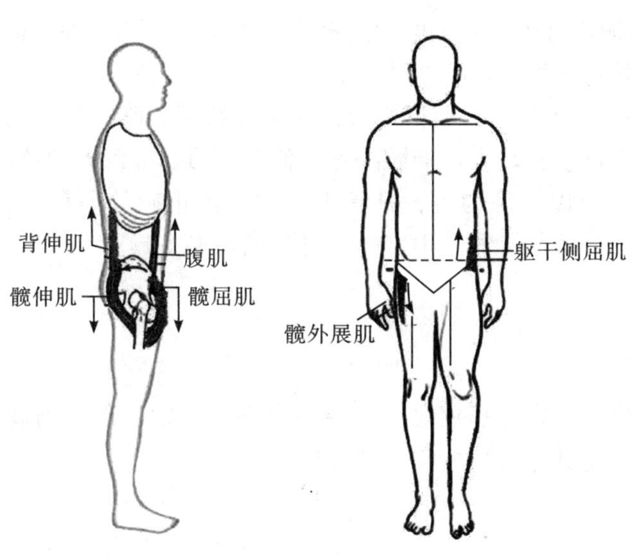

图9-1 作用于骨盆的力偶系

上胸的头颈肌（肩胛提肌、胸锁乳突肌、斜角肌、斜方肌上部）短缩；屈颈肌及上胸的竖脊肌、菱形肌、斜方肌中部和下部拉长。此姿势可影响肩部推举、坐姿肱三头肌伸、上举平衡杆蹲起、卧推等。

（5）脊柱侧弯可表现为凹侧肌肉短缩，凸侧的肌肉韧带拉长，骨盆倾斜，双下肢不等长。

（四）医疗体育

矫正体操应严格按照畸形的部位和方向编排。原则是增强维持脊柱姿势的肌肉，拉长短缩的肌肉、韧带，增强被拉长的肌肉的力量。脊柱矫正体操可利用肩带/骨盆运动引发相应脊柱运动来编排，如举左上肢使肩带右倾可引起胸椎左凸；提左下肢使骨盆向右倾斜可引起腰椎右凸；同时举起左上下肢可引起胸椎向左腰椎向右凸。矫正体操常在卧位或爬行位进行肢体练习，并宜充分利用各种器械如体操棒、弹力带、肋木、哑铃等。

所有脊柱姿势异常时首先须纠正不平衡的肌力及肌肉长度（外核心肌群），然后或同时加强核心稳定性锻炼（先是内核心稳定性锻炼），最后是功能性力量练习等。

① 平衡外核心肌群肌力及肌肉长度锻炼主要是牵伸短缩的肌肉、韧带，增强被拉长的肌肉的力量，具体锻炼动作应根据异常脊柱姿势特点来安排。鞍背时应增强腹肌和伸髋肌力量，牵伸腰骶肌/韧带和髋屈肌。常用动作如屈髋仰卧起坐、仰卧抱膝压向胸、后踢腿。懒汉背时还应增强腹外斜肌、屈髋肌肌力，牵伸腘绳肌、臀大肌、上腹肌。常用动作如髋关节前屈、卧式腘绳肌伸展、坐式臀肌拉伸。下腰平背时还应增强伸腰肌和屈髋肌力量，牵伸伸髋肌。常用动作如俯卧飞燕、仰卧举腿、后踢腿。圆背时还应增强竖脊肌以及菱形肌、斜方肌中/下部肌力，牵伸胸小肌、肩内收肌。常用动作如俯卧抬胸、哑铃飞鸟、扩胸运动。脊柱侧弯则通过加强凸侧的骶棘肌、腹肌、腰大肌、腰方肌肌力，调整两侧的肌力平衡，牵引凹侧的挛缩的肌肉、韧带和其他软组织，以达到矫形目的。

② 核心稳定性锻炼首先主要是增加内核心肌肉耐力，如各种体位下进行静力性稳定练习，然后是动力性稳定性练习。

③ 功能练习主要是内外核心肌群整合性功能性练习，常用动作为各种动力躯干稳性性练习，如利用巴氏球进行动力性伸髋练习、伸背练习、仰卧卷腹练习。

功能性脊柱畸形应以预防为主，日常生活中保持正确的姿势，加强腰背肌、腹肌、髂腰肌及肩胛稳定肌的锻炼。对于中度畸形可辅助矫形支具。

三、颈肩痛

颈肩痛是日常生活中常见病症之一，原因众多，其中颈部肌肉疲劳是颈肩痛的一种常见病因，也有教材将其作为颈型归入颈椎病。

（一）病因

引起颈部肌肉疲劳的因素主要为头部长时间维持某一姿势或坐、站、卧颈部姿势不良造成颈椎间盘、椎间关节及肌肉、韧带等劳损所致。此外，风寒、潮湿也可能是重要诱因。

（二）征象

长时间工作后颈肩部酸痛，颈椎后伸疼痛减轻，向前屈曲时疼痛加重或颈项部肌肉绷紧感，按压颈项部肌肉时可有轻度触痛。

（三）功能评估

功能评估包括：①姿势、日常活动与颈肩痛的关系；②脊柱姿势评定；③肩肱节律及肩胛稳定肌群的神经肌肉控制评估及相关肌肉力量、柔韧性。检查患者常呈圆背姿势，上胸的竖脊肌、斜方肌、头屈肌拉长，胸肌、背阔肌等可能短缩。

（四）医疗体育

颈肩痛需及时明确诊断，对于非特异性颈肩痛功能锻炼是解决此问题根本方法。一是矫正不良姿势；二是改善相关肌肉耐力、柔韧性和神经肌肉控制能力。如增强颈部肌肉耐力，增强其对疲劳的耐受能力，改善颈椎的稳定性，从而巩固治疗效果，防止反复发作；通过颈部各方向的放松性运动，活跃颈椎区域血液循环，消除淤血水肿，同时牵伸颈部韧带，放松痉挛肌肉，调节颈椎应力，从而减轻症状。例如，坐位或俯卧位，双上肢伸直并置于身后，双手十指交叉（交叉困难者亦可不交叉），双臂努力后伸，同时尽最大努力抬头（宜缓慢），将后颈部肌肉及双肩胛骨间肌肉尽力绷紧，持续 10 s 后停止并恢复正常体位，尽力放松绷紧的肌肉，休息 10 s 后再次进行上述锻炼，反复锻炼至感觉疲劳或微出汗即可停止。每天可进行 3 ~ 5 次。锻炼期间可配合手法治疗、理疗、牵引等治疗，并注意合理的工作与休息。

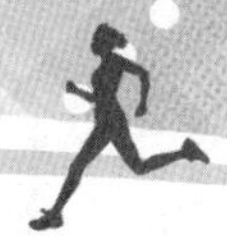

四、慢性腰背痛

腰背痛是指下腰部、腰骶部、背部肌肉和腰背筋膜损伤等引起的疼痛，是骨科、运动医学、康复科门诊的常见疾病。

（一）病因

慢性腰背痛是一种病症，而非一种疾病，它可由多种不同的疾病引起如棘上/棘间韧带炎、创伤、感染等，另外，功能性腰背痛即非特异性腰背痛也是重要原因。目前认为维持脊柱稳定性的核心肌群功能异常是引发非特异性腰痛的主要原因。

（二）征象

常见于中年以上人群。腰背部疼痛多为钝性沉重感或锐痛、酸痛、胀痛，疼痛范围较大，可放射到臀部和大腿后、外侧。功能性腰背痛者常在长时间维持某一静力姿势或单调活动引发不适或加重疼痛，变换体位症状减轻。检查常有异常脊柱姿势，肌肉僵硬，背肌耐力弱。

（三）运动功能评估

运动功能评估包括：①姿势、日常活动与腰痛的关系；②脊柱姿势评定；③相关肌肉力量、柔韧性及核心肌群稳定性评估。检查常有脊柱姿势改变；腰大肌、腘绳肌短缩，核心肌群稳定功能减弱。

（四）医疗体育

慢性腰背痛需及时明确诊断，对于非特异性腰背痛，保持良好的生活习惯，正确的站或坐姿外，功能锻炼是最重要的防治方法。一是要矫正异常脊柱姿势。二是脊柱牵伸练习，如对于腰伸展位疼痛减轻的患者宜加强其骨盆前倾练习和脊柱后伸的牵伸练习。三是增强腰腹肌肌力及核心肌群稳定性，使得失调的肌肉骨骼系统恢复正常的功能，打断腰腹肌薄弱—腰肌劳损—腰痛这一恶性循环，从根本上治疗腰痛，防止复发。另外，锻炼期间可配合手法治疗、牵引等治疗。

附 录

计量单位名称与符号对照表

类别	名称	符号
长度	毫米	mm
	厘米	cm
	米	m
	千米	km
面积	平方米	m^2
容积	毫升	mL
	升	L
质量	微克	μg
	毫克	mg
	克	g
	千克	kg
	皮克	pg
	纳克	ng
时间	秒	s
	分钟	min
	小时	h
	天	d
	年	a
力	牛顿	N
功率	瓦	W
	千克·米/分	kg·m/min
速度	米/分	m/min

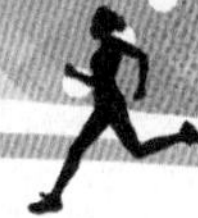

续上表

类别	名称	符号
浓度	毫摩尔/升	mmol/L
	单位/升	U/L
压强	千克/平方米	kg/m^2
	毫米汞柱	mmHg
温度	摄氏度	°C
功/能量/热量	千卡	kcal
	梅脱	Met
	焦	J
	千焦	kJ
物质的量	摩尔	mol

参 考 文 献

[1] 全国体育教材委员会. 运动医学 [M]. 北京：人民体育出版社，1990.

[2] 李珍妮，廖八根. 运动创伤学 [M]. 北京：人民体育出版社，2006.

[3] 刘先国. 生理学 [M]. 北京：科学出版社，2004.

[4] O'Connor F G, Sallis R E, Wilder R P, et al. Sports Medicine: Just the Fact [M]. New York: The McGraw-Hill Companies, Inc, 2005.

[5] Kisner C, Colby L A. Therapeutic Exercise: Foundations and Techniques [M]. 6th Ed. Philadelphia: F. A. Davis Company, 2012.

[6] Peterson L, Renström P. Sports Injuries: Their Prevention and Treatment [M]. 3rd Ed. Illinois: Human Kinetics, 2000.

[7] Garber C E, Blissmer B, Deschenes M R, et al. Quantity and Quality of Exercise for Developing and Maintaining Cardiorespiratory, Musculoskeletal, and Neuromotor Fitness in Apparently Healthy Adults: Guidance for Prescribing Exercise [J]. Medicine & Science in Sports & Exercise, 2011, 43: 1334 - 1359.

[8] Asplund C A, et al. Exercise-Associated Collapse: an Evidence-Based Review and Primer for Clinicians [J]. Br J Sports Med, 2011, 45: 1157 - 1162.

[9] Bergeron M F, et al. International Olympic Committee Consensus Statement on Thermoregulatory and Altiude Challenges for High-level Atheletes [J]. Br J sports med, 2012, 46: 770 - 779.

[10] American Dietetic association, Dieticians of Canada and ACSM. Nutrition and Atheletic Perormence [J]. Medicine & Science in Sports & Exercise, 2009, 41: 609 - 731.

[11] Loenneke J P, et al. Validity of the Current NCAA Minimum Weight Protocol: A Brief Review [J]. Ann Nutr Metab, 2011, 58: 245 - 249.

[12] Sawka M N, et al. Exercise and Fluid Replacement [J]. Medicine & Science in Sports & Exercise, 2007, 39: 556 - 572.

[13] 郑悦承. 软组织贴扎技术 [M]. 台北：台湾合记出版社，2007.

[14] 曲绵域，于长隆. 实用运动医学 [M]. 4 版. 北京：北京大学医学出版社，2003.

[15] Hazinski M F.《2010 美国心脏协会心肺复苏及心血管急救指南》摘要 [M]. 陆一鸣，译. 美国心脏协会，2010.

[16] Cook G, Burton L, Hogenboom B. The Use of Fundamental Movements as an Assessment of Function: Part 1 [J]. North Am J Sports Phys Ther, 2006, 1: 62 - 72.

[17] Page P, Frank C C, Lardner R. Assesssment and Treatment of Muscle Imbalance: The

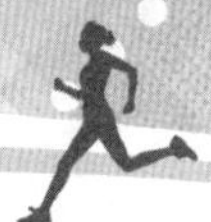

Janda Approach [M]. Illinois: Human Kinetics, 2010.

[18] Comfort P, Abrahamson E. Sports Rehabilitation and Injury Prevention [M]. London: Wiley-Bl8ackwell, 2010.

[19] Cook E G, Burton L, Hogenboom B. The Use of Fundamental Movements as an Assessment of Function: Part 2 [J]. North Am J Sports Phys Ther, 2006, 1: 132 -139.

[20] 严隽陶. 推拿学 [M]. 北京: 中国中医药出版社, 2003.

[21] Haywood K M. Life Span Motor Development [M]. 2nd ed. Champaign, Illinois: Human Kinetic Publishers, 1993.

[22] Cooper K H. A Means of Assesing Maximal Oxygen Intake: Correation Between Field and Treadmill Testing [J]. JAMA, 1968, 203 (3): 201 -204.

[23] Pate R R, et al. Physical Activity and Public Health: A Recommendation fron the Centers Disease Control and Prevention and the American Colleage of Sports Medicine [J]. JAMA, 1995, 273 (5): 402 -407.

[24] Kulka T J, Kenney W L. Heat Balance Limits in Football Uniforms: How different Uniform ensembles alters the equation [J]. Physican Sports Med, 2002, 30 (7): 29 -39.

[25] Hawley C J, Schoene R B. Overtraining Syndrome: A Guide to Diagnosis Treatment and Prevention [J]. Physican Sports Med, 2003, 31 (6): 25 -31.

[26] Achten J, Jeukendrup A E. Maximal Fat Oxidation During exercise in Trained Men [J]. Int J Sports Med, 2003, 24 (8): 603 -608.

[27] Bahr R, Krosshaug T. Understanding Injury Mechanism: A Key Component of Preventing Injuries in Sports [J]. Br J Sports Med, 2005, 39: 324 -329.

[28] Environment Canada. Wind Chill Chart. Meteorological Society of Canada. http://www.ohcow.on.ca/clinics/windsor/docs/workplaceconcernsseminars/windchillchart.pdf.